Kohlhammer

Die Herausgebenden

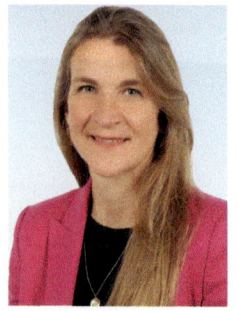

Univ.-Prof. Dr. med. Julia C. Stingl ist Lehrstuhlinhaberin für das Fach Klinische Pharmakologie an der Uniklinik RWTH Aachen. Vor Ihrem Ruf an die RWTH Aachen war sie über sieben Jahre am Bundesinstitut für Arzneimittel und Medizinprodukte als Leiterin der Forschung und Vizepräsidentin tätig und hat so einen breiten Überblick über die Zulassung und regulatorische Bewertung von Arzneimitteln in Deutschland und Europa.

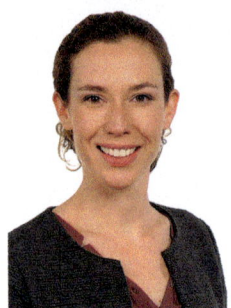

PD Dr. med. Katja S. Just ist Fachärztin und Privatdozentin für Klinische Pharmakologie an der Uniklinik RWTH Aachen. Einen Teil ihrer fachärztlichen Weiterbildung absolvierte sie am Bundesinstitut für Arzneimittel und Medizinprodukte. Sie arbeitet wissenschaftlich an regulatorisch relevanten Fragestellungen mit dem Fokus auf Vulnerabilitätsprofilen für Nebenwirkungen der Arzneimitteltherapie.

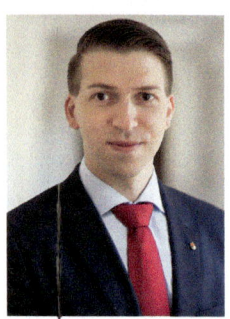

© Alexianer/Ehling

PD Dr. med. Michael Paulzen ist Ärztlicher Direktor und Chefarzt des Alexianer Krankenhauses Aachen sowie Gastwissenschaftler an der Klinik für Psychiatrie, Psychotherapie und Psychosomatik der Uniklinik RWTH Aachen. Durch seine Forschung zur Arzneimitteltherapiesicherheit und zum therapeutischen Drug Monitoring bei Psychopharmaka verfügt er über eine breite klinische Erfahrung zu den Themen individualisierte Psychopharmakotherapie, Arzneimittelwechselwirkungen und Nebenwirkungsmanagement.

Julia C. Stingl
Katja S. Just
Michael Paulzen
(Hrsg.)

Klinische Pharmakologie in der psychotherapeutischen Arbeit

Ein patientenzentriertes Lehrbuch
für Studium, Ausbildung und Praxis

Verlag W. Kohlhammer

Dieses Werk einschließlich aller seiner Teile ist urheberrechtlich geschützt. Jede Verwendung außerhalb der engen Grenzen des Urheberrechts ist ohne Zustimmung des Verlags unzulässig und strafbar. Das gilt insbesondere für Vervielfältigungen, Übersetzungen, Mikroverfilmungen und für die Einspeicherung und Verarbeitung in elektronischen Systemen.

Pharmakologische Daten, d. h. u. a. Angaben von Medikamenten, ihren Dosierungen und Applikationen, verändern sich fortlaufend durch klinische Erfahrung, pharmakologische Forschung und Änderung von Produktionsverfahren. Verlag und Autoren haben große Sorgfalt darauf gelegt, dass alle in diesem Buch gemachten Angaben dem derzeitigen Wissensstand entsprechen. Da jedoch die Medizin als Wissenschaft ständig im Fluss ist, da menschliche Irrtümer und Druckfehler nie völlig auszuschließen sind, können Verlag und Autoren hierfür jedoch keine Gewähr und Haftung übernehmen. Jeder Benutzer ist daher dringend angehalten, die gemachten Angaben, insbesondere in Hinsicht auf Arzneimittelnamen, enthaltene Wirkstoffe, spezifische Anwendungsbereiche und Dosierungen anhand des Medikamentenbeipackzettels und der entsprechenden Fachinformationen zu überprüfen und in eigener Verantwortung im Bereich der Patientenversorgung zu handeln. Aufgrund der Auswahl häufig angewendeter Arzneimittel besteht kein Anspruch auf Vollständigkeit.

Die Wiedergabe von Warenbezeichnungen, Handelsnamen und sonstigen Kennzeichen in diesem Buch berechtigt nicht zu der Annahme, dass diese von jedermann frei benutzt werden dürfen. Vielmehr kann es sich auch dann um eingetragene Warenzeichen oder sonstige geschützte Kennzeichen handeln, wenn sie nicht eigens als solche gekennzeichnet sind.

Es konnten nicht alle Rechtsinhaber von Abbildungen ermittelt werden. Sollte dem Verlag gegenüber der Nachweis der Rechtsinhaberschaft geführt werden, wird das branchenübliche Honorar nachträglich gezahlt.

Dieses Werk enthält Hinweise/Links zu externen Websites Dritter, auf deren Inhalt der Verlag keinen Einfluss hat und die der Haftung der jeweiligen Seitenanbieter oder -betreiber unterliegen. Zum Zeitpunkt der Verlinkung wurden die externen Websites auf mögliche Rechtsverstöße überprüft und dabei keine Rechtsverletzung festgestellt. Ohne konkrete Hinweise auf eine solche Rechtsverletzung ist eine permanente inhaltliche Kontrolle der verlinkten Seiten nicht zumutbar. Sollten jedoch Rechtsverletzungen bekannt werden, werden die betroffenen externen Links soweit möglich unverzüglich entfernt.

1. Auflage 2023

Alle Rechte vorbehalten
© W. Kohlhammer GmbH, Stuttgart
Gesamtherstellung: W. Kohlhammer GmbH, Stuttgart

Print:
ISBN 978-3-17-043060-0

E-Book-Formate:
pdf: ISBN 978-3-17-043061-7
epub   ISBN 978-3-17-043062-4

Die Autorinnen und Autoren

Albrecht Eisert, Priv.-Doz. Dr. rer. nat.
Chefapotheker der Apotheke
Universitätsklinikum der RWTH Aachen
Steinbergweg 20, 52074 Aachen
und
Institut für Klinische Pharmakologie
Universitätsklinikum der RWTH Aachen
Wendlingweg 2, 52074 Aachen
aeisert@ukaachen.de

Susanne Gilsbach, Dr. med. M.Sc.
Oberärztin
Klinik für Psychiatrie, Psychosomatik und Psychotherapie des Kindes- und Jugendalters
Universitätsklinikum der RWTH Aachen
Neuenhofer Weg 21, 52074 Aachen
sgilsbach@ukaachen.de

Ralf Hausmann, Priv.-Doz. Dr. med.
Arbeitsgruppenleiter, Biophysikalische Pharmakologie
Institut für Klinische Pharmakologie
Universitätsklinikum der RWTH Aachen
Wendlingweg 2, 52074 Aachen
rhausmann@ukaachen.de

Katja Susanne Just, Priv.-Doz. Dr. med.
Fachärztin für klinische Pharmakologie
Institut für Klinische Pharmakologie
Universitätsklinikum der RWTH Aachen
Wendlingweg 2, 52074 Aachen
kjust@ukaachen.de

Julian Peter Müller, Dr. rer. nat.
Wissenschaftlicher Mitarbeiter
Institut für Klinische Pharmakologie
Universitätsklinikum der RWTH Aachen
Wendlingweg 2, 52074 Aachen
jumueller@ukaachen.de

Michael Paulzen, Priv.-Doz. Dr. med.
Ärztlicher Direktor und Chefarzt
Alexianer Krankenhaus Aachen
Alexianergraben 33, 52062 Aachen
m.paulzen@alexianer.de

Julia Carolin Stingl, Prof. Dr. med.
Direktorin
Institut für Klinische Pharmakologie
Universitätsklinikum der RWTH Aachen
Wendlingweg 2, 52074 Aachen
jstingl@ukaachen.de

Justyna Wozniak, Dr. rer. nat.
Data Scientist
Institut für Klinische Pharmakologie
Universitätsklinikum der RWTH Aachen
Wendlingweg 2, 52074 Aachen
jwozniak@ukaachen.de

Inhalt

Die Autorinnen und Autoren 5

Vorwort 9
Julia Carolin Stingl, Katja Susanne Just und Michael Paulzen

1 **Einführung in die klinische Pharmakologie** 13
Julia Carolin Stingl und Justyna Wozniak

2 **Pharmakokinetik und Metabolismus** 26
Julian Peter Müller

3 **Pharmakodynamik und Psychopharmaka** 43
Julian Peter Müller

4 **Pharmakotherapie bei Kindern** 58
Albrecht Eisert und Susanne Gilsbach

5 **Pharmakologie im Alter** 73
Katja Susanne Just

6 **Antidepressive Wirkstoffe, Therapie von Angststörungen** 87
Ralf Hausmann und Michael Paulzen

7 **Antipsychotische Pharmakotherapie** 119
Michael Paulzen und Ralf Hausmann

8 **Pharmakologische Aspekte im Rahmen von Suizidalität** 134
Julia Carolin Stingl und Justyna Wozniak

9 **Pharmakologie im Rahmen von Abhängigkeitserkrankungen** 142
Katja Susanne Just

10 **Pharmakologische Beeinflussung von Schlafstörungen** 156
Katja Susanne Just

| 11 | **Psychoaktive Wirkstoffe** .... | **168** |

Katja Susanne Just

| 12 | **Pharmakologie in der Schmerzmedizin** .... | **180** |

Katja Susanne Just

| 13 | **Pharmakologische Aspekte bei Krebspatienten** .... | **192** |

Julia Carolin Stingl und Justyna Wozniak

Glossar **204**

Stichwortverzeichnis **221**

Vorwort

Julia Carolin Stingl, Katja Susanne Just und Michael Paulzen

Liebe Leserinnen und Leser,
in den dreizehn Kapiteln dieses Buches werden Sie wichtige Themen der klinischen Pharmakologie kennenlernen, die für Sie im Rahmen Ihrer Tätigkeit als Psychotherapeutin oder Psychotherapeut wichtig sein können. Wir leben in einer Gesellschaft, in der immer mehr Menschen regelmäßig Arzneimittel einnehmen, viele darunter sogar mehrere täglich. Dabei kann es sein, dass Sie in Ihrer Arbeit Situationen erleben werden, in denen die Arzneimittel anders wirken als erwartet. Vielleicht werden Sie Patienten betreuen und sich wundern, dass ein Arzneimittel nicht ausreichend wirkt. Oder Sie werden womöglich Patienten sehen, die Nebenwirkungen entwickeln. Um eine gute Betreuung der Patienten sicherzustellen, ist es wichtig, dass eine interdisziplinäre und verstehbare Kommunikation mit den Betroffenen, aber auch zwischen allen an der Behandlung von Patienten beteiligten Berufsgruppen, Ärzten, Apothekern, Psychotherapeuten, Ergotherapeuten, Physiotherapeuten, Sozialarbeitern oder dem Pflegefachpersonal garantiert wird. Da zwischen Ihnen als Psychotherapeuten traditionell eine sehr enge Interaktion mit den Patienten erfolgt, sind Sie unter Umständen die ersten, die über Wirkung, Nebenwirkungen oder Nicht-Wirkung einer Arzneimitteltherapie sprechen werden oder diese feststellen. Aber keine Sorge, das können und müssen Sie sicher nicht allein. Dennoch war es unser Anliegen, Ihnen mit diesem Buch einen Eindruck über die Besonderheiten der Pharmakologie mit Relevanz für Patienten, die Sie im Rahmen einer Psychotherapie erleben werden, zu vermitteln.

Gerade bei der Behandlung älterer Menschen sind die korrekte und pünktliche Einnahme von häufig vielen Arzneimitteln, aber auch die individuelle Verfassung, Gebrechlichkeit, Mobilität und ausreichende Flüssigkeitszufuhr wichtige Faktoren, die die Pharmakologie von Arzneimitteln beeinflussen. Dies kann sowohl zu Veränderungen in der Wirksamkeit, aber auch zu Nebenwirkungen führen. Hier kann ein Gespräch mit den Patienten genutzt werden, darauf aufmerksam zu machen, dass womöglich etwas nicht optimal läuft und vielleicht ein Austausch mit dem verordnenden Arzt die Therapie verbessern. Daher legt dieses Buch viel Wert darauf, die Arzneimitteltherapie im Verlauf der Lebensspanne und vor dem Hintergrund sehr unterschiedlicher Lebenssituationen darzustellen und auf die Besonderheiten, die jeweils auftreten können, mithilfe von Kasuistiken hinzuweisen. So adressiert ein Kapitel die typischen Besonderheiten einer Arzneimitteltherapie bei älteren Menschen, ein anderes die Besonderheiten bei Kindern und Jugendlichen. Einen Überblick über die Einflüsse verschiedener Lebensphasen auf die Arzneimitteltherapie verschafft auch das Einführungskapitel zur klinischen Pharmakologie. Hier wird gezeigt, welche Unterschiede in der Arzneimitteltherapie während der

Schwangerschaft, bei Kindern, bei Frauen und bei Männern oder bei alten Menschen bestehen. Anhand von Beispielfällen werden typische Situationen dargestellt, bei denen es oftmals zu Fehlern oder Problemen bei der Arzneimitteltherapie kommt. Gerade bei Therapien mit vielen gleichzeitig eingenommenen Arzneimitteln, der sogenannten Polypharmazie, können Wechselwirkungen zu Veränderungen der Verträglichkeit führen, hier sind Auswirkungen in der Form von Wirkverstärkung, Wirkverlust oder zuvor nicht beobachtbaren Nebenwirkungen häufig.

Die Kasuistiken dienen dazu, prägnante Situationen zu verinnerlichen, um dadurch »typische« Situationen frühzeitig zu erkennen, bei denen in der Arzneimitteltherapie besondere Risiken auftreten. Gerade in den theorielastigen Kapiteln zur Pharmakokinetik und Pharmakodynamik werden typische Situationen aus der klinischen Praxis beschrieben, mit deren Hilfe die Zusammenhänge zwischen Arzneimittelwirkung und Patientenbesonderheiten besonders gut zum Ausdruck kommen. Dieses Wissen kann dazu dienen, arzneimittelverursachte Beschwerden besser zu erkennen.

Für eine fundierte psychotherapeutische Begleitung ist ein gutes Verständnis der pharmakologischen Wirkmechanismen und Therapieprinzipien gerade bei Psychopharmaka wichtig, zumal diese Arzneimittel bei psychischen Erkrankungen oftmals über lange Zeiträume eingenommen werden.

So können sich die Psychotherapie und die Psychopharmakotherapie wechselseitig ergänzen und unterstützen. Daher widmet sich dieses Buch in vier Kapiteln den Pharmaka, die ihren zentralen Angriffsort im menschlichen Gehirn haben (Antidepressiva, Antipsychotika, Schlafmittel und Schmerzmittel). Diese Arzneimittelgruppen spielen eine zentrale Rolle bei der Behandlung psychischer Erkrankungen und werden zudem häufig kombiniert eingenommen. Aufgrund recht ähnlicher Wirkweisen im Gehirn haben auch psychoaktive Suchtstoffe eine große Bedeutung bei psychischen Erkrankungen. So ist der Gebrauch von Drogen und anderen Suchtstoffen bei Menschen mit psychischen Erkrankungen deutlich häufiger als bei psychisch gesunden Menschen. Verkomplizierend kommt hinzu, dass Arzneimittel und psychoaktive Genussmittel/Suchtstoffe erhebliche Wechselwirkungen miteinander aufweisen, wenn sie gleichzeitig eingenommen werden. Auf diese wechselseitige Beeinflussung wird in den Kapiteln über halluzinogene Suchtstoffe und Drogen eingegangen, aber auch insbesondere im Kapitel zu Alkohol, dem am weitesten verbreiteten Sucht- bzw. Genussmittel.

Da Suizidalität ein Symptom unterschiedlicher psychischer Erkrankungen sein kann, aber auch als Arzneimittelnebenwirkung auftreten kann, widmet sich ein eigenes Kapitel diesem komplexen Thema, um die unterschiedlichen Bezüge zwischen Medikamentenwirkung und Suizidalität darzustellen.

Bei bestimmten Erkrankungen kommen zudem ganz besondere Arzneimitteltherapien zum Einsatz, die mit einem erheblichen Einfluss auf die Lebensqualität einhergehen können. Besonderheiten im Zusammenhang mit Arzneimitteln können schwere oder belastende Nebenwirkungen sein, die für die Patienten zumindest so erträglich sein müssen, dass sie die Therapie durchstehen können, um letztlich einen Therapieerfolg zu erreichen. Da dies bei nahezu allen Krebstherapien der Fall ist, ist insbesondere auch das Fachgebiet der Onkologie, also der Krebsmedizin von besonderer Bedeutung für die Arbeit von Psychotherapeuten. Hier benötigen Psychotherapeutinnen und Psychotherapeuten zumindest grundlegende Kenntnisse und ein Verständnis für die Wirkung und die Entstehung von Nebenwirkungen gängiger Krebstherapeutika. Kenntnisse über die Therapieplanung und das Auftreten von Nebenwirkungen bei den oft lange andauernden Krebstherapien ist in der therapeutischen Arbeit sehr wichtig, zumal sich viele Krebsarten aufgrund besserer Therapieerfolge mehr und mehr in Richtung chronischer Erkrankungen entwickeln.

Die moderne Therapieentwicklung und die klinische Pharmakologie berücksichtigen für die Einschätzung von Wirksamkeit und Sicherheit immer mehr Patienteneigenschaften. Die heutzutage angestrebte personalisierte Medizin wendet Therapien an, die ganz spezifisch auf diese Patientencharakteristika fokussiert sind. Dies können Besonderheiten der Erkrankung sein, wie genetische Besonderheiten, der Rezeptorstatus z. B. bei Brustkrebserkrankungen oder Tumormarker. Aber auch patientenindividuelle Metabolisierungseigenschaften, die z. B. durch individuelle genetische Besonderheiten im Bereich von arzneimittelmetabolisierenden Enzymen charakterisiert sind, spielen bei der Auswahl und beim Einsatz von Pharmaka eine zunehmend bedeutendere Rolle. Im Falle personalisierter Medizin kann die Wahl der Therapie oder auch die Herstellung einer Therapie auf den Patienten individuell abgestimmt werden, im Fall der Standardbehandlung, erfolgen Dosierung und Einnahmevorschrift standardisiert nach den Vorgaben der Fachinformation des Arzneimittels. Wichtig ist, dass die Medizin immer den betroffenen Patienten in den Mittelpunkt stellt und sich nicht auf ein One-Dose-Fits-All-Prinzip beschränkt. Auch hier sind Psychotherapeutinnen und Psychotherapeuten ganz wichtige Schlüsselpersonen für die personalisierte Arzneimitteltherapie, da sie die ihnen anvertrauten Patienten *per se* in den Mittelpunkt stellen und psychotherapeutische Verfahren immer auf die Individualität des Betroffenen eingehen. Hier können psychotherapeutische Verfahren auch die Arzneimitteltherapie unterstützen und im Sinne eines partizipativen Ansatzes auch die Patientensicht und Vorliegen oder Wünsche für eine personalisierte Therapie integrieren. Daher sind die im Kapitel zu onkologischen Therapien vorgestellten vier P's einer personalisierten, partizipativen, präventiven und präzisen, auf Patientenbesonderheiten zugeschnittenen Therapie nicht nur für die Krebstherapie relevant, sondern finden insbesondere bei Langzeittherapien im Rahmen eines personalisierten Medizingesamtkonzeptes Anwendung.

Im ausführlichen Glossar am Ende des Buches können Sie Erläuterungen häufig verwendeter medizinischer Fachbegriffe rasch nachschlagen. Wir haben im Buch bewusst medizinische Fachsprache eingeführt, da zwischen den Fachgruppen oft mit dieser kommuniziert wird und Patientinnen und Patienten häufig Erklärungsbedarf haben. Mit dem Glossar hoffen wir, die wichtigsten Begriffe verständlich erklärt zu haben.

Wir hoffen, Ihnen mit diesem neuartigen Lehrbuch einen Überblick zu den relevanten Themen der modernen Arzneimitteltherapie zu geben und ein profundes Wissen zu den relevanten Themengebieten der klinischen Pharmakologie zu vermitteln. Schließlich spielt das Wissen um Arzneimittelwirkungen nicht nur im Studium, sondern auch im Berufsleben nach der Aufnahme der Tätigkeit als Psychotherapeutin oder Psychotherapeut eine wichtige Rolle.

1 Einführung in die klinische Pharmakologie

Julia Carolin Stingl und Justyna Wozniak

Das Fach Pharmakologie untersucht die Wirkung von Substanzen am und im menschlichen Organismus. Unter der pharmakologischen Wirkung versteht man dabei die Wechselwirkungen, die ein Fremdstoff mit dem Organismus des Anwenders eingeht. Diese Wirkungen dienen dem Ziel, die physiologischen Funktionen des Organismus wiederherzustellen. Im Gegensatz dazu sind Stoffe, die durch rein physikalische Interaktion chemische Prozesse im Körper beeinflussen, wie zum Beispiel die Absorption von Toxinen durch Aktivkohle in Kohlepräparaten, keine pharmakologischen Wirkstoffe.

Das Fach Pharmakologie gliedert sich in die Fächer allgemeine und molekulare Pharmakologie, Toxikologie und klinische Pharmakologie. Während sich die ersten drei Teilbereiche vor allem der Erforschung von Substanzeigenschaften und pharmakologischen Wirkungen widmen, beschäftigt sich die klinische Pharmakologie mit der Wirkung von Arzneimitteln, und insbesondere mit der Wirkungsvariabilität von Arzneimitteln bei Patienten aufgrund derer unterschiedlichen Eigenschaften.

Für Psychotherapeutinnen und Psychotherapeuten ist besonders die Beobachtung der klinischen Wirkung von pharmakologischen Wirkstoffen bei Patienten von Bedeutung, da ein und dieselbe Dosis eines Arzneimittels bei Menschen unterschiedliche Wirkung haben kann. So profitieren einige Patienten von einer hohen Wirksamkeit und bekommen kaum Nebenwirkungen. Andere dagegen erleben eine geringe oder gar ausbleibende Wirksamkeit des pharmakologischen Wirkstoffes, wenn nicht sogar Nebenwirkungen. Diese Variabilität im Ansprechen auf Arzneimittel zu untersuchen und vorherzusagen, ist Gegenstand der klinischen Pharmakologie.

Patienten unterscheiden sich in ihren physiologischen Eigenschaften, im Krankheitsgeschehen, im Lebensstil und in der Ernährung. Bei über 50.000 zugelassenen Arzneimitteln in Deutschland ist es deshalb durchaus wahrscheinlich, dass ein und dieselbe Arzneimitteltherapie zu ganz unterschiedlichen Auswirkungen führen kann.

Patienten werden deshalb aufgrund der Empfindlichkeit, mit der sie auf eine Arzneimitteltherapie reagieren, in unterschiedliche Gruppen aufgeteilt. Besonders große Unterschiede zwischen den einzelnen Patienten sieht man vor allem in der Gruppe der Kinder, der älteren Menschen und der Frauen während der Schwangerschaft.

Ziel dieses Lehrbuches ist es, Ihnen als psychotherapeutische Begleitpersonen eine patientenzentrierte Pharmakologie nahezubringen, die sowohl die pharmakologische Wirkung als auch Nebenwirkungen im Blick hat. Darüber hinaus wird geschildert, wie diese von Patienten erlebt und wahrgenommen werden. Außerdem werden Sie die Grundzüge unseres Gesundheitssystems kennenlernen. Anhand von Fallbeispielen werden Sie auf besondere Situationen geschult und können so lebendig Einblick gewinnen, welche Erfahrungen Patientinnen und Patienten mit Therapien machen. So sollen Sie in die Lage versetzt werden, arzneimittelbezogene Risiken bei Patienten, die sich in Ihrer psychotherapeutischen Begleitung befinden, einzuschätzen. Dazu müssen Sie Faktoren der Vulnerabilität, also der Empfindlichkeit von Patienten gegenüber Arzneimittelwirkung und unerwünschten Nebenwirkungen kennen und verstehen. Wir hoffen, Ihnen so einen Überblick über die Bedeutung von Pharmakologie und Arzneimitteleinnahme geben zu können, der für die psychotherapeutische Begleitung Ihrer Patienten hilfreich ist.

1.1   Arzneimitteleinnahme in Deutschland

Etwa die Hälfte aller Erwachsenen in Deutschland nimmt regelmäßig ein Arzneimittel ein. Etwa 40 % der über 65-Jährigen nimmt fünf oder mehr verschreibungspflichtige Arzneimittel über längere Zeit ein (1). Dabei ist noch nicht berücksichtigt, dass es viele rezeptfreie Arzneimittel gibt, die zusätzlich eingenommen werden. Die Anzahl an Verschreibungen in Deutschland steigt kontinuierlich an.

So wird es sehr wahrscheinlich die Regel sein, dass die Patientinnen und Patienten, mit denen Sie psychotherapeutisch arbeiten, Arzneimittel einnehmen. Aufgrund dessen sollte man pharmakologische Aspekte, die beim individuellen Patienten zum Tragen kommen, auch in einer psychotherapeutischen Begleitung in Betracht ziehen. Dies können zum Beispiel für Patienten beeinträchtigende und schwer zu verkraftende Nebenwirkungen sein. Ein Beispiel wäre der mit einer Krebstherapie verbundene Haarausfall, der einer Patientin in psychoonkologischer Behandlung zu schaffen macht. Ein anderes Beispiel wäre die Beeinträchtigung von Psyche und Stimmung durch die Arzneimitteltherapie. So kann die Behandlung mit Cortison ähnlichen Wirkstoffen zu einer Stimmungsbeeinträchtigung bis hin zu einer der Psychose ähnelnden Symptomatik führen.

1.2   Woher unsere Arzneimittel kommen

Viele Wirkstoffe, die in Arzneimitteln enthalten sind, kommen aus der Natur. Die Wirkung von Naturstoffen ist nichts Neues. Schon die antiken Kulturen wussten sich der pharmakologischen Wirkung von Naturstoffen zu bedienen. So diente das Gift der Tollkirsche, Atropa belladonna, bereits im Altertum als Aphrodisiakum, da es die Pupillen erweitert – eine Schönheitseigenschaft, die auch in der Kunst vielfach dargestellt ist. Der pupillenerweiternde Inhaltsstoff Atropin wird heutzutage bei

Augenuntersuchungen zum besseren Betrachten des Augenhintergrundes eingesetzt. Dazu werden Augentropfen, die Atropin enthalten, genutzt. Atropa belladonna war zudem Ausgangspunkt für weitere auch heute noch verwendete Arzneimittel. Skopolamin, ebenfalls ein Wirkstoff der Tollkirsche, wird als Pflaster durch Resorption über die Haut gegen Reiseübelkeit eingesetzt. Ein dritter aus der Tollkirsche abgeleiteter Wirkstoff, Ipratropiumbromid, wurde als Arzneimittel gegen Asthma entwickelt.

Aber leider fußt nicht alle Arzneimittelforschung auf Erkenntnissen aus der Natur. Die ursprünglich gegen den Menschen eingesetzte Forschung zu Giftgas und chemischen Kampfstoffen hat in der Folge dazu geführt, dass Arzneimittel aus diesen Erkenntnissen entwickelt wurden. So führte die Erforschung und Synthese von Senfgas im Ersten Weltkrieg zur Entwicklung der sogenannten Stickstofflost(N-Lost)-Derivate in der Krebstherapie. N-Lost, benannt nach den Chemikern **Lo**mmel und **St**einkopf, wurde bereits in den dreißiger Jahren als Warzen-Entferner auf der Haut eingesetzt. Später wurden Wirkstoffe für die Chemotherapie von Krebserkrankungen daraus entwickelt, u.a. die Wirkstoffe Bendamustin, Cyclophosphamid, Ifosfamid, Melphalan und Chlorambucil. Sie werden heute noch zur Behandlung von Tumorerkrankungen eingesetzt.

Ein Arzneimittel, welches millionenfach verwendet wurde und wird, ist durch Zufall entdeckt worden. Steinklee, ein häufiges Blütengewächs in wilden Wiesen, enthält den Wirkstoff Cumarin. Beim Fäulnisprozess des Steinklees bildet sich aus der Cumarinsäure der aktive Wirkstoff Dicumarol. Entdeckt wurde dieser Wirkstoff, weil eine Herde Kühe, die verfaultes Heu gefressen hatte, plötzlich aus unklaren Ursachen gestorben war. Man stellte fest, dass diese Kühe an inneren Blutungen zugrunde gegangen waren. Cumarine wie Dicumarol wirken als Blutverdünner, indem sie die Blutgerinnung hemmen. So wurde bei den Kühen die Blutgerinnung außer Kraft gesetzt, was dazu führte, dass die Tiere auch bei kleinen Verletzungen, wie etwa im Darmtrakt, an inneren, nicht stillbaren Blutungen starben.

Womöglich wusste bereits der Neandertaler von Pflanzeneigenschaften wie denen des Steinklees. Analysen der Zahnhälse von Neandertaler-Skeletten ergaben Hinweise darauf, dass sie Cumarine zu sich nahmen. So wurde u.a. das Cumarinderivat 4-Methylherniarin im Zahnhals (Calculus) des Neandertalers nachgewiesen (2). Untersuchungen des Genoms des Neandertalers haben gezeigt, dass Neandertaler Träger einer genetischen Variante des Blutgerinnungssystems waren. Diese Variante ist heutzutage als Faktor-V-Leiden-Mutation bekannt (3). Die Träger dieser Variante leiden an einer verstärkten Blutgerinnung, der sogenannten Thrombophilie. Der Neandertaler scheint sich den medizinischen Wert des Steinklees zu Nutzen gemacht zu haben, um seine Blutgerinnung zu regulieren. Somit trägt die moderne Pharmakologie ihre Wurzeln in alten Kulturen, in der Naturbeobachtung und der Beobachtung der Variabilität zwischen Menschen, wie sie unter anderem durch genetische Faktoren zustande kommt.

1.3 Was ist ein Arzneimittel?

Laut dem Arzneimittelgesetz (AMG) versteht man unter Arzneimitteln Stoffe, die zur Anwendung in oder am menschlichen Körper gedacht sind und zur Heilung, Linderung oder Verhütung menschlicher Krankheiten eingesetzt werden. Sie werden verschrieben, um eine pharmakologische, immunologische oder metabolische Wirkung zu erzeugen oder um eine medizinische Diagnose zu stellen. Für Stoffe, die aufgrund dieser Definition unter den Begriff des Arzneimittels fallen, müssen besondere rechtliche Vorrausetzungen erfüllt werden, bevor sie zur Anwendung gebracht werden können.

So legt das Arzneimittelgesetz fest, dass die pharmazeutische Qualität, also die Qualität in der Herstellung des Arzneimittels, gewissen Standards gehorchen muss und diesbezüglich kontrolliert wird. Außerdem muss die Wirksamkeit eines Arzneimittels sowie dessen Unbedenklichkeit bei Einnahme in unterschiedlichen Patientengruppen anhand von klinischen Studien nachgewiesen sein. Für die Überprüfung der Wirksamkeit und Unbedenklichkeit eines Arzneistoffes hat der Gesetzgeber das Verfahren zur Arzneimittelzulassung entwickelt. Nicht zugelassene Arzneimittel dürfen Patienten nicht ohne Weiteres verschrieben werden.

Unter den Begriff Arzneimittel fallen auch neue Wirkprinzipien und Wirkstoffe, die unter den Begriff der neuartigen Therapien (Advanced Therapy Medicinal Products, ATMP) einzuordnen sind. Dies sind zum Beispiel Therapeutika wie

- Stammzellen, die als komplette Zellen im Körper wirken,
- Wirkstoffe aus genetischem Material, wie z. B. rekombinante Nukleinsäuren,
- gentechnologisch veränderte körpereigene Zellen, wie z. B. die sogenannten CAR-T-Zellen,
- technologisch veränderte Gewebeprodukte, z. B. von der Augenhornhaut abstammende Hornhautepithelzellen.

1.4 Keine Wirkung ohne Nebenwirkung?

Um die Wirksamkeit von Arzneimitteln zu untersuchen, werden z. B. Doppelblindstudien durchgeführt, in denen die Probanden entweder den Wirkstoff oder ein Scheinpräparat (Placebo) einnehmen. Dabei wird weder den Probanden noch den Verschreibenden gesagt, ob es sich um den Wirkstoff oder das Placebo handelt. Bei der Analyse der Studiendaten wird verglichen, ob die Wirkung unter dem Wirkstoff signifikant stärker ausfällt als unter dem Placebo. Zudem werden auch die Unbedenklichkeit und auftretende Nebenwirkungen untersucht und erfasst.

Dabei ist meist auch eine gewisse Wirkung bei den Patienten zu beobachten, die lediglich das Placebo, also das Scheinpräparat erhalten haben. In diesem Fall spricht man vom Placeboeffekt. Analog zum Placeboeffekt beobachtet man auch durch das

1.4 Keine Wirkung ohne Nebenwirkung?

Placebo ausgelöste Nebenwirkungen, auch Noceboeffekt genannt. In der ▶ Abb. 1.1 ist dies für die Entwicklung des COVID-19-Impfstoffes von Biontech dargestellt. Sowohl in der Wirkstoff- als auch in der Placebogruppe traten Nebenwirkungen wie Müdigkeit (Fatigue) und Frösteln (Chills) auf, in der Placebogruppe jedoch weniger häufig als in der Wirkstoffgruppe.

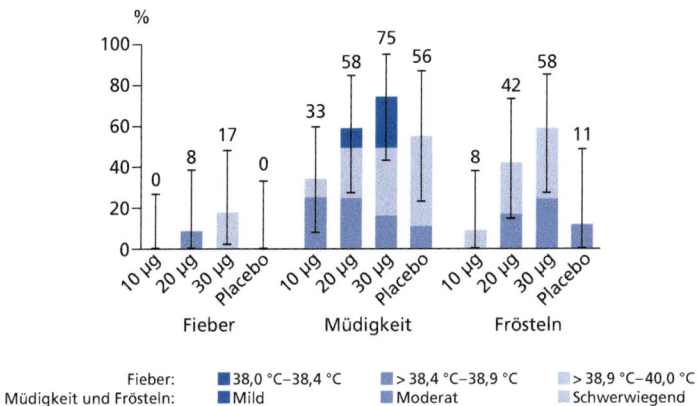

Abb. 1.1: Erfasste systemische Reaktionen nach Impfung mit COVID-19-Impfstoff von Biontech (BNT162b2) in der eingesetzten Dosis (Dosis 2) bei Probanden im Alter von 65–86 Jahren sieben Tage nach Injektion. Es sind Daten zu Fieber, Müdigkeit und Frösteln aufgeführt. Die I-Balken stellen 95 %-Konfidenzintervalle dar. Die Zahlen über den I-Balken zeigen den Gesamtprozentsatz der Teilnehmer in jeder Gruppe, die das angegebene systemische Ereignis meldeten (modifiziert nach (4)).

Für die Fragestellung, wer Nebenwirkungen bekommt, ist somit nicht nur die Toxizität des Arzneimittels, sondern auch die Empfindlichkeit und Eigenwahrnehmung des Patienten von Bedeutung. In ▶ Abb. 1.2 sind schematisch zwei Patienten mit unterschiedlichen Vulnerabilitätsprofilen dargestellt. So bekommen ältere Menschen mit Bewegungseinschränkungen oder Bettlägerigkeit häufiger und manchmal auch andere Arzneimittelnebenwirkungen als jüngere, bewegungsstarke Patienten. Zudem gibt es Unterschiede zwischen Frauen und Männern, zwischen normalgewichtigen und übergewichtigen Patienten, und Unterschiede, die durch andere Erkrankungen des Körpers bedingt sind. So haben Patienten mit einer Einschränkung der Nierenfunktion ein erhöhtes Risiko für Nebenwirkungen bei fast allen Arzneimitteltherapien, da die herabgesetzte Funktion des Ausscheidungsorgans Niere zu erhöhten Blutkonzentrationen der Arzneimittel nach Einnahme führt. Aber auch bei Fieber, Erbrechen oder Durchfallerkrankungen können Arzneimittel aufgrund von unterschiedlicher Absorption oder Elimination zu Nebenwirkungen führen.

1 Einführung in die klinische Pharmakologie

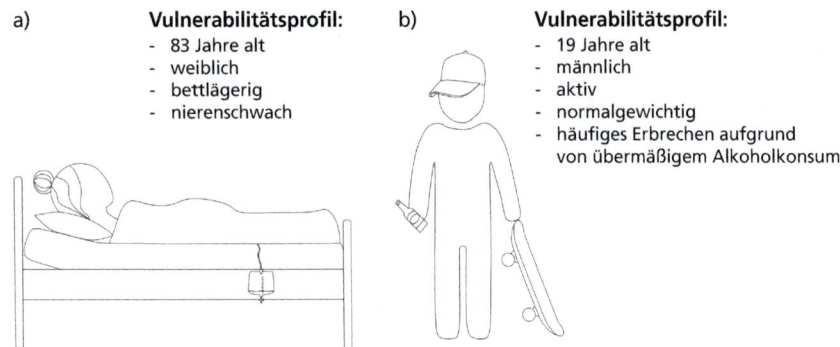

Abb. 1.2: a) Darstellung des Vulnerabilitätsprofils einer 83 Jahre alten Seniorin. Neben den Faktoren Alter und Geschlecht kommen bei dieser Patientin noch Bettlägerigkeit und eine Niereninsuffizienz hinzu.
b) Darstellung des Vulnerabilitätsprofils eines 19 Jahre alten jungen Mannes. Hier sollte das Erbrechen durch übermäßigen Alkoholkonsum bei Untersuchungen zu Nebenwirkungen beachtet werden, es kann zu Unwirksamkeit führen, wenn Arzneimittel aufgrund von Erbrechen nicht resorbiert werden.

1.5 Woher kommt unser Wissen zu Nebenwirkungen?

Man bezeichnet die Wachsamkeit gegenüber Nebenwirkungen sowie die Risikosignalerkennung als Pharmakovigilanz. Die Pharmakovigilanz befasst sich mit der Aufdeckung, Bewertung, dem Verstehen und der Prävention von Nebenwirkungen oder von anderen Arzneimittel-bezogenen Problemen (5). Dabei ist schon der Verdacht, dass eine Beschwerde oder Symptomatik eine Nebenwirkung sein könnte, ausreichend, um eine Meldung zu generieren. Laut dem Arzneimittelgesetz sind die Hersteller von Arzneimitteln, also die pharmazeutischen Unternehmen, verpflichtet, Spontanberichte und Verdachtsfälle von Nebenwirkungen ihrer Präparate nachzuverfolgen. Das beinhaltet auch die Aufnahme von Verdachtsfällen in die europäische Spontanberichtserfassung. Dies erfolgt durch Aufnahme sämtlicher Spontanberichte und Verdachtsfälle aller Mitgliedsstaaten in die europäische Datenbank »EudraVigilance« der Europäischen Arzneimittelbehörde EMA.

Hierbei wird unterschieden, ob ein Kausalzusammenhang zwischen dem Auftreten des Verdachtsfalls und der Einnahme des Arzneimittels möglich, wahrscheinlich oder sicher ist. Besteht lediglich ein zeitlicher Zusammenhang zwischen der Einnahme des Arzneimittels und dem Auftreten der Nebenwirkung, wird von einem möglichen Zusammenhang gesprochen. Ist der Zusammenhang wahrscheinlich, so sollte ein zeitlicher Zusammenhang sowie der Rückgang der Beschwerden nach Absetzen des Arzneimittels beobachtet worden sein. Um einen sicheren Zusammenhang feststellen zu können, muss eine Re-Exposition des Arzneimittels zu einem Wiederauftreten der Nebenwirkung führen. Die nationalen Behörden sowie die europäische Arzneimittelbehörde EMA haben die dauerhafte Verpflichtung, diese Meldungen von Verdachtsfällen auszuwerten und zu beurteilen, ob es sich um akute und bisher unbekannte Risikosignale von Arzneimitteln handelt. Dies kann bedeuten, dass wenn sich zum Beispiel Spontanberichte zu Einzelfällen aus verschiedenen Ländern häufen, diese zusammengenommen ein Risikosignal darstellen, welchem in der Folge nachgegangen wird. Es wird ein sogenannter Risikobewertungsprozess ausgelöst und gezielt Nachforschungen angestellt, die untersuchen, ob ein bestimmtes Arzneimittel die Ursache für die berichtete Symptomatik sein könnte. Dazu werden sämtliche Daten und Kenntnisse zu den verdächtigten Arzneimitteln betrachtet und der Zusammenhang kausal untermauert (oder auch entkräftet).

1.6 Wie kommen die Informationen zu Nebenwirkungen in den Beipackzettel?

Für die geschilderte kontinuierliche Erfassung und Bewertung von Arzneimittelnebenwirkungen ist es essenziell, dass bereits der Verdacht auf eine Arzneimittelnebenwirkung, insbesondere wenn sie bisher unbekannt ist oder von einem neuen Arzneimittel herrührt, gemeldet wird. Gemeldet wird vorwiegend durch die die Arzneimittel verschreibenden Ärzte und Ärztinnen, aber auch durch Apotheker und Apothekerinnen. Pro Jahr werden in Deutschland ca. 3.000 Fälle von unbekannten, schweren oder neuartigen Arzneimittelnebenwirkungen durch ärztliches Fachpersonal gemeldet. Dabei sind Patienten des gesamten Altersspektrums in den Meldungen enthalten.

Während bei Kindern häufiger Nebenwirkungen durch Impfstoffe gemeldet werden, sind es bei älteren Menschen eher Nebenwirkungen durch Arzneimittel. Seit einigen Jahren ist es möglich und durchaus gewünscht, dass Patienten oder deren Angehörige selbst eine Nebenwirkung melden. Über die Webseiten der nationalen Arzneimittelbehörden, des Bundesinstituts für Arzneimittel und Medizinprodukte (BfArM) sowie des Paul-Ehrlich-Institutes (PEI) wird ein gemeinsamer Meldebogen angeboten, über den Patienten und/oder Angehörige den Verdacht auf eine Arzneimittelnebenwirkung melden können (6). Hierbei muss die Beschwerde bzw. die Nebenwirkung beschrieben werden. Die meldende Person gibt an (schriftlich oder anhand eines Bildes), in welchem Organ bzw. welcher Körperregion die Nebenwirkung aufgetreten ist und wie sich diese im Verlauf weiterentwickelt hat. In den letzten Jahren ist es europaweit zu einem großen Zuwachs an Meldungen von Nebenwirkungen durch Patienten gekommen. Analysen der europäischen EudraVigilance-Datenbank zeigen, dass sich die Meldungen von Nebenwirkungen durch Patienten durchaus von den Meldungen durch Ärzte unterscheiden. So tendieren Patienten eher dazu, Symptome zu melden, die für sie persönlich schwer erträglich sind, wie zum Beispiel Beeinträchtigungen des Nervensystems (Kopfschmerzen, Müdigkeit oder Konzentrationsstörungen). Ärztliches Fachpersonal hingegen meldet häufig objektive Parameter wie Laborwerte oder Messwerte von medizinischen Gerätschaften. Somit ergeben die Meldungen durch Patienten und Angehörige eine komplementäre Wissensbasis für den Bereich Pharmakovigilanz und Risikosignalerkennung und ergänzen die bisherigen Meldungen durch Ärztinnen und Ärzte auf wichtige Weise.

In ▶ Abb. 1.3 ist ein Vergleich der häufigsten Meldungen von Ärzten und Patienten bzw. Angehörigen dargestellt. Man sieht, dass insbesondere schwere oder lebensbedrohliche Nebenwirkungen häufiger durch Ärzte und Ärztinnen gemeldet werden. Angehörige bzw. Patienten hingegen melden häufiger subjektiv beeinträchtigende Symptome, wie Kopfschmerzen, Müdigkeit oder Bauchschmerzen. Aus Untersuchungen zu Nebenwirkungen, die zu Spontanvorstellungen in der Notaufnahme geführt haben, ist bekannt, dass sich die Nebenwirkungen bei jüngeren und älteren Menschen stark unterscheiden. So wurde zum Beispiel Dehydrierung (Austrocknung) zehnmal so häufig bei älteren Patienten, die in der Notaufnahme vorstellig waren, als Nebenwirkung aufgezeichnet als bei jüngeren (7).

Wird durch die Risikosignalerkennung eine neue Nebenwirkung bekannt, so ist der Hersteller verpflichtet, diese in den Beipackzettel bzw. in die Gebrauchsinformation des Arzneimittels aufzunehmen, in denen alle bekannten Nebenwirkungen aufgeführt sind. Da alle Nebenwirkungen im Vergleich zur Wirkung selten sind, spricht man bereits von einer sehr häufigen Nebenwirkung, wenn diese bei mehr als 10 % der Einnehmenden auftritt. Die Kategorie »sehr selten« ist hingegen dann zu verwenden, wenn die Nebenwirkung nur bei einer von 10.000 behandelten Personen (0,0001 %) auftritt. Die Häufigkeit einer Nebenwirkung wird im Beipackzettel unter Angabe der Einteilung in Häufigkeitskategorien mit aufgelistet.

In ▶ Abb. 1.4 ist als Beispiel die Gebrauchsinformation von Paracetamol, einem häufig eingenommenen Schmerzmittel, dargestellt. Während der Anstieg von Leberenzymen, also die Beeinträchtigung der Leberfunktion, als Nebenwirkung in die Kategorie »selten« fällt (1:1.000), treten schwere allergische Reaktionen nur sehr selten auf (1:10.000).

Bei Paracetamol handelt es sich um ein Arzneimittel, über das schon viele Jahrzehnte Erfahrung vorliegt. Ein neues Arzneimittel hingegen kann jedoch noch sehr wenig Informationen zu Nebenwirkungen im Beipackzettel enthalten. Dies bedeutet jedoch nicht, dass neue Arzneimittel sicherer sind als bestehende, sondern zeigt lediglich, dass seit Zulassung noch nicht so viele Erfahrungswerte vorliegen und möglicherweise noch nicht sehr viele Patienten mit der Therapie behandelt wurden. Seltene oder gar sehr seltene Nebenwirkungen können zum Zeitpunkt der Zulassung einfach noch nicht bekannt geworden sein. Ein Beispiel aus dem klar wird, dass neu nicht sicher sein muss, stammt aus der Entwicklung der neueren Präparate zur Schwangerschaftsverhütung, der Pille. Es ist bekannt, dass orale Kontrazeptiva das Risiko bergen, Gerinnsel in Venen oder Arterien zu verursachen, sogenannte Thromboembolien – ein Risiko, das auch während einer Schwangerschaft aufgrund der hormonellen Veränderungen erhöht ist.

Die Pillenpräparate der zweiten und dritten Generation haben besonders bei jugendlicher Akne eine positive Wirkung, weshalb sie häufig gerade jungen Pati-

1.6 Wie kommen die Informationen zu Nebenwirkungen in den Beipackzettel?

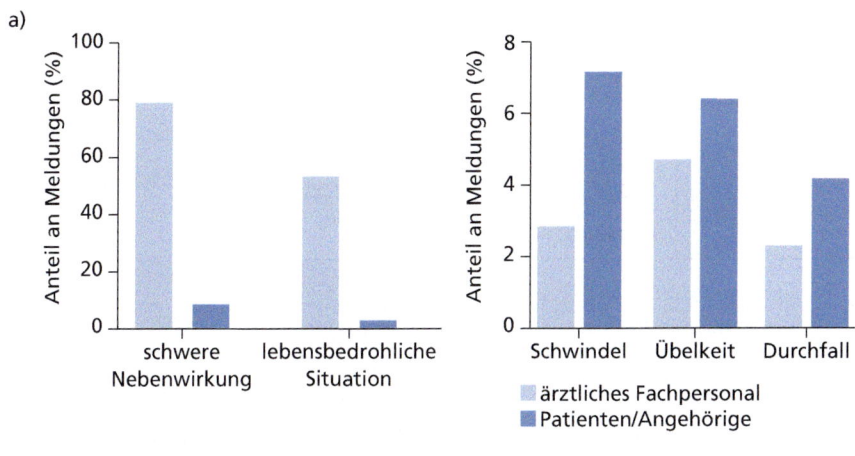

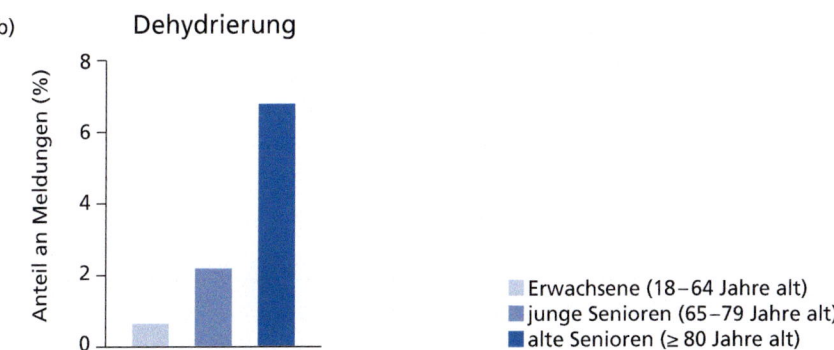

Abb. 1.3: a) Darstellender Vergleich der Anteile an Nebenwirkungsmeldungen zwischen ärztlichem Fachpersonal und Patienten bzw. Angehörigen in % (8).
b) Prozentualer Anteil an Meldungen von Dehydrierung aufgeschlüsselt anhand bestimmter Altersgruppen (7).

entinnen verschrieben wurden. Auswertungen der klinischen Daten zu diesen neueren Präparaten zeigen jedoch, dass das Risiko für Thromboembolien fast doppelt so hoch ausfällt als bei den älteren Präparaten (der ersten Pillengeneration).

Dieses erhöhte Thromboserisiko ist nun im Beipackzettel festgehalten und muss für jede Pille unabhängig von den Inhaltsstoffen transparent beschrieben werden. Ärztinnen und Ärzte, die die Pille verschreiben, wurden in einem sogenannten Rote-Hand-Brief, der von den Behörden an die Ärzte verschickt wird, gewarnt, dass bei den neueren Pillenpräparaten das Thromboembolien-Risiko höher liegt als bei den älteren. Daher wird vor allen Dingen bei Patientinnen mit unbekanntem Thromboserisiko, wie es bei jungen Erst-Anwenderinnen der Fall sein kann, zur Vorsicht gemahnt. Außerdem soll vor Verschreibung einer Pille das Thromboserisiko individuell abgeklärt und über diese mögliche Nebenwirkung aufgeklärt werden.

1 Einführung in die klinische Pharmakologie

> PARACETI 500 mg ist ein frei erfundenes Medikament. Der hier dargestellte Text entspricht der Packungsbeilage für Paracetamol 500 mg.
>
> Stand: Juni 2019
>
> ## PARACETI 500 mg Tabletten
> Wirkstoff: Paracetamol
>
> | Selten (*kann bis zu 1 von 1.000 Behandelten treffen*): | Sehr selten (*kann bis zu 1 von 1.000 Behandelten treffen*): |
> |---|---|
> | Leichter Anstieg der Leberenzyme (Serumtransaminasen). | Allergische Reaktionen in Form von einfachem Hautausschlag oder Nesselausschlag bis hin zu einer Schockreaktion. Im Falle einer allergischen Schockreaktion rufen Sie bitte den nächst erreichbaren Arzt. |

Abb. 1.4: Fiktiver Beipackzettel PARACETI 500 mg

1.7 Kann man vorhersehen, ob ein Patient Nebenwirkungen bekommt?

Die Wahrscheinlichkeit, ob Nebenwirkungen auftreten, hängt zunächst von den Arzneimitteleigenschaften ab. Diese spiegeln sich im sogenannten therapeutischen Bereich wider. Die therapeutische Breite ist dadurch gekennzeichnet, dass Arzneimittel in einer bestimmten Dosierung eingenommen werden müssen, um eine ausreichende Wirkung eines Medikaments ohne relevante Nebenwirkungen zu entwickeln. Dies ist in ▶ Abb. 1.5 schematisch dargestellt. Von der individuellen Vulnerabilität des Patienten hängt es nun ab, ob Nebenwirkungen bei einer bestimmten Dosierung auftreten, und auch, ob Nebenwirkungen mit den besonderen Eigenschaften des Patienten, wie zum Beispiel Neigung zur erhöhten Blutgerinnung, verknüpft sind.

Ein wichtiger Vulnerabilitätsfaktor ist hierbei das Alter des Patienten. Im Durchschnitt kommen 7 % der Notaufnahmen aufgrund von Arz-

1.7 Kann man vorhersehen, ob ein Patient Nebenwirkungen bekommt?

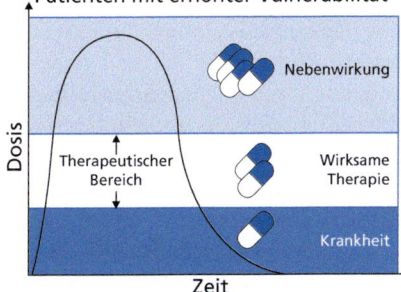

Abb. 1.5: a) Therapeutische Breite dargestellt in einer Dosis-Wirkungs-Beziehung.
b) Bei Patienten mit erhöhter Vulnerabilität, z. B. durch das Alter, kann es zu einer verringerten therapeutischen Breite kommen.

neimittelnebenwirkungen zustande. Das durchschnittliche Alter dieser Patienten ist dabei weit über 70 Jahre. Gleichzeitig steigt die Einnahmehäufigkeit von Arzneimitteln deutlich mit dem Alter. Im Durchschnitt nehmen die Patienten, die aufgrund einer Nebenwirkung in die Notaufnahme kommen, sieben oder mehr verschriebene Arzneimittel gleichzeitig ein.

Somit ist mit dem Alter ein zweiter Vulnerabilitätsfaktor verknüpft, nämlich der der Polypharmazie und Arzneimittelwechselwirkungen. Das liegt daran, dass die häufigsten Erkrankungsbilder im Alter vorwiegend pharmakologisch, also durch Arzneimittel behandelt werden. Dazu gehören zum Beispiel ein erhöhter Blutdruck, Zuckererkrankung, psychische Beeinträchtigungen, Schmerzen sowie eine Herzschwäche. Liegen diese im Alter auftretenden typischen Erkrankungen vor, so ist es keine Seltenheit, dass bis zu 20 Arzneimittel gleichzeitig eingenommen werden müssen. Damit ist die Gefahr von Arzneimittelwechselwirkungen, die zusätzlich zu einer Verstärkung des Nebenwirkungsrisikos führen, gegeben.

Wechselwirkungen kommen unter anderem dadurch zustande, dass alle Arzneimittel vom Organismus abgebaut, also verstoffwechselt und ausgeschieden werden müssen. Hierbei kann es zu einer Konkurrenz im Abbau kommen, wenn Arzneimittel den gleichen Abbauweg haben. Der Abbau im Organismus erfolgt biochemisch über sogenannte Stoffwechselenzyme. Wenn ein Arzneimittel ein Enzym hemmt oder auch einfach nur den Abbauweg blockiert, wird dieses Enzymsystem beeinträchtigt. Ein Arzneimittel verdrängt dabei ein anderes im Abbau und führt so zu höheren Blutkonzentrationen und damit zu Nebenwirkungen.

Manche Arzneimittel sind in der Lage, Enzyme sogar komplett zu zerstören, wodurch sie für den Abbau nicht mehr zur Verfügung stehen. Umgekehrt gibt es Arzneimittel, die den Abbau über Enzymsysteme erhöhen, also den Abbau induzieren. Das ist auch der Fall, wenn Patienten regelmäßig und viel Alkohol zu sich nehmen. Dies kann zu einer Hochregulation des Enzymsystems führen, da die Enzyme durch Alkohol induziert werden können mit der Folge, dass es zu Arzneimittelnebenwirkungen kommt, wenn Arzneimittel beschleunigt zu Metaboliten, die Nebenwirkungen verursachen, umgebaut werden. In ▶ Abb. 1.6 sind diese

1 Einführung in die klinische Pharmakologie

häufigen Wechselwirkungen auf die Enzymsysteme des Abbaus von Arzneimitteln schematisch dargestellt. Wenn man nun die therapeutische Breite eines Arzneimittels und die Vulnerabilitätsfaktoren wie Alter, Gebrechlichkeit, Bewegungsmangel, Multimorbidität und Polypharmazie in Betracht zieht, so sollte vor Verschreibung eines neuen Arzneimittels am besten eine individuelle Nutzen-Risiko-Abwägung erfolgen. In diese Überlegung sollte auch eingehen, ob der Patient das Arzneimittel überhaupt regelmäßig einnehmen wird bzw. ob es bei so komplexen Arzneimitteltherapien zu Fehlern oder zu Verwechslungen kommen könnte. Diese könnten dann größeren Schaden anrichten als das Weglassen des Arzneimittels selbst. Zudem sind mögliche Wechselwirkungen mit den anderen eingenommenen Arzneimitteln zu berücksichtigen, da eventuell Nebenwirkungen entstehen könnten, die für den individuellen Menschen besonders beeinträchtigend oder gefährlich sind. Untersuchungen zur Abschätzung des Nebenwirkungsrisikos bei unzureichender Informationslage sind hierbei hilfreich. In jedem Fall sollte über nebenwirkungsärmere Alternativen nachgedacht werden, nachdem immer das individuelle Risikoprofil des Patienten in Betracht gezogen wurde.

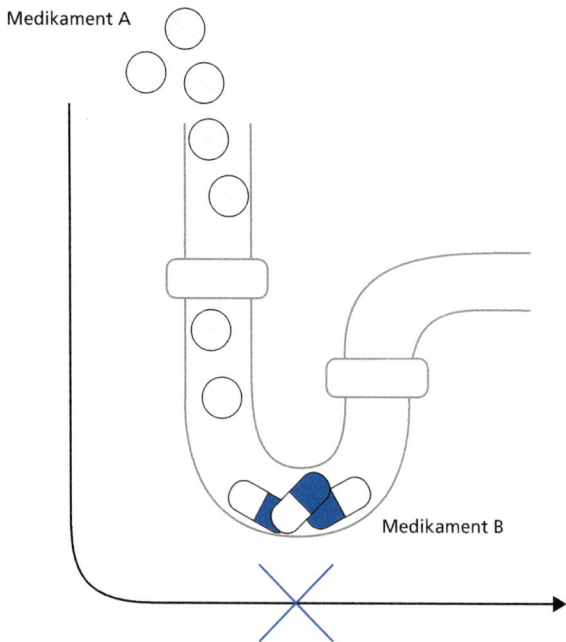

Abb. 1.6: Darstellung der Wechselwirkung von Arzneimitteln. Bei Komedikationen besteht die Möglichkeit, dass ein Arzneimittel (Medikament B) den Abbauweg eines anderen Arzneimittels (Medikament A) blockiert.

> **Take-Home-Message**
>
> - Arzneimittel müssen auf Qualität, Sicherheit und Wirksamkeit getestet werden.
> - Bei gleicher Dosis kann es zu unterschiedlichen Nebenwirkungen kommen.
> - Arzneimitteleigenschaften als Ursachen für Nebenwirkungen: Toxizität, therapeutische Breite des Arzneimittels.
> - Patientenrisiken für Nebenwirkungen: Vulnerabilität (Alter), Polypharmazie, Multimorbidität.

Literatur

1. de Vries FM, Stingl JC, Breteler MMB. Polypharmacy, potentially inappropriate medication and pharmacogenomics drug exposure in the Rhineland Study. British journal of clinical pharmacology. 2021;87(7):2732–56.
2. Hardy K, Buckley S, Collins MJ, Estalrrich A, Brothwell D, Copeland L, et al. Neanderthal medics? Evidence for food, cooking, and medicinal plants entrapped in dental calculus. Naturwissenschaften. 2012;99(8):617–26.
3. Simonti CN, Vernot B, Bastarache L, Bottinger E, Carrell DS, Chisholm RL, et al. The phenotypic legacy of admixture between modern humans and Neandertals. Science. 2016;351(6274):737–41.
4. Walsh EE, Frenck RW, Jr., Falsey AR, Kitchin N, Absalon J, Gurtman A, et al. Safety and Immunogenicity of Two RNA-Based Covid-19 Vaccine Candidates. The New England journal of medicine. 2020;383(25):2439–50.
5. PEI. https://www.pei.de/DE/arzneimittelsicherheit/pharmakovigilanz/pharmakovigilanz-node.html#:~:text=Pharmakovigilanz%20(human),anderen%20Arzneimittel%2Dbezogenen%20Problemen%20befassen.
6. PEI-Meldebogen. https://www.pei.de/DE/arzneimittelsicherheit/pharmakovigilanz/meldeformulare-online-meldung/meldeformulare-online-meldung-node.html.
7. Just KS, Dormann H, Schurig M, Bohme M, Steffens M, Plank-Kiegele B, et al. The phenotype of adverse drug effects: Do emergency visits due to adverse drug reactions look different in older people? – Results from the ADRED study. British journal of clinical pharmacology. 2020;10.1111/bcp.14304.
8. Leitzen S, Dubrall D, Toni I, Stingl J, Schulz M, Schmid M, et al. Analysis of the reporting of adverse drug reactions in children and adolescents in Germany in the time period from 2000 to 2019. PloS one. 2021;16(3):e0247446.

2 Pharmakokinetik und Metabolismus

Julian Peter Müller

2.1 Pharmakokinetik

Die Pharmakokinetik als Teilgebiet der Pharmakologie beschreibt alle Prozesse, die der Körper auf einen verabreichten Arzneistoff ausübt. Im Gegensatz dazu wird die Wirkung eines Arzneistoffs auf den Körper in der Pharmakodynamik beschrieben (▶ Kap. 3 »Pharmakodynamik«).

Unter Pharmakokinetik fasst man zusammen, was über den gesamten Zeitverlauf mit einem Arzneistoff geschieht, während er sich im Körper befindet. Es wird beschrieben, wo und wie er sich im Körper verteilt, ob er chemisch verändert wird und wie er wieder ausgeschieden wird. Der zeitliche Ablauf wird anhand der Arzneistoffkonzentration im Körper untersucht. Dieser wird durch die **A**bsorption, **D**istribution, den **M**etabolismus und die **E**xkretion bestimmt. Diese Mechanismen und Abläufe werden unter dem Akronym **ADME** zusammengefasst (▶ Abb. 2.1). Häufig wird auch noch die **L**iberation ergänzt, also die Freisetzung eines Arzneistoffs aus seiner Zubereitung miteinbezogen, sodass das Akronym **LADME** lautet. Diese ist insbesondere bei der Einnahme von Arzneistoffen über den Magen-Darm-Trakt relevant, da nur vollständig gelöste Arzneistoffe in den Körper aufgenommen werden.

Nach Einnahme eines Arzneistoffs wird dieser im Darm freigesetzt (Liberation) und in wasserlöslicher Form über das Darmepithel aufgenommen (Absorption). Über den Blutkreislauf wird der Arzneistoff dann im Körper verteilt und an die Wirkorte im Körper transportiert (Distribution). Vor allem in der Leber, aber auch bereits im Darmepithel, finden Reaktionen des Metabolismus statt, die den Arzneistoff durch enzymatisch-katalysierte chemische Reaktionen verändern, zu Abbauprodukten umbauen und teilweise inaktivieren können (Metabolismus). Die Produkte des Metabolismus werden als Metabolite bezeichnet. Durch den Umbau zu Metaboliten erhöht sich in der Regel die Wasserlöslichkeit, wodurch die Ausscheidung aus dem Körper erleichtert werden kann. Die Arzneistoffe und die daraus entstandenen Metabolite können dann über die Niere (renal) durch den Urin oder die Leber mit der Galle (biliär) über den Stuhlgang ausgeschieden werden (Exkretion).

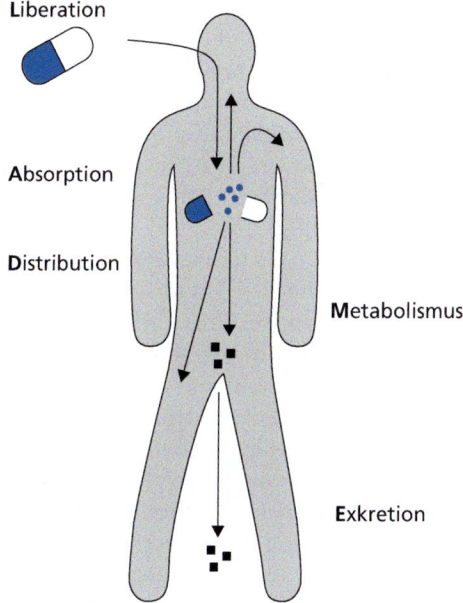

Abb. 2.1: Die Prozesse der Pharmakokinetik werden über das Akronym (L)ADME beschrieben. Die Liberation beschreibt die Freisetzung des Wirkstoffs aus seiner Formulierung. Absorption und Distribution beschreiben die Aufnahme und Verteilung des Arzneistoffs im Körper. Die Arzneistoffe können durch körpereigene Enzyme verstoffwechselt werden, welche generell die Wasserlöslichkeit erhöhen, aber auch die Aktivität der Wirkstoffe verändern können. Die Exkretion findet in den meisten Fällen über den Urin oder den Stuhlgang statt.

2.2 Applikationsformen

Die Art, wie ein Arzneistoff verabreicht wird, wird als Applikationsform bezeichnet. Arzneistoffe können in verschiedenen Applikationsformen verabreicht werden, um die Aufnahme und Verteilung im Körper zu optimieren. Applikationsformen wie Kapseln, Tropfen, Säfte, Tabletten oder Pulver, die geschluckt werden, werden als perorale Gabe bezeichnet. Davon abzugrenzen sind die parenteralen Applikationsformen. Parenterale (am Darm vorbei) Applikationen sind alle Applikationsformen, die eine Absorption über den Magen-Darm-Trakt umgehen. Beispiele sind die intravenöse Gabe, subkutane Injektion (unter die Haut), eine Inhalation über Sprays durch die Lunge sowie die transdermale Anwendung (durch die Haut) über Salben, Cremes und Pflaster. Manche Arzneistoffe können aufgrund ihrer Größe und Eigenschaften nicht oral verabreicht werden, da sie über den Magen-Darm-Trakt nicht absorbiert werden können. Dies ist beispielsweise bei Protein-Arzneistoffen wie Insulin der Fall, welches daher injiziert werden muss.

Die Wahl einer Applikationsform hängt entscheidend vom Wirkort im Körper ab. So werden Applikationsformen ausgewählt, um eine möglichst spezifische Wirksamkeit ohne Nebenwirkungen zu erreichen. Beispiele für eine gezielte Applikation sind die Behandlung von Hautkrankheiten über Cremes und Salben, und von Erkrankungen der Atemwege über Inhalationssprays. Systemische, also den ganzen Körper betreffende Wirkungen können über Applikationsformen erreicht werden, die eine Verteilung über den Blutkreislauf ermöglichen, dies ist beispielsweise bei intravenöser oder oraler Gabe der Fall.

Über die Applikationsform kann weiterhin der Wirkeintritt und die Wirkdauer beeinflusst werden. Um einen schnelleren Wirkeintritt zu erreichen, werden Applikationsformen gewählt, die nicht von einer vorherigen Absorption z. B. im Magen-Darm-Trakt abhängig sind. Dies ist insbesondere bei einer intravenösen Gabe der Fall, bei der die Arzneistoffe sofort und vollständig in den Blutkreislauf gelangen und so sehr schnell an ihren Wirkorten verfügbar sind. Ist ein verlangsamter Wirkeintritt erwünscht, können Applikationsformen gewählt werden, die, wie bei einer oralen Gabe, eine vorherige Absorption erfordern oder aufgrund ihrer Formulierung nur eine verlangsamte Freisetzung des Wirkstoffs aufweisen.

Da die verschiedenen Applikationsformen unterschiedliche Ziele haben, ist es wichtig, die Art der Einnahme und die Art der Zubereitung eines Arzneistoffs genau zu beachten. So gibt es Tabletten, die mit einem magensäureresistenten Überzug versehen sind und die man daher nicht teilen darf. Darüber hinaus gibt es auch gelöste Arzneistoffe, die für eine intravenöse Gabe vorgesehen sind, die man nicht mit anderen mischen darf, da sie in gelöster Form womöglich chemische Reaktionen eingehen könnten.

2.3 Pharmakokinetische Parameter

In der Pharmakokinetik werden einige Parameter als wichtige Kenngrößen für eine Arzneistofftherapie bestimmt und verwendet. Sie bestimmen die eingesetzte Dosis, das Dosierungsintervall und die Wirkdauer eines Arzneistoffs.

Das Verteilungsvolumen (VD) beschreibt die Fähigkeit eines Arzneistoffs, sich im Körper zu verteilen. Es ist ein hypothetisches Volumen, entsprechend einem Flüssigkeitsvolumen, in dem sich das Pharmakon im Körper verteilen kann. Man vergleicht das Verteilungsvolumen mit dem Blutvolumen von circa 3–5 L. Ein großes Verteilungsvolumen, beispielsweise 100 L, deutet daraufhin, dass sich ein Arzneistoff gut aus dem Blut in andere Körpergewebe und Organe bewegt und die Konzentration im Blut niedrig ist. Das Verteilungsvolumen erlaubt jedoch keine Rückschlüsse darauf, welche Organe ein Arzneistoff gut erreichen kann. Arzneistoffe mit einem hohen Verteilungsvolumen besitzen häufig eine gute Fettlöslichkeit und sind in der Lage, biologische Membranen besser zu überwinden.

Die Clearance (Cl) ist ein Parameter, der zur Beschreibung von Exkretion und Elimination eines Arzneistoffs aus dem Körper verwendet wird. Sie wird angegeben als ein hypothetisches Blutvolumen, das pro Zeiteinheit von dem entsprechenden Arzneistoff befreit wird. Die Elimination des Arzneistoffs aus dem Blut kann sowohl über Transport- und Verteilungsprozesse in andere Gewebe als auch über den enzymatischen Abbau des Arzneistoffs geschehen. Somit ist die Clearance eine Folge von Arzneistofftransport und Metabolismus, die zu Umverteilung und Elimination führen. Die renale Clearance beschreibt die Ausscheidung über die Nieren als Ausscheidungsorgan, und kann auch verwendet werden, um die Nierenfunktion eines Patienten zu bestimmen. Beispielsweise wird dafür in der Klinik häufig der Biomarker Kreatinin verwendet (die Kreatinin-Clearance als Maß für die Nierenfunktion).

Insbesondere der Plasmakonzentrationszeitverlauf eines Arzneistoffs erlaubt die Bestimmung verschiedener pharmakokinetischer Parameter, wie in ▶ Abb. 2.2 dargestellt. Dies sind zum einen die maximale Plasmakonzentration (C_{max}), die mit einer bestimmten Dosis erreicht werden kann, und der Zeitpunkt der maximalen Plasmakonzentration (t_{max}) und zum anderen die Eliminations- oder Plasmahalbwertszeit ($t_{1/2}$). Sie gibt die Zeit an, in der sich die Konzentration eines Arzneistoffs im Blut ausgehend von C_{max}, durch Elimination und Verteilung um die Hälfte verringert hat. Die Plasmahalbwertszeit ist eine entscheidende Kenngröße für die Wirkdauer eines Arzneistoffs und beeinflusst damit, wie häufig ein Arzneistoff in einer Dauertherapie verabreicht werden muss. Die Plasmahalbwertszeit eines Arzneistoffs wird entscheidend von seiner Clearance und seinem Verteilungsvolumen bestimmt. Bei einer hohen Clearance wird der Arzneistoff schnell aus dem Blut entfernt und die Plasmahalbwertszeit ist kurz, während bei einem hohen Verteilungsvolumen eine lange Plasmahalbwertszeit zu erwarten ist, da der Arzneistoff über einen längeren Zeitraum aus anderen Geweben zurück in das Blutplasma abgegeben werden kann.

Die Area Under the Curve (AUC), also die gesamte Fläche unter der Plasmakonzentrationszeitverlaufskurve ist ein Maß für die Bioverfügbarkeit (F). Die Bioverfügbarkeit entspricht der Menge an Arzneistoff, die über die Zeit eine Wirkung auf den Körper ausüben kann. Bei einer intravenösen Applikation beträgt die Bioverfügbarkeit 100 %. Bei allen anderen Applikationsformen, beispielsweise bei einer oralen Gabe, kann eine präsystemische Elimination in Darmwand und Leber vor Erreichen der Blutzirkulation zu einer verringerten Bioverfügbarkeit führen. Präsystemische Elimination kann bedeuten, dass ein Arzneistoff über den Magen-Darm-Trakt nicht vollständig aufgenommen wird, dass er bereits vor dem Erreichen des systemischen Blutkreislaufes wieder ausgeschieden oder in der Leber abgebaut wird. Dieser Verlust an Arzneistoff wird in Bezug auf die erste Passage durch die Leber als First-Pass-Effekt bezeichnet.

In der Pharmakokinetik geht man davon aus, dass die Plasmakonzentration eines Wirkstoffs direkt mit seiner Wirksamkeit oder seinen toxischen Wirkungen zusammenhängt. Damit kann ein therapeutischer Bereich der Plasmakonzentration eines Arzneistoffs definiert werden, in dem eine ausreichende Wirkung der Therapie ohne Nebenwirkungen zu erwarten ist. Dieser Bereich wird begrenzt durch die minimale therapeutische Konzentration, unterhalb derer keine Wirkung zu erwarten ist, und durch die minimale toxische Konzentration, bei deren Überschreiten vermehrt toxische Nebenwirkungen auftreten können (▶ Abb. 2.2). Dieser therapeutische Bereich kann als Referenzbereich für eine Arzneistofftherapie verwendet werden und ist für viele Arzneistoffe, unter anderem auch für Psychopharmaka, gut definiert (1).

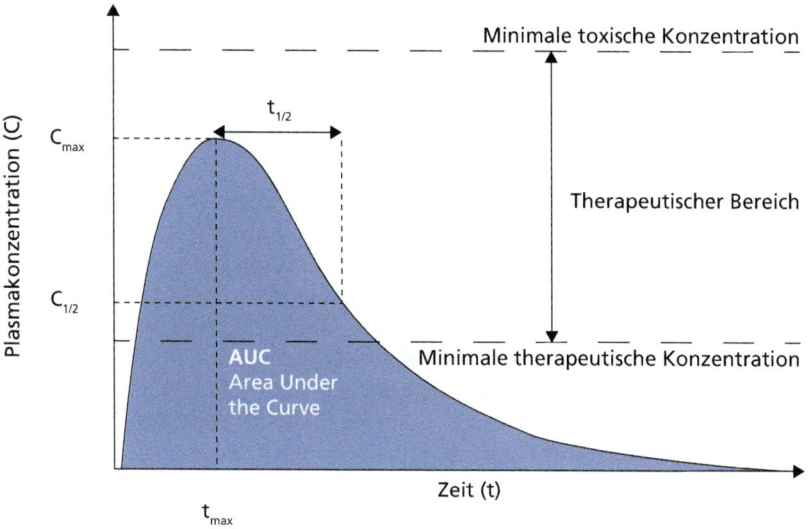

Abb. 2.2: Schematische Darstellung eines typischen Plasmakonzentrationszeitverlaufs nach der oralen Gabe eines Arzneistoffs. Nach Einnahme des Medikaments steigt die Plasmakonzentration des Arzneistoffs im Blutplasma (Invasion) bis zur maximalen Plasmakonzentration (C_{max}) an. Gleichzeitig stellt dies den Zeitpunkt der maximalen Plasmakonzentration dar ($t_{max.}$). Nach Erreichen der C_{max} sinkt die Plasmakonzentration des Arzneistoffs durch Verteilungs- und Metabolisierungsprozesse (Elimination). Die Geschwindigkeit der Abnahme wird als Eliminations- oder Plasmahalbwertszeit bezeichnet ($t_{1/2}$), sie bezeichnet die Zeitspanne ausgehend von $C_{max,}$ in der die Plasmakonzentration um die Hälfte gesunken ist. Die Area Under the Curve (AUC) ist ein Maß für die Bioverfügbarkeit (F) eines Arzneistoffs. Sie gibt an, wieviel Wirkstoff über die Zeit auf den Körper wirken kann. Der therapeutische Bereich ist der Plasmakonzentrationsbereich, in dem eine gute Wirksamkeit zu erwarten ist, und wird begrenzt durch die minimale therapeutische Konzentration und die minimale toxische Konzentration.

Viele Arzneistoffe für Herz-Kreislauf-Erkrankungen, Diabetes und auch Psychopharmaka werden in einer Dauertherapie verwendet. Zum einen, da eine dauerhafte Behandlung der jeweiligen Erkrankung benötigt wird, und zum anderen, da eine Wirksamkeit häufig erst nach mehreren Wochen einsetzt. Ziel einer Dauertherapie ist es, den Plasmaspiegel über den Behandlungszeitraum im therapeutischen Bereich zu erhalten, um eine gute Wirksamkeit zu erreichen, aber möglichst keine Nebenwirkungen auszulösen. Ein Arzneimittel wird bei einer Dauertherapie immer in der gleichen Dosis eingenommen. Diese Dosis wird als die Erhaltungsdosis bezeichnet. Die Erhaltungsdosis entspricht der Menge an Arzneistoff, die regelmäßig verabreicht werden muss, um die gewünschte Plasmakonzentration im therapeutischen Bereich zu erreichen oder zu erhalten. Die Erhaltungsdosis ist entscheidend von der Plasmahalbwertszeit, der Höhe der Dosierung und dem Dosisintervall eines Arzneistoffs abhängig. Das Gleichgewicht zwischen erneuter Dosierung und Ausscheidung eines Arzneimittels, welches zu einer konstanten mittleren Konzentration bei Dauertherapie führt, wird als »Steady-State« bezeichnet. Üblicherweise wird es nach 4–5 Halbwertszeiten erreicht.

2.4 Liberation

Die Liberation bezeichnet die Freisetzung eines Wirkstoffs aus seiner Formulierung oder Applikationsform. Sie ist vor allem relevant bei der oralen Gabe eines Arzneistoffs. Die Liberation eines Arzneistoffs wird zum einen durch die Art der Zusammensetzung der Tabletten oder Kapseln, aber auch durch die Flüssigkeit im Magen und Dünndarm beeinflusst. Zusatzstoffe in den Arzneimitteln oder auch die Flüssigkeitsmenge und der pH-Wert in Magen und Dünndarm können die Freisetzung verlangsamen oder beschleunigen. Die Freisetzung und Lösung der Wirkstoffe sind von hoher Wichtigkeit, da diese nur gelöst aus dem Darm aufgenommen werden können. Daher ist es wichtig, Tabletten oder Kapseln mit ausreichend Flüssigkeit einzunehmen, zum Beispiel mit Leitungswasser. Flüssigkeiten, in denen bereits viele andere Stoffe gelöst sind, wie in Milch, Kaffee oder Säften, aber auch in Mineralwasser, in dem viele Calcium-Ionen gelöst sind, können die Löslichkeit eines Arzneimittels vermindern. Beispielsweise kann es dadurch, wie im Falle des Antibiotikums Tetracyclin, zur Bildung von unlöslichen Komplexen kommen, wodurch die Aufnahme in den Körper stark verringert werden kann. Die langsame Freisetzung eines Wirkstoffs im Darm kann auch gewünscht sein. Dafür werden sogenannte Retard-Formulierungen eingesetzt, die einen verzögerten Wirkeintritt, aber eine verlängerte Wirkung aufweisen. Dies wird genutzt, um nachteilige Konzentrationsspitzen des Wirkstoffs zu verhindern oder seltenere Medikamenteneinnahmen für den Patienten zu ermöglichen.

2.5 Absorption

Die Absorption beschreibt die Prozesse der Aufnahme eines Arzneistoffs in den Organismus. Da Arzneistoffe über verschiedene Applikationsformen angewandt werden, unterliegen diese je nach Applikationsort unterschiedlichen Absorptionsfaktoren. Bei einer Absorption in den Körper müssen biologische Barrieren überwunden werden, beispielsweise die Magen-Darmwand bei einer oralen Gabe, die Haut bei einer transdermalen Anwendung oder die Lunge bei einer Anwendung als Inhalationsspray. Einzig bei einer direkten intravenösen Gabe in den Blutkreislauf fällt der Faktor der Absorption weg.

Die wichtigsten Barrieren im Körper sind die Darmbarriere, die gemeinsam mit der Leber als metabolisches Organ die Fremdstoffabwehr des Körpers ausmacht, die Blut-Hirn-Schranke, die ableitenden Harnwege und die Plazenta bei einer Schwangerschaft. Sie alle verhindern über aktive Transportmechanismen ein Eindringen von Fremdstoffen aus dem Blutkreislauf. Bei allen zu überwindenden Barrieren handelt es sich um Zellmembranen. Zellmembranen bestehen aus einer Doppellipidschicht, deren hydrophile, also wasserlöslichen Teile in Richtung der wässrigen Umgebung (innerhalb und außerhalb der Zelle) gerichtet sind, während der Kern der Membran hydrophob, wasserabweisend und »fettliebend« ist. Diese Zellmembranen umschließen alle Zelltypen des Organismus, sie sind daher auch am Aufbau aller relevanter Barrieren im Körper beteiligt. Einzelne Moleküle sind in der Lage, Lipidmembranen über passive Diffusion zu passieren, dies sind vor allem kleinere, ungeladene und hydrophobe »fettliebende« Moleküle. Dementsprechend werden Zell- und Lipidmembranen als semipermeabel bezeichnet. Aufgrund dieser Charakteristika beeinflussen verschiedenste Faktoren die Absorption eines Arzneistoffs. Dies sind auf molekularer Ebene vor allem:

- die molekulare Größe
- die Fett- und Wasserlöslichkeit
- die Ladung des Arzneistoffs

Ganz entscheidend für die Absorption, aber auch für die Distribution von Arzneistoffen im Körper sind Transportproteine. Diese spezifischen Proteine sind in der Lage, Arzneistoffe, die normalerweise nur sehr langsam oder nicht in der Lage wären, Zellmembranen zu passieren, dennoch effektiv über eine Zellmembran zu transportieren. Viele verschiedene Transportproteine existieren im Körper, von denen manche primär Moleküle in die Zellen aufnehmen und andere gezielt Substanzen aus den Zellen heraustransportieren.

Vereinfacht werden Arzneistoffe, die durch Transporter in Zellen aufgenommen werden, besser absorbiert, während Arzneistoffe, die durch Efflux-Transporter aus den Zellen heraustransportiert werden, eine schlechtere Absorption aufweisen.

Vor allem Transporter, die wie das P-Glykoprotein Arzneistoffe aus Zellen heraustransportieren können (Efflux), sind von großer Bedeutung für die Barriere-Funktionen einiger Organe, wie z. B. der Blut-Hirn-Schranke. Diese Efflux-Transporter verhindern oder schränken die Aufnahme von Substanzen aus dem Blut ein, die passiv die Membran durchdringen können (Diffusion) und transportieren diese zurück in den Blutkreislauf.

Weitere Einflussfaktoren auf die Absorption sind die gleichzeitige Einnahme anderer Arzneimittel oder bestimmter Nahrungsmittel und bei einer oralen Gabe der pH-Wert im Magen und die Geschwindigkeit der Magen-Darm-Passage.

2.6 Distribution

Die Verteilung von Arzneistoffen im Körper findet zum größten Teil über den Blutkreislauf statt. Viele Faktoren beeinflussen die Geschwindigkeit, mit welcher ein Arzneistoff Organe und Gewebe erreichen kann. Vor allem die Durchblutung ist ein entscheidender Einflussfaktor, wie schnell und gut der Arzneistoff bestimmte Organe und insbesondere seinen Wirkort erreichen kann. Charakteristika des Arzneistoffs, die die Verteilung beeinflussen, sind, wie bei der Absorption, vor allem die molekulare Größe, Wasser- und Fettlöslichkeit sowie die Ladung und der Transport durch Transportproteine. Arzneistoffe können im Blutplasma auch an lösliche Plasmaproteine gebunden werden und können so andere Organe und Gewebe deutlich schlechter erreichen, da sie erst aus der Proteinbindung freigesetzt werden müssen. Die Plasmaproteinbindung kann einen großen Einfluss auf die Wirkdauer eines Arzneistoffs besitzen, denn sie wirkt wie ein zusätzliches Depot, in dem sich der Arzneistoff aufhält. Durch eine ausgeprägte Plasmaproteinbindung kann die Plasmahalbwertszeit stark erhöht werden. Plasmaproteine können aufgrund ihrer Größe nicht von der Niere aus dem Blutplasma herausfiltriert werden und so verbleiben die gebundenen Arzneistoffe länger im Blut und können immer wieder aus dem »Depot« der Plasmaproteine nachgeliefert werden.

Ein Spezialfall der Distribution ist der enterohepatische Kreislauf. Arzneistoffe, die einem enterohepatischen Kreislauf unterliegen, werden bei einer oralen Gabe aus dem Darmlumen über das Darmepithel aufgenommen und über die Portalvene in die Leber transportiert. Von dort werden sie, wie auch in der Leber entstandene Metabolite, mit der Gallenflüssigkeit zurück in den Darm abgegeben. Die Gallenflüssigkeit besteht unter anderem aus Gallensäuren, die dazu dienen, die Aufnahme von stark fettlöslichen Bestandteilen aus der Nahrung durch Erhöhung der Wasserlöslichkeit zu verbessern. Können Arzneistoffe anstelle der Ausscheidung erneut aus dem Darmlumen rückresorbiert werden, beginnt der enterohepatische Kreislauf. Arzneistoffe mit einem ausgeprägten enterohepatischen Kreislauf weisen dann eine verlängerte Plasmahalbwertszeit auf und werden nur langsam nach mehrmaligem Durchlaufen des Kreislaufs aus dem Körper eliminiert.

Beispielsweise unterliegen Östrogene einem solchen enterohepatischen Kreislauf. Im Fall von Östrogenen kann dieser durch Darmbakterien noch zusätzlich verstärkt werden, da diese die Östrogene durch enzymatische Reaktionen erneut wasserunlöslicher machen können, was dann zu einer Wiederaufnahme im Darm führt, nachdem sie bereits als wasserlösliche Verbindungen über die Galle in den Darm freigesetzt wurden. Wird jedoch die Darmflora durch eine Antibiotika-Therapie gestört, können Östrogene, die dann wasserlöslicher bleiben, schneller ausgeschieden werden. Somit kann bei einer Antibiotika-Therapie die Verhütung durch oral eingenommene Östrogene (»Pille«) an Wirksamkeit verlieren.

2.6.1 Die Blut-Hirn-Schranke

Das Gehirn ist durch ein dichtes Netz von feinen Kapillaren sehr gut durchblutet, um einen schnellen Nährstoffaustausch zwischen Blut und Gehirn zu ermöglichen. Diese Kapillaren werden durch verschiedene Zelltypen eng umschlossen, die zusammen die sogenannte Blut-Hirn-Schranke bilden. Die Blut-Hirn-Schranke ist eine selektive Barriere, die es wichtigen Nährstoffen wie Zuckern und Aminosäuren erlaubt, das Gehirn zu erreichen, während größere körperfremde (exogene) Moleküle wie Arzneistoffe sie teilweise nicht passieren können. Dabei ist die Blut-Hirn-Schranke die relevanteste Barriere für alle Psychopharmaka, die ihren Wirkort im zentralen Nervensystem im Gehirn erreichen müssen.

Die an der Blut-Hirn-Schranke beteiligten Zellen besitzen eine semipermeable Lipiddoppelmembran als äußere Hülle. Wie bei allen Membranen sind vor allem kleinere, ungeladene und fettlösliche Moleküle in der Lage, diese Membran durch passive Diffusion zu passieren. Eine wichtige Besonderheit der Blut-Hirn-Schranke sind jedoch zusätzlich die Tight Junctions. Diese dichten Verbindungen zwischen den beteiligten Zellen verhindern einen Transport durch Zellzwischenräume an den Zellen vorbei.

Entscheidend für die Funktion der Blut-Hirn-Schranke als selektive Barriere sind Transportproteine, insbesondere aus der Familie der ABC-Transporter. Diese Transporter sind Efflux-Transporter, die vornehmlich fettlösliche Moleküle, die die Blut-Hirn-Schranke per Diffusion passiert haben, aktiv wieder in das Blut zurücktransportieren.

Die selektive Aufnahme wichtiger Nährstoffe wie Aminosäuren oder Zucker aus dem Blut in das Gehirn wird vor allem durch Transportproteine aus der »Solute Carrier« (SLC)-Familie gewährleistet. Diese Transporter können auch für die Verteilung von Arzneistoffen genutzt werden. Beispielsweise wird Levodopamin (L-DOPA), ein Medikament zur Behandlung der Parkinson-Krankheit, aufgrund struktureller Ähnlichkeit zu Aminosäuren aktiv über einen Aminosäuretransporter in das Gehirn aufgenommen. Durch Metabolisierung wird das wirkungslose L-DOPA dann im Gehirn in die Wirkform Dopamin überführt. Eine direkte Gabe von Dopamin zur Behandlung wäre nutzlos, da Dopamin aufgrund seiner chemischen Eigenschaften nicht in der Lage ist, die Blut-Hirn-Schranke zu passieren, um seinen Wirkort zu erreichen.

2.7 Arzneistoffmetabolismus

Viele Arzneistoffe müssen chemisch modifiziert und verändert werden, um den Arzneistoff wasserlöslicher zu machen, um eine effiziente Ausscheidung aus dem Körper zu ermöglichen und um eine Einlagerung in tiefere Körperkompartimente wie das zentrale Nervensystem oder das Fettgewebe zu verhindern. Dies wird im Körper über den Arzneistoffmetabolismus gewährleistet. Die Metabolisierung von

Arzneistoffen wird durch verschiedenste Enzyme katalysiert. Dies führt allgemein zu einer Erhöhung der Polarität und damit einhergehend der Wasserlöslichkeit, wodurch letztendlich die Ausscheidung über die Leber oder Niere verbessert wird.

> **Definition**
>
> Bei einer *Enzymkatalyse* werden chemische Reaktionen ermöglicht und beschleunigt, indem die Aktivierungsenergie herabgesetzt wird. Dadurch können chemische Reaktionen stattfinden, die normalerweise unter den Voraussetzungen im Körper nicht ablaufen könnten.

Arzneistoffe werden im Körper vor allem in der Leber metabolisiert, aber auch in anderen Organen wie dem Darm oder dem Gehirn kann eine Metabolisierung stattfinden. Der Arzneistoffmetabolismus in der Leber wird grundlegend in zwei Phasen eingeteilt. In Phase I werden funktionelle Gruppen in die Arzneistoffmoleküle eingebracht oder freigelegt. Die Reaktionsprodukte des Phase I-Metabolismus können selbst aktive oder inaktive Metabolite der Arzneistoffe sein (▶ Abb. 2.3). In speziellen Fällen können die Metabolite aber auch die eigentliche Wirkform des Arzneistoffs darstellen, die aus einem inaktiven Vorläufer im Körper gebildet werden müssen. Arzneistoffe, die erst im Körper in ihre Wirkform verstoffwechselt werden, werden als Prodrugs bezeichnet. Dieser Prodrug-Mechanismus kann dazu genutzt werden, die pharmakokinetischen Eigenschaften eines Arzneistoffs zu verbessern, beispielsweise, indem Absorption, Distribution und Bioverfügbarkeit gesteigert werden können.

Die wichtigsten Enzyme des Phase I-Metabolismus sind die Cytochrom P450 (CYP)-Enzyme, die sogenannte Monooxygenase-Reaktionen katalysieren. Das heißt, ein Sauerstoff-Atom wird auf das Arzneistoff-Substrat übertragen. Es gibt insgesamt 57 bekannte funktionelle Isoformen (Varianten) aus der Gruppe der CYP-Enzyme, die evolutionsbiologisch gruppiert werden. CYP-Enzyme besitzen eine Substratspezifität, das heißt nur bestimmte Arzneistoffe werden von ihnen als Substrat erkannt und metabolisiert. Die Substratspezifität der CYP-Enzyme ist jedoch breit, sodass ein Arzneistoff von verschiedenen CYP-Enzymen metabolisiert werden kann und einzelne CYP-Isoformen eine Vielzahl verschiedener Arzneistoffe metabolisieren. Im Körper sind CYP-Enzyme neben dem Arzneistoffmetabolismus am Metabolismus von körpereigenen Stoffen wie Steroiden und Lipiden beteiligt. 75% aller Arzneistoffmetabolisierungen im Menschen werden durch CYP-Enzyme katalysiert. Davon entfallen 90% auf die fünf Isoformen CYP1A2, CYP2C9, CYP2C19, CYP2D6 und CYP3A4 (2).

In Phase II des Arzneistoffmetabolismus werden die zuvor in Phase I funktionalisierten Metabolite durch Konjugationsreaktionen mit größeren, körpereigenen und wasserlöslichen Molekülen verbunden. Dies sind vor allem Glucuronsäure, Aminosäuren, Sulfate und Acetylreste. Zusätzlich können Arzneistoffe, die bereits funktionelle Gruppen tragen, ohne Zwischenreaktion direkt durch Phase II-Enzyme konjugiert werden (▶ Abb. 2.3). Durch Phase II-Konjugationsreaktionen wird die Polarität und Wasserlöslichkeit der Metabolite weiter gesteigert und die Ionisierbarkeit und Ladung der Metabolite verändert. Eingebrachte Ladungen erlauben beispielsweise einen verbesserten Transport durch Transportproteine und ermöglichen so eine verbesserte Ausscheidung über die Niere. Die Produkte des Phase II-Stoffwechsels sind zum überwiegenden Teil pharmakologisch inaktiviert und daher wirkungslos. Da der Metabolismus von Arzneistoffen hochkomplex sein kann und einzelne Arzneistoffe durch eine Vielzahl verschiedenster Enzyme verstoffwechselt werden können, können viele verschiedene inaktive oder aktive Metabolite aus einem Arzneistoff im Körper gebildet werden.

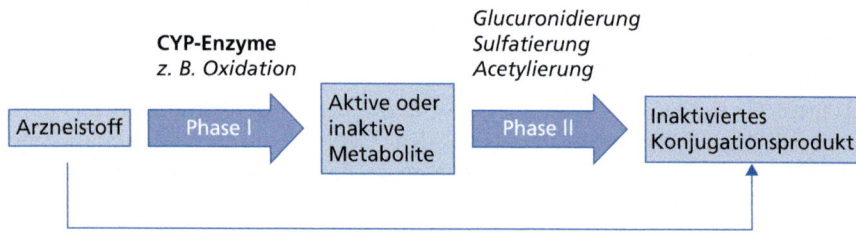

Abb. 2.3: Einteilung des Arzneistoffmetabolismus in Phase I- und Phase II-Metabolismus. Ein Arzneistoff wird zunächst durch Phase I-Enzyme wie z. B. Cytochrom P450 (CYP) metabolisiert. Hieraus können sowohl aktive als auch inaktive Metabolite resultieren. In Phase II kann die Wasserlöslichkeit der generierten Metabolite durch Konjugation an größere körpereigene Moleküle weiter erhöht werden, wodurch die Ausscheidung über die Niere erhöht werden kann. Die Produkte des Phase II-Metabolismus sind zumeist inaktiviert. Einige Arzneistoffe können auch ohne Zwischenschritt direkt in Phase II konjugiert werden.

2.7.1 Variabilität im Arzneistoffmetabolismus

Der Arzneistoffmetabolismus ist interindividuell unterschiedlich. Dies zeigt sich in der Variabilität der Plasmakonzentrationen, die nach Einnahme einer Standarddosis eines Arzneistoffs bei mehreren Patienten auftreten können. Diese Variabilität hat einen Einfluss auf die Wirksamkeit einer Therapie oder auf das Auftreten von Nebenwirkungen, wenn die Abweichung dazu führt, dass die Wirkstoffkonzentrationen im Plasma nicht im therapeutischen Bereich liegen (▶ Abb. 2.4).

Die Variabilität im Arzneistoffmetabolismus kann durch verschiedene stabile und variable (Umwelt-)Faktoren ausgelöst werden. Ein bedeutender stabiler Einflussfaktor auf den Arzneistoffmetabolismus ist die individuelle genetische Ausstattung. Genetische Polymorphismen sind genetische Varianten, die mit einer Häufigkeit von über 1 % in der Population auftreten. Diese Variation der DNA kann zu Abweichungen in der Aminosäuresequenz der Enzyme, die am Arzneistoffmetabolismus beteiligt sind, führen. Die Aminosäuresequenz eines Enzyms ist entscheidend für dessen Stabilität und Funktion. Veränderungen aufgrund genetischer Polymorphismen können die räumliche Struktur und Stabilität sowie die Aktivität eines Enzyms beeinflussen, wodurch Substrate schlechter oder besser gebunden und metabolisiert werden können oder die Anzahl der Enzyme verändert wird. Die pharmakogenetische Ausstattung von wichtigen Arzneistoff-metabolisierenden Enzymen oder Transportern kann daher einen großen Einfluss auf die Plasmakonzentrationen und Eliminationshalbwertszeiten der durch sie metabolisierten Arzneistoffe ausüben.

> **Fallbeispiel: Wirkungslose Antidepressiva-Therapie aufgrund genetischer Polymorphismen (modifiziert nach (3))**
>
> Eine 47-jährige Frau wurde aufgrund einer depressiven Phase mit Schlafstörungen, Kraftlosigkeit und Freudlosigkeit in eine Psychiatrische Klinik eingewiesen. Sie wurde unter anderem mit der höchst zugelassenen Dosis an Clomipramin, einem trizyklischen Antidepressivum, behandelt. Ein ausreichender Therapie-Erfolg war über einen längeren Zeitraum jedoch nicht festzustellen.
>
> Wie lässt sich die überraschende Wirklosigkeit von Clomipramin in der Therapie der Patientin erklären?
>
> Die genannte Patientin stellt ein Beispiel für den Einfluss der genetischen Prädisposition auf den Behandlungserfolg einer Arzneistoff-Therapie dar. Sie wurde aufgrund von Depressionen ohne Erfolg mit dem trizyklischen Antidepressivum Clomipramin behandelt. In der Klinik wurden daraufhin die Plasmakonzentrationen von Clomipramin und seines Metaboliten Desmethylclomipramin bestimmt. Dabei konnten nur geringe Konzentrationen unterhalb des therapeutischen Bereichs detektiert werden. Durch genetische Tests wurden die relevanten, am Clomipramin-Metabolismus beteiligten Cytochrom P450-Enzyme auf Polymorphismen untersucht. Die Patientin zeigte zwei pharmakogenetische Varianten für CYP2C19 und CYP2D6, die in einer erhöhten Aktivität dieser Enzyme resultieren können. Beide Enzyme sind relevant für den Abbau von Clomipramin und könnten so ursächlich für die stark verminderten Plasmakonzentrationen sein. Die Patientin wurde fortan mit einer deutlich erhöhten Dosis an Clomipramin behandelt, wodurch ein deutlich verbesserter Behandlungserfolg ohne Nebenwirkungen erreicht werden konnte. Eine erneute Messung der Plasmakonzentrationen zeigte ein Wirkstofflevel von Clomipramin innerhalb des therapeutischen Bereichs.

2.7.2 Induktion und Inhibition

Die Aktivität von Arzneistoff-metabolisierenden Enzymen und Transportern kann durch viele variable Einflussfaktoren wie Alter, Gesundheit, Lebensstil (Ernährung, Rauchen, Alkohol- und Drogenkonsum) und Komedikation beeinflusst werden. Dabei kann es zu Veränderungen in der Expression, die häufig zu einer vermehrten Neubildung von Enzymen führt, kommen. Eine Erhöhung der verfügbaren Menge an aktiven Enzymen erhöht entsprechend die Aktivität. Auch direkte Wechselwirkungen mit der Enzymkatalyse sind möglich und führen häufig zu einer Verringerung der Aktivität der betroffenen Enzyme.

Die Expression von Arzneistoff-metabolisierenden Enzymen im Körper ist variabel. So kann die Bildungsrate neuer Enzyme im Körper über Rezeptoren reguliert

2 Pharmakokinetik und Metabolismus

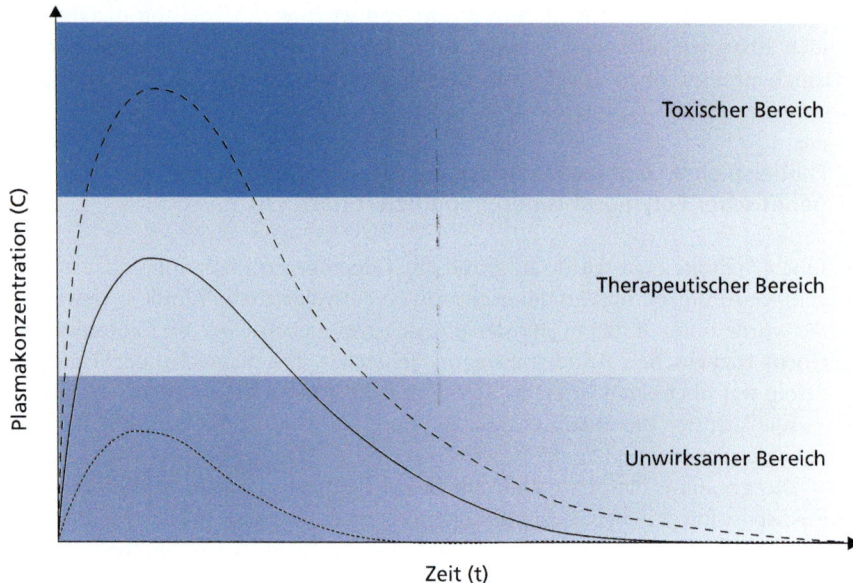

Abb. 2.4: Arzneimittelinteraktionen und pharmakogenetische Effekte haben einen Einfluss auf die Wirksamkeit und die Nebenwirkungen einer Arzneistoff-Therapie. Anhand des Plasmakonzentrationszeitverlaufs einer Standarddosis kann verdeutlicht werden, wie durch verschiedene Faktoren Nebenwirkungen und Wirklosigkeit bei einer Arzneistoff-Therapie auftreten können. Durch eine Inhibition von Enzymen oder Aktivitätssenkung aufgrund von Polymorphismen kann die Plasmakonzentration einen toxischen Bereich erreichen, wodurch vermehrt Nebenwirkungen auftreten können (gestrichelte Linie). Werden CYP-Enzyme durch andere Arzneistoffe induziert oder gibt es pharmakogenetische Varianten mit einer erhöhten Aktivität, verbleiben die Plasmakonzentrationen unterhalb des therapeutisch wirksamen Bereichs, wodurch ein Wirkverlust drohen kann (gepunktete Linie).

werden, um auf Umwelteinflüsse reagieren zu können. Dieser Mechanismus wird als Induktion bezeichnet. Körperfremde Arzneistoffe und Umweltgifte können an diese Rezeptoren binden, wodurch diese über eine Bindung an spezifische Regionen auf der DNA eine vermehrte Bildung von metabolisierenden und entgiftenden Enzymen auslösen. Eine Induktion kann einen entscheidenden Effekt auf die Metabolisierungskapazität dieser Enzyme haben und kann dazu führen, dass ein gleichzeitig verwendeter Arzneistoff vermehrt abgebaut wird und so eine verminderte Wirkung oder Wirkungslosigkeit auftreten kann. Im Gegensatz dazu kann im Falle eines Prodrugs eine vermehrte Aktivierung stattfinden, wodurch die Gefahr von Nebenwirkungen erhöht werden kann.

Eine relevante Interaktion zwischen Arzneistoffen basiert auf der direkten Hemmung von Arzneistoff-metabolisierenden Enzymen und Transportern. Eine Hemmung oder Inhibition von Enzymen kann über mehrere Mechanismen entstehen. Bei einer kompetitiven Inhibition konkurrieren zwei oder mehrere Arzneistoffe um die Bindungsstelle eines Enzyms oder Transporters. Dadurch kann der

2.7 Arzneistoffmetabolismus

Metabolismus oder Transport eines Arzneistoffs oder beider Arzneistoffe verlangsamt und verringert werden. Eine solche Interaktion kann auftreten, wenn zwei Arzneistoffe gleichzeitig verabreicht werden, die über dasselbe Enzym verstoffwechselt werden oder einer der Wirkstoffe ein potenter Inhibitor eines relevanten Enzyms ist. Die kompetitive Inhibition ist konzentrationsabhängig von Substrat und Inhibitor. Der Grad der Inhibition steigt mit der Menge an verfügbarem Inhibitor. Wird die Konzentration des Substrats gegenüber dem Inhibitor stark erhöht, kann die Inhibition durch Verdrängung an der Bindungsstelle verringert oder aufgehoben werden.

Ein spezieller Fall der Enzymhemmung ist die irreversible Inhibition. Hier wird das entsprechende Enzym dauerhaft chemisch modifiziert und somit komplett inaktiviert. Diese Art der Inhibition kann besonders weitreichend wirken, da eine Reaktivierung dieser Enzyme nur über eine Neusynthese stattfinden kann. Eine Induktion und Inhibition von CYP-Enzymen kann neben Arzneistoffen und Giften auch durch Nahrungsmittelbestandteile ausgelöst werden. Bekannte Beispiele hierfür sind die Inhibition von CYP3A4 durch die Inhaltsstoffe des Grapefruitsafts oder die Induktion von CYP3A4 durch Inhaltsstoffe des pflanzlichen Antidepressivums Johanniskraut.

Fallbeispiel: Nebenwirkungen ausgelöst durch Arzneistoff-Interaktionen

Ein 54-jähriger Mann wurde nach einer Bypass-Operation am Herzen aufgrund von Angina pectoris-Symptomen (Schmerzen im Brustbereich) mit 100 mg Metoprolol täglich behandelt. Der Beta-Adrenozeptor-Antagonist Metoprolol wurde eingesetzt, um die Herzfrequenz und den Sauerstoffbedarf des Herzmuskels des Patienten zu senken. Die Medikamenteneinnahme wurde zunächst gut vertragen und die Angina pectoris-Beschwerden gingen zurück. Die Herzfrequenz lag bei 64 Herzschlägen pro Minute. Im Laufe der Therapie wurde dem Patienten aufgrund einer Depression der selektive Serotoninwiederaufnahmehemmer (SSRI) Fluoxetin mit 20 mg täglich als Antidepressivum verschrieben. Kurze Zeit später klagte der Patient über starke Lethargie und ein sehr langsamer Herzschlag (Bradykardie) von 36 Herzschlägen pro Minute konnte festgestellt werden. Daraufhin wurde der SSRI Fluoxetin abgesetzt und der Patient wurde auf den alternativen Beta-Adrenozeptor-Antagonist Sotalol umgestellt. Die Bradykardie verschwand und tauchte auch nach erneutem Einsetzen von Fluoxetin nicht wieder auf (4).

Wie konnte Fluoxetin in Kombination mit Metoprolol eine schwere Bradykardie auslösen und wieso trat diese unter Einsatz des alternativen Beta-Blockers Sotalol nicht auf?

Im genannten Fall trat eine Enzyminhibition bei der Kombination der Arzneistoffe Fluoxetin und Metoprolol auf. Der SSRI Fluoxetin, eingesetzt als Antidepressivum, inhibiert das Enzym CYP2D6. Dadurch können vermehrt Nebenwirkungen bei Arzneistoffen auftreten, die primär über dieses Enzym verstoffwechselt werden. Dies war im Beispiel der Fall bei einer Standarddosis von Metoprolol, welches zu großen Teilen über CYP2D6 verstoffwechselt wird. Durch die ausgeprägte Hemmung von CYP2D6 durch Fluoxetin stiegen die

Wirkstofflevel von Metoprolol an und führten zu einer deutlich verstärkten Wirksamkeit seiner Herzfrequenz senkenden Wirkung, was im genannten Beispiel eine sehr ausgeprägte Bradykardie beim Patienten auslöste (4). Der Wechsel auf den alternativen Beta-Blocker Sotalol verhinderte im genannten Beispiel eine weitere Wechselwirkung mit Fluoxetin, da Sotalol nur einen geringen Metabolismus aufweist und dementsprechend nicht über CYP2D6 verstoffwechselt wird (5).

2.7.3 Personalisierte Medizin

Um die Variabilität im Arzneistoffmetabolismus in eine Therapie miteinzubeziehen und die Sicherheit und Wirksamkeit zu erhöhen, kann es sinnvoll sein, vor einer Behandlung Tests für pharmakogenetische Varianten bei den Enzymen durchzuführen, die entscheidend die Pharmakokinetik der verabreichten Arzneistoffe beeinflussen können. Durch diese Tests kann eine Vorhersage über die Enzymaktivität getroffen werden und die Dosierungen der Medikamente können daran angepasst werden. Auch während einer Therapie können die Konzentrationen der Arzneistoffe im Blutplasma als Verlaufskontrolle bestimmt werden, um die Dosierung gegebenenfalls anzupassen. Dies nennt man Therapeutisches Drug Monitoring (TDM). Genetische Tests und TDM können vor allem bei Arzneistoffen mit einer geringen therapeutischen Breite, schweren Nebenwirkungen oder einer bekannten hohen Variabilität im Arzneistoffmetabolismus sinnvoll sein.

> **Definition**
>
> Die *therapeutische Breite* ist eine wichtige pharmakodynamische Kenngröße für die Sicherheit eines Arzneistoffs. Sie beschreibt die Entfernung zwischen therapeutisch wirksamen Dosen zu Dosen mit einem toxischen Effekt. Je größer die therapeutische Breite, desto sicherer ist der Arzneistoff (▶ Kap. 3 »Pharmakodynamik«).

2.8 Exkretion

Die Exkretion beschreibt alle Prozesse, die die Ausscheidung eines Arzneistoffs und seiner Metabolite aus dem Körper umfasst. Die wichtigsten Exkretionswege für Arzneistoffe sind die renale (über die Niere) und die biliäre (über die Leber). In geringerem Maße kann es auch zu einer Exkretion über andere Wege wie die Lunge, die Haut oder den Speichel kommen.

Bei der renalen Exkretion werden Arzneistoffe in der Niere zunächst durch glomeruläre Filtration aus dem Blut herausfiltriert. Die Filtration hängt primär von der molekularen Größe ab, daher führt eine starke Plasmaproteinbindung zu einer geringeren Filtration und einer längeren Verweildauer im Körper. Im Nierentubulus können Arzneistoffe vor allem passiv aufgrund eines Konzentrationsgefälles, aber auch aktiv über Transportproteine rückresorbiert werden. Das Ausmaß der Rückresorption wird über die Fett- und Wasserlöslichkeit, die Ionisierbarkeit der Arzneistoffe sowie durch den pH-Wert des Primärharns bestimmt. Für den Körper wichtige Nährstoffe wie Aminosäuren und Zucker sowie Salze werden ebenfalls aktiv und passiv aus dem Primärharn rückresorbiert. Als gegenläufiger Prozess können bei der tubulären Sekretion Arzneistoffe aktiv über Transportproteine aus dem Blut in den Primärharn sekretiert werden. Die letztendliche Ausscheidung von Arzneistoffen findet bei der renalen Exkretion über den Urin statt.

Arzneistoffe können auch einer biliären Exkretion unterliegen. Dies ist häufig der Fall bei größeren und eher fettlöslichen Arzneistoffen. Diese Arzneistoffe können wie zuvor beschrieben zusätzlich einem enterohepatischen Kreislauf unterliegen und nach Aufnahme aus dem Darmlumen und Transport über die Pfortader in die Leber, aus den Leberzellen in die Gallengänge gelangen und von dort mit der Galle zurück in das Darmlumen abgegeben werden. Aus dem Darmlumen können diese Arzneistoffe im enterohepatischen Kreislauf erneut rückresorbiert und zur Leber transportiert werden. Der Anteil der Arzneistoffe, die nicht aus dem Darmlumen rückresorbiert wird und so den enterohepatischen Kreislauf verlässt, wird über den Stuhlgang ausgeschieden.

> **Take-Home-Message**
>
> - Die Pharmakokinetik beschreibt die Wirkung des Körpers auf den Arzneistoff.
> - ADME: Arzneistoffe werden in den Körper aufgenommen (Absorption), verteilt (Distribution), verändert (Metabolismus) und ausgeschieden (Exkretion).
> - Die Wirksamkeit und Toxizität einer Arzneistoff-Therapie hängen von individuellen Faktoren wie Lebensstil und genetischer Ausstattung ab.
> - Bei pharmakokinetischen Arzneistoff-Interaktionen beeinflussen sich Arzneistoffe über Absorption, Distribution, Metabolismus und Exkretion.

Literatur

1. Hefner G et al. The value of drug and metabolite concentration in blood as a biomarker of psychopharmacological therapy. International Review of Psychiatry. 2013;25(5):494–508.
2. Rendic S, Guengerich FP. Survey of Human Oxidoreductases and Cytochrome P450 Enzymes Involved in the Metabolism of Xenobiotic and Natural Chemicals. Chem Res Toxicol. 2015;28(1):38–42.
3. Antoniazzi S et al. The combination of pharmacogenetic and pharmacokinetic analyses to optimize clomipramine dosing in major depression: a case report. J Clin Pharm Ther. 2017;42(1):119–121.

4. Walley T et al. Interaction of metoprolol and fluoxetine. Lancet. 1993;341(8850):967–8.
5. Hanyok JJ. Clinical pharmacokinetics of sotalol. The American Journal of Cardiology. 1993;72(4):A19-A26.

3 Pharmakodynamik und Psychopharmaka

Julian Peter Müller

3.1 Pharmakodynamik

Die Pharmakodynamik als Teilgebiet der Pharmakologie beschreibt die Wirkung eines Arzneistoffs auf den Körper. Sie ergänzt damit den Bereich der Pharmakokinetik, welche umgekehrt die Reaktionen und Einwirkungen des Körpers auf den Arzneistoff beschreibt.

Die Einnahme eines Arzneistoffs und die damit verbundenen Prozesse können in eine pharmazeutische, pharmakokinetische und pharmakodynamische Phase unterteilt werden. In der pharmazeutischen Phase wird der Arzneistoff in seiner entsprechenden Wirkform appliziert, beispielsweise bei einer oralen Aufnahme in Tabletten oder bei der direkten Infusion in den Blutkreislauf. Danach wird er im Körper freigesetzt. In der pharmakokinetischen Phase kommt es zur Resorption, der Verteilung im Körper, dem Metabolismus und der Ausscheidung. Folgend befasst sich die Pharmakodynamik mit der Wirkungsart eines Arzneistoffs, dem zugrundeliegenden Wirkmechanismus, dem Wirkungsort im Körper sowie der Wirkungsstärke. Auch die gewünschte Wirksamkeit einer Behandlung in Bezug zur Dosierung des Arzneistoffs gehört zu den pharmakodynamischen Eigenschaften.

> **Definition**
>
> *Rezeptor (Pharmakologie, breite Definition):* Als Rezeptor wird in der Pharmakologie jede Zielstruktur im Körper bezeichnet, die durch einen Arzneistoff gebunden und dadurch in ihrer Aktivität moduliert (verändert) werden kann.
>
> *Liganden-gebundene Rezeptoren (Biochemie, enge Definition):* Liganden-gebundene Rezeptoren sind Proteine, welche durch spezifische Signalmoleküle (Liganden) gebunden werden und dadurch eine Signalweiterleitung hervorrufen können. Liganden-gebundene Rezeptoren sind sehr häufig Zielstrukturen für Arzneistoffe im Körper.

Der Anteil an Wirkstoff, der seine Zielstruktur im Körper erreichen kann, führt in der pharmakodynamischen Phase über eine Bindung an seinen Rezeptor zu einer pharmakologischen Wirkung. Eine pharmakologische Wirkung kann eine erwünschte therapeutische Wirkung, aber auch eine toxische unerwünschte Arzneimittelwirkung (UAW) sein. Die allermeisten Arzneistoffe binden im Körper an eine spezifische Zielstruktur, um eine Wirkung auf den Körper auszuüben. Diese Zielstrukturen werden im weiteren Sinne in der Pharmakologie als Rezeptoren bezeichnet.

Bei spezifisch wirksamen Arzneistoffen ist eine hohe Spezifität und Selektivität der Rezeptorbindung erwünscht, um die Häufigkeit von UAW zu reduzieren. Ein Arzneistoff mit geringerer Selektivität könnte auch mit anderen Zielstrukturen interagieren und würde mit höherer Wahrscheinlichkeit toxische oder unerwünschte Off-Target-Effekte auslösen. Beispiele für unspezifisch wirksame Arzneistoffe ohne Rezeptor sind osmotisch wirksame Diuretika und Laxantien (Abführmittel).

Zielstrukturen im Körper sind vor allem Proteine, können aber auch Nukleinsäuren wie DNA und RNA oder auch Lipide sein. Bei den Proteinen handelt es sich zumeist um Liganden-gebundene Rezeptoren, Transportproteine, Ionenkanäle, Enzyme oder auch lösliche Signalproteine. Die spezifische Beeinflussung der Zielstrukturen durch Arzneistoffe basiert zumeist in einer direkten Bindung (Interaktion), welche zu einer Modulation ihrer Aktivität führt. Arzneistoffe binden dabei entsprechend dem Schlüssel-Schloss-Prinzip an ihre Zielstrukturen (▶ Abb. 3.1). Die Bindungsaffinität zur Zielstruktur und die Selektivität werden entscheidend durch die chemische Struktur des Arzneistoffs, wie der Molekülgröße und -form, der Ladung und speziellen funktionellen Gruppen, bestimmt. Spezifische und charakteristische Molekülstrukturen in den jeweiligen Wirkstoffklassen werden als pharmakophore Gruppen bezeichnet. Anhand dieser können Arzneistoffe in Wirkstoffgruppen eingeteilt werden. Ein Beispiel sind die als Selektive-Serotonin-Reuptake-Inhibitoren (SSRI) zusammengefassten Arzneimittel gegen Depressionen, die als gemeinsamen Wirkmechanismus den Serotonintransporter (SERT) hemmen. Diese wiederkehrenden Strukturen sind häufig entscheidend für die Affinität und Spezifität des Arzneistoffs für seinen Rezeptor.

Die Bindungsstellen der Arzneistoffe liegen häufig in funktionell wichtigen Regionen der Zielproteine, zum Beispiel im katalytischen Zentrum von Enzymen oder der Rezeptor-Bindungsstelle der körpereigenen Signalmoleküle. Eine Bindung in diesen Regionen kann die Bindung der physiologischen (körpereigenen) Signalmoleküle verhindern oder beeinflussen und so Auswirkungen auf die Signalweiterleitung haben. Eine Bindung kann aber auch zu einer Konformationsänderung (Strukturänderung) des Zielproteins führen. Die Veränderung der räumlichen Struktur des Zielproteins kann in einfachem Sinne als molekularer Schalter verstanden werden, bei der durch Bindung eine Aktivierung oder Inaktivierung der Proteinfunktion ausgelöst werden kann.

3.2 Dosis-Wirkungs-Beziehungen

In der Pharmakologie besteht ein funktioneller Zusammenhang zwischen der Dosis eines Arzneistoffs und seiner Wirkung im Körper. Dabei kann ein Arzneistoff sowohl eine erwünschte pharmakologische Wirkung auslösen als auch toxische oder

3.2 Dosis-Wirkungs-Beziehungen

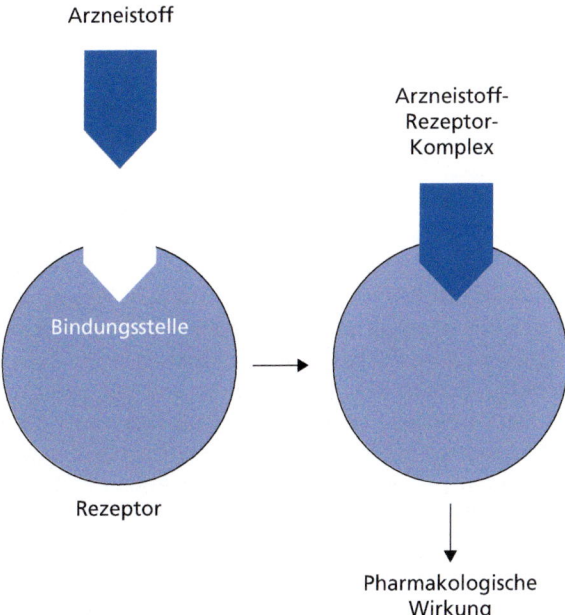

Abb. 3.1: Die Bindung eines Arzneistoffs an seinen spezifischen Rezeptor löst eine pharmakologische Wirkung aus. Die räumliche Struktur und Größe des Arzneistoffs beeinflusst die Bindung an einer spezifischen Bindungsstelle des Rezeptors. Der Arzneistoff passt demnach wie ein Schlüssel in das Schloss des Rezeptors. Dies wird als Schlüssel-Schloss-Prinzip bezeichnet.

UAW hervorrufen. Die Wirksamkeit und das Auftreten von UAW hängt entscheidend mit der Dosierung des Arzneistoffs zusammen. Der Zusammenhang zwischen Dosierung und Wirkung wird häufig mittels Dosis-Wirkungs-Kurven dargestellt. Vereinfacht bedeutet dies, je höher die verfügbare Menge an Arzneistoff am Wirkort, desto mehr Bindungsstellen am entsprechenden Rezeptor können besetzt werden und desto größer ist die pharmakologische Wirkung im Körper. Steigt die Konzentration an Wirkstoff jedoch über die Menge der verfügbaren Bindungsstellen an, können alle Bindungsstellen besetzt werden und es kommt zu einer Sättigung. Dies führt zu einem Wirkmaximum (E_{max}), welches nicht überschritten werden kann. Daher kann durch eine weitere Erhöhung der Dosis keine stärkere Wirkung hervorgerufen werden.

Zur Bestimmung von Dosis-Wirkungs-Kurven werden Versuchstiere oder auch menschliche Probanden untersucht. Dazu müssen klare Kriterien definiert werden, welche Reaktionen als erwünschte oder unerwünschte Arzneimittelwirkungen (UAW) gewertet werden, beispielsweise Blutdruck, Herzfrequenz oder Schmerzempfinden. Eine Möglichkeit der Durchführung ist die Gabe steigender Dosierungen des Arzneistoffs, woraufhin die Versuchstiere oder Probanden auf die Wirksamkeit und toxischen Wirkungen in Bezug zur Dosierung untersucht werden. Aus diesen Daten lässt sich eine Dosis-Wirkungs-Kurve für die Population bilden. Eine wichtige Kenngröße, die so ermittelt werden kann, ist die effektive Dosis, häufig angegeben als ED_{50}-Wert. Der ED_{50}-Wert bezeichnet die Dosierung des Arzneistoffs, bei der 50 % der Population die erwünschte Wirksamkeit zeigen. Analog dazu wird die toxische Dosis (Probandenstudie im Menschen) oder gegebenenfalls die letale Dosis (im Tierversuch) bestimmt. Die toxische Dosis wird ebenfalls als TD_{50}-Wert angegeben und bezeichnet dementsprechend die Dosierung, bei der 50 % der Population unerwünschte toxische Wirkungen aufweisen. Dosis-Wirkungs-Kurven werden sehr häufig halblogarithmisch dargestellt. Dabei wird die Dosis logarithmisch auf der X-Achse und die Wirkung linear auf der Y-Achse abgebildet. Dies erlaubt eine einfache Ablesung des ED_{50}- oder TD_{50}-Werts am Wendepunkt der resultierenden sigmoidalen Kurve (▶ Abb. 3.2). Aus dem Verhältnis von TD_{50}- und ED_{50}-Wert lässt sich die therapeutische Breite berechnen. Die therapeutische Breite beschreibt also das Verhältnis der wirksamen zur toxischen Dosis eines Arzneistoffs. Sie wird aus dem Quotienten TD_{50}/ED_{50} gebildet und gibt eine Aussage über die Sicherheit eines Medikaments. Einfacher dargestellt bezeichnet die therapeutische Breite also den Abstand zwischen einer Dosis, die zur erwünschten Wirkung führt, zu der Dosis, die eine toxische Wirkung auslöst (▶ Abb. 3.2). Desto größer dieser Abstand ist, desto geringer ist die Gefahr, dass bei einer gängigen Dosierung toxische Nebenwirkungen ausgelöst werden. Vereinfacht gilt die Aussage demnach: Desto größer die therapeutische Breite, desto höher ist die Sicherheit eines Arzneistoffs.

Einige Arzneistoffe werden für verschiedene Indikationen (zu erzielende Wirkungen) verwendet. Für jede dieser erwünschten Wirkungen können spezifische Dosis-Wirkungs-Kurven bestimmt werden, aus welcher unterschiedliche therapeutische Breiten für die einzelnen Indikationsgebiete eines Arzneistoffs resultieren können.

Zusammenfassend ergibt sich aus der Dosis-Wirkungs-Beziehung, dass eine Unterdosierung zumeist wirkungslos bleibt, während eine Überdosierung aufgrund der Rezeptor-Sättigung keine erhöhte Wirksamkeit mehr erreichen kann und zusätzlich die Gefahr birgt, unerwünschte toxische Arzneimittelwirkungen auszulösen.

Bevor die Wirkung von Arzneistoffen im Körper untersucht wird, werden jedoch häufig Laborexperimente an ihren molekularen Zielstrukturen durchgeführt. Dies können isolierte Proteine, Zellen oder Gewebe sein. Dabei werden steigende Konzentrationen an Arzneistoff hinzugegeben, um die Beziehung von Arzneistoff-Konzentration zum resultierenden Effekt über geeignete Messmethoden zu bestimmen. Die aus dem Laborversuch resultierende Konzentrations-Effekt-Kurve erlaubt die Bestimmung der halbmaximalen effektiven Konzentration, genannt EC_{50}-Wert (1). Über Konzentrations-Effekt-Kurven können die molekularen Wirkmechanismen von Arzneistoffen besser verstanden werden und beispielsweise kann eine Einordnung der Arzneistoffe in Agonisten und Antagonisten vorgenommen werden.

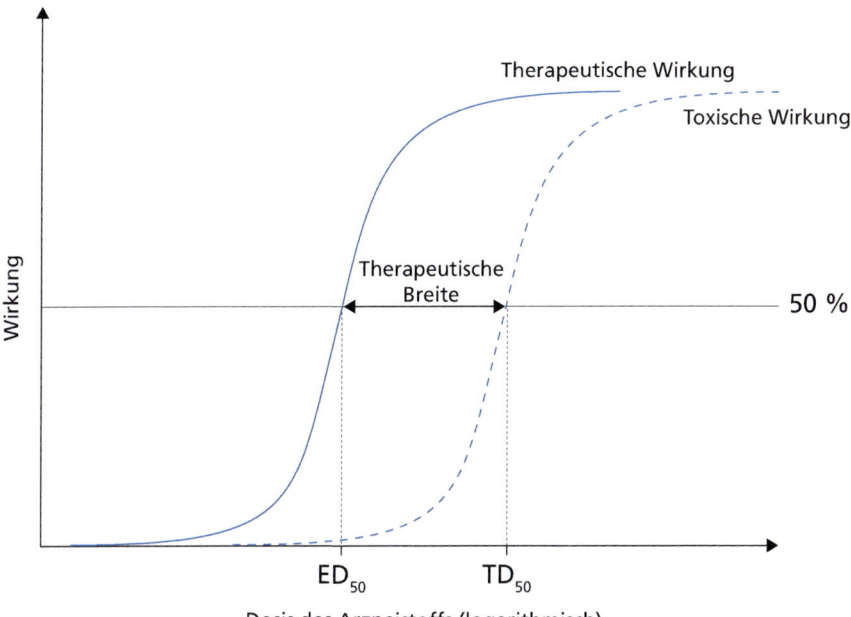

Abb. 3.2: Schematische Dosis-Wirkungs-Kurve. Die Arzneistoff-Dosierung, bei der 50 % der Probanden die erwünschte Wirkung zeigen, wird als effektive Dosis oder ED_{50}-Wert bezeichnet. Analog wird die Dosierung, bei der 50 % der Probanden toxische Wirkungen zeigen, als toxische Dosis oder TD_{50}-Wert bezeichnet. Der Quotient aus TD_{50}- und ED_{50}-Wert wird als therapeutische Breite bezeichnet und dient als Maß für die Sicherheit einer Arzneistoff-Therapie.

3.3 Agonisten und Antagonisten

Arzneistoffe können aufgrund ihrer funktionellen Wirkung in Gruppen unterteilt werden. Arzneistoffe, die eine aktivierende Wirkung ausüben, werden gemeinhin als Agonisten bezeichnet, während eine inaktivierende oder inhibierende Wirkung durch Antagonisten ausgelöst wird. Ein Arzneistoff, der eine nahezu maximale Aktivierung oder Blockade eines Rezeptors auslöst, wird als voller Agonist beziehungsweise als voller Antagonist bezeichnet. Löst ein Arzneistoff nur eine unvollständige Aktivierung oder Blockade aus, wird dieser als partieller Agonist bezeichnet (▶ Abb. 3.3). Ein Maß für die pharmakologische Wirkung eines Agonisten oder Antagonisten ist die intrinsische Aktivität. Die intrinsische Aktivität errechnet sich aus dem Quotienten der maximalen »real-messbaren« Aktivität des Agonisten oder Antagonisten im Bezug zur theoretisch maximal erreichbaren Aktivität. Dementsprechend würde eine intrinsische Aktivität von 1 einem vollen Agonisten entsprechen, während Werte unter 1 auf partielle Agonisten hinweisen.

3 Pharmakodynamik und Psychopharmaka

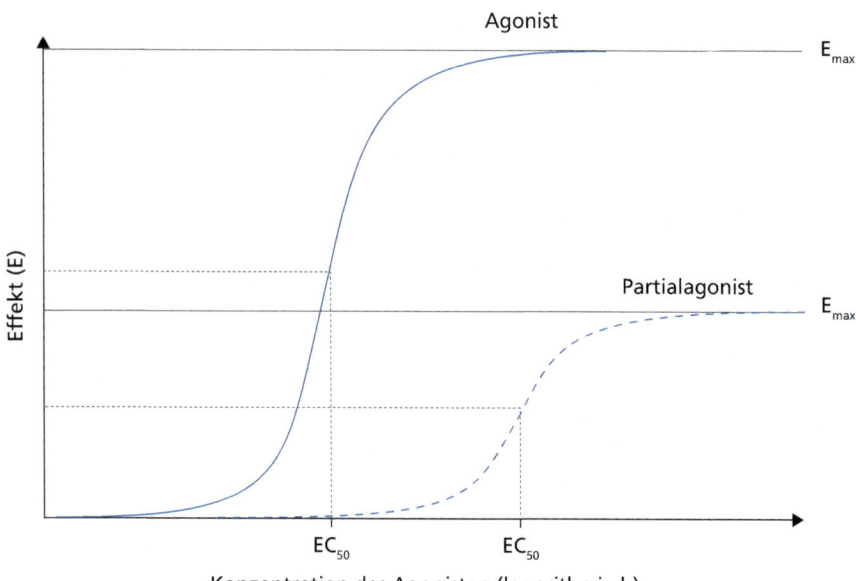

Abb. 3.3: Vergleich der Konzentrations-Effekt-Kurve eines Agonisten zu einem partiellen Agonisten in der halblogarithmischen Darstellung. Ein voller Agonist ist in der Lage, den vollen Effekt eines physiologischen (körpereigenen) Agonisten auszulösen. Ein partieller Agonist zeigt hingegen einen geringeren maximalen Effekt (E_{max}) und benötigt eine höhere Dosis, um den EC_{50}-Wert zu erreichen.

Zumeist findet bei Arzneistoffen und körpereigenen Signalmolekülen eine Konkurrenz um spezifische Bindungsstellen an der Zielstruktur statt. Dies kann dazu führen, dass körpereigene Signalmoleküle oder Arzneistoffe von der entsprechenden Bindungsstelle verdrängt werden und im Falle von Antagonisten die Aktivität verringert wird. In diesem Falle wirken auch partielle Agonisten im Beisein eines vollen Agonisten antagonistisch, da eine Verdrängung des vollen Agonisten von der Bindungsstelle stattfinden kann und die Bindung des partiellen Agonisten keinen maximalen Effekt auslösen kann. Diese Art des Antagonismus wird dementsprechend als kompetitiver Antagonismus bezeichnet. Hierbei konkurrieren also Agonist und Antagonist um die gleiche Bindungsstelle an der Zielstruktur. Die Stärke des Effekts wird durch die Konzentration von Agonist und Antagonist beeinflusst. Erhöht sich die Konzentration von Agonist oder Antagonist am Rezeptor, kann der jeweilige Gegenspieler von der Bindungsstelle verdrängt werden. Daher kann durch eine Erhöhung der Agonisten-Konzentration der maximale Effekt erreicht werden. Dies zeigt sich in einer Konzentrations-Effekt-Kurve durch eine Rechtsverschiebung: Beim kompetitiven Antagonismus bleibt der maximal erreichbare Effekt unverändert und ist durch eine höhere Agonisten-Konzentration erreichbar, während der EC_{50}-Wert erhöht wird. Die Konzentrations-Effekt-Kurve des Agonisten wird ohne Maximumdepression rechtsverschoben (▶ Abb. 3.4a). Eine weitere Art des Antagonismus ist der nicht kompetitive Antagonismus, der entweder durch eine irreversible (unumkehrbare) Bindung des Antagonisten an den Rezeptor ausgelöst

3.3 Agonisten und Antagonisten

wird oder durch Bindung an eine weitere Bindungsstelle des Rezeptors, zum Beispiel eine allosterische Bindungsstelle, die sich von der Bindungsstelle des Agonisten unterscheidet. Dadurch kann der Antagonist nicht mehr kompetitiv vom Agonisten verdrängt werden und der maximal erreichbare Effekt wird herabgesetzt (Maximumdepression; ▶ Abb. 3.4b).

Ein Beispiel für einen vollen Agonisten ist der Arzneistoff Morphin. Morphin bindet spezifisch an µ-Opioid-Rezeptoren, um die Schmerzweiterleitung und das Schmerzempfinden des Patienten zu verringern. Dahingegen ist Naloxon ein Antagonist des Opioid-Rezeptors ohne intrinsische Aktivität. Naloxon ist in der Lage, kompetitiv Agonisten wie Morphin von diesem Rezeptor zu verdrängen, da beide Wirkstoffe an dieselbe Bindungsstelle des Rezeptors binden. Naloxon wird eingesetzt, um Überdosierungen mit Opioiden wie Morphin oder Heroin zu behandeln. Dadurch kann die Atemantrieb-herabsetzende Wirkung der Opioid-Agonisten abgeschwächt werden, um einen drohenden Atemstillstand zu verhindern.

Agonisten oder Antagonisten, die dasselbe Neurotransmitter-System beeinflussen, können stark unterschiedliche Wirkungen auslösen. Dies liegt am Vorkommen unterschiedlicher Rezeptorsubtypen, die jeweils unterschiedliche Funktionen in verschiedenen Geweben des Körpers besitzen können und zu denen unterschiedliche Affinitäten bestehen können. Im Menschen existieren beispielsweise 14 verschiedene Serotonin-Rezeptor-Subtypen (auch 5-hydroxytryptamin- oder 5-HT-Rezeptor). Eine Aktivierung dieser Rezeptoren kann je nach Subtyp oder Gewebe unterschiedliche Wirkungen hervorrufen. Dies erklärt das breite Wirkspektrum von Wirkstoffen, die die Aktivität von Serotoninrezeptoren modulieren. Beispiele sind Übelkeit und Brechreiz lindernde Antiemetika wie Ondansetron, sehr starke Halluzinogene wie Lysergsäurediethylamid (LSD) ebenso wie angstlösende (anxiolytische) Wirkstoffe wie Buspiron oder Sumatriptan zur Behandlung von Migräne und Cluster-Kopfschmerz.

Eine weitere Unterteilung der Arzneistoffe kann nach zentral oder peripher wirksam durchgeführt werden. Wirkstoffe, die im zentralen Nervensystem, also dem Gehirn und dem Rückenmark wirken, werden entsprechend als zentral-wirksam bezeichnet. Dahingegen besitzen peripher wirksame Arzneistoffe nur eine Wirkung außerhalb des zentralen Nervensystems. Die zentrale oder periphere Wirksamkeit eines Wirkstoffs wird entscheidend von der Verteilung im Körper bestimmt, hängt also mit der Pharmakokinetik eines Wirkstoffs zusammen. Ist ein Arzneistoff in der Lage, die Blut-Hirn-Schranke in signifikanter Konzentration zu überwinden, kann er eine Wirkung im zentralen Nervensystem auslösen. Arzneistoffe, die die Blut-Hirn-Schranke nicht passieren können, wirken dementsprechend vor allem in peripheren Geweben und dem peripheren Nervensystem. Klassische Beispiele dafür sind H_1-Antihistaminika, die zur Behandlung von Allergien eingesetzt werden. Ältere Wirkstoffe (man spricht auch von der ersten Generation) sind auch zentral wirksam, da sie die Blut-Hirn-Schranke gut passieren und dadurch über kompetitiven Antagonismus am Histamin-H_1-Rezeptor stark sedierend (ermüdend) wirken können. Die neueren H_1-Antihistaminika (der dritten Generation) wirken eher peripher, die sedierende Wirkung ist deutlich abgeschwächt, da sie die Blut-Hirn-Schranke kaum passieren können.

3 Pharmakodynamik und Psychopharmaka

a) Kompetitiver Antagonist

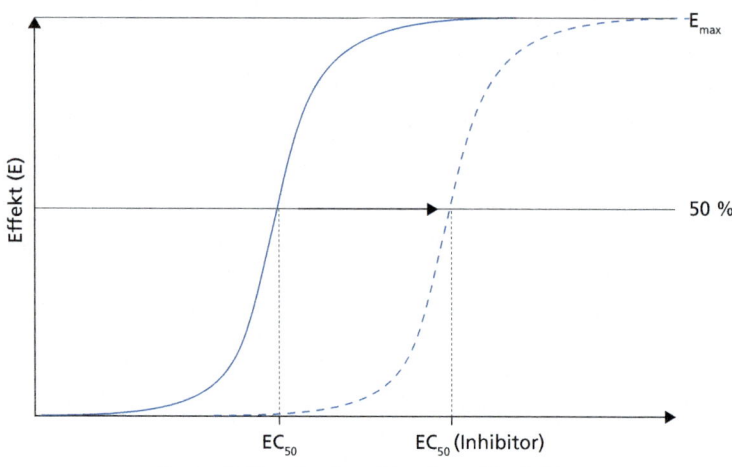

b) Nicht kompetitiver Antagonist

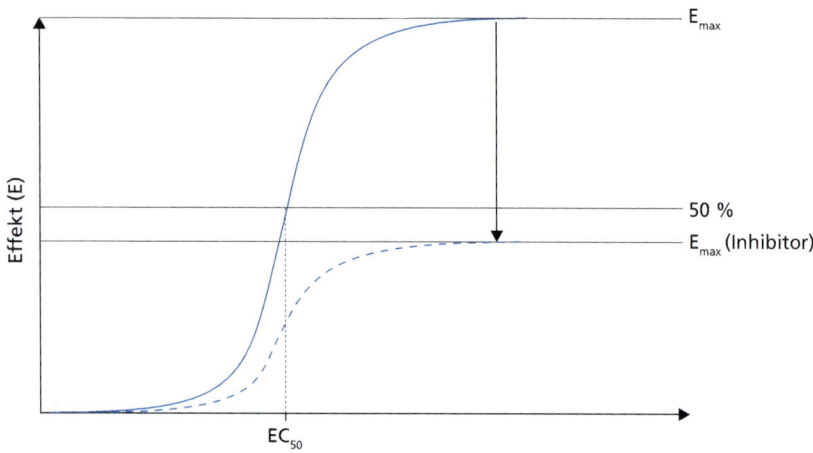

Abb. 3.4: Einfluss von kompetitiven und nicht kompetitiven Antagonisten auf die Konzentrations-Effekt-Kurve eines Agonisten in der halblogarithmischen Darstellung. a) Ein kompetitiver Antagonismus führt zu einer Rechtsverschiebung der Konzentrations-Effekt-Kurve im Diagramm und zeigt, dass das Erreichen des maximalen Effekts, der unverändert bleibt, nur durch eine Erhöhung der Dosis der Agonisten erreicht werden kann. Dementsprechend wird die Konzentrations-Effekt-Kurve des Agonisten ohne Maximumdepression rechtsverschoben und der EC_{50}-Wert des Agonisten im Beisein des kompetitiven Antagonisten erhöht. b) Bei einem nicht kompetitiven Antagonisten werden die Rezeptoren entweder durch chemische Reaktion dauerhaft verändert oder über eine weitere Bindungsstelle moduliert oder inaktiviert/inhibiert. Dadurch wird der maximal erreichbare Effekt herabgesetzt, während der EC_{50}-Wert unverändert bleiben kann.

3.4 Signalweiterleitung im zentralen Nervensystem

Das zentrale Nervensystem in Gehirn und Rückenmark besteht aus einem Netzwerk von Milliarden Nervenzellen, die als Neuronen bezeichnet werden. Dieses neuronale Netzwerk erlaubt die Durchführung komplexer kognitiver Prozesse, Gedanken, Gefühle und die motorische Kontrolle des Körpers über die Regulation von Muskelkontraktionen. Neuronen sind hochspezialisierte Zelltypen, die aus einem Zellkörper (Soma), Axonen und Dendriten bestehen. Das Soma enthält den Zellkern, DNA und Mitochondrien, es ist der Ort der Proteinsynthese. Die Axone sind lange Fortsätze der Neuronen und können im Menschen Längen von bis zu einem Meter aufweisen. Sie dienen der Signalweiterleitung an weitere mit ihnen vernetzte Neurone. An den Enden der Axone befinden sich Synapsen, die die Weiterleitung der Signale an nachfolgende Neuronen über chemische oder elektrische Signale ermöglichen. In den Neuronen werden die Signale entlang der Axone über elektrische Reize, sogenannte Aktionspotenziale, geleitet. Spezifische Proteinkanäle in der äußeren Membran des Axons, welche als spannungsaktivierte Ionenkanäle bezeichnet werden, sind an der Bildung der Aktionspotenziale beteiligt. Dabei können durch Öffnung und Schließung der Ionenkanäle geladene Teilchen wie Natrium-, Kalium-, Chlorid- und Calcium-Ionen selektiv in die Zelle hinein oder herausströmen. Diese Ionen wären ohne Ionenkanäle nicht in der Lage, die Membran des Axons zu passieren. Daher wird die Biomembran eines Axons als halbdurchlässig/ semipermeabel bezeichnet, weil diese zwar kleine, ungeladene und fettlösliche Moleküle passieren können, nicht aber geladene Teilchen.

> **Definition**
>
> *Semipermeable Membran:* Biomembran aufgebaut aus einer Doppellipidschicht. Durchlässig für kleinere fettlösliche Moleküle, aber undurchlässig für geladene Teilchen wie Ionen oder größere wasserlösliche Moleküle.

Das aus dem Einstrom der Ionen resultierende Ungleichgewicht zwischen positiv und negativ geladenen Teilchen in- und außerhalb der Zelle führt zu einem Aktionspotenzial, welches als Signal das Axon mit einer Geschwindigkeit von bis zu 100 m/s durchläuft. Um Signale zwischen verschiedenen Neuronen zu übertragen, kann eine Signalübertragung durch elektrische oder chemische Synapsen stattfinden. Bei einer elektrischen Synapse kann die Weiterleitung direkt über den elektrischen Reiz stattfinden, da Prä- und Postsynapse über miteinander verbundene Ionenkanäle (Gap Junctions) elektrisch gekoppelt sind.

Dagegen findet bei einer chemischen Synapse eine Umsetzung des elektrischen Signals in ein chemisches Signal und eine erneute Rückumsetzung des Signals in ein elektrisches Signal im nächsten Neuron statt. Eine chemische Synapse besteht aus einem präsynaptischen und einem postsynaptischen Neuron, welche durch den synaptischen Spalt voneinander getrennt sind (▶ Abb. 3.5). In einer chemischen Synapse werden nach Aktivierung durch ein Aktionspotenzial Neurotransmitter aus

Vesikeln über eine Fusion mit der Außenmembran der Synapse (Exozytose) in den synaptischen Spalt ausgeschüttet. Neurotransmitter sind Signalmoleküle, die über eine Bindung an einen spezifischen Rezeptor im nachfolgenden postsynaptischen Neuron dann wiederum eine Signalweiterleitung auslösen. Die Art der Signalweiterleitung kann erregend (exzitatorisch) oder hemmend (inhibitorisch) sein. Man spricht dementsprechend von exzitatorischen oder inhibitorischen Synapsen. Somit kann ein Aktionspotenzial von einer Nervenzelle auf weitere Nervenzellen umgeleitet werden oder auch als Signal gestoppt werden. Welche Art der Signalweiterleitung stattfindet, hängt von der Ausstattung der Prä- und Postsynapse mit verschiedenen Neurotransmittern und Rezeptoren ab. Eine Übersicht der wichtigsten Neurotransmitter im Gehirn und deren vereinfachte Wirkung ist in ▶ Tab. 3.1 dargestellt.

> **Definition**
>
> *Vesikel:* Membranumhüllte Struktur in Zellen, welche im Falle von Neuronen als Speicherorte für Neurotransmitter dienen. Nach Signalweiterleitung fusionieren Vesikel mit der Außenmembran der Neurone und die Neurotransmitter werden in den synaptischen Spalt ausgeschüttet.

Tab. 3.1: Übersicht der wichtigsten Neurotransmitter im zentralen Nervensystem mit einer vereinfachten Darstellung ihrer Wirkungen (2–5)

Neurotransmitter	Funktionen
γ-Aminobuttersäure (GABA)	Inhibitorischer Neurotransmitter
Acetylcholin	Muskelkontrolle und Gedächtnis
Dopamin	Motorik, Belohnung, Glücksgefühl, Aufmerksamkeit, Suchtverhalten und Psyche
Glutamat	Exzitatorischer Neurotransmitter
Glycin	Inhibitorischer Neurotransmitter
Noradrenalin	Wachheit, Aufmerksamkeit, Stressreaktionen
Serotonin	Stimmung, sensorische Wahrnehmung, Appetit und Halluzinationen

In den Neuronen existieren verschiedene Typen an Liganden-gesteuerten Rezeptoren, die durch Neurotransmitter gebunden werden können. Sie können grundsätzlich zwei großen Rezeptor-Gruppen zugeteilt werden. Dies sind die G-Protein-gekoppelten Rezeptoren (GPCR) und die Liganden-gesteuerten Ionenkanäle. Bei einer Bindung von Neurotransmittern an G-Protein-gekoppelte Rezeptoren wird eine Strukturänderung ausgelöst, wodurch ein G-Protein vom Rezeptorkomplex gelöst wird und an andere Eiweißmoleküle bindet, um dort eine Wirkung auszulösen (Effektor-Proteine), z. B. diese zu aktivieren oder zu inaktivieren. Effektor-

Proteine können Ionenkanäle oder Enzyme wie die Adenylatcyclase und die Phospholipase C sein, welche durch Bildung von Signalmolekülen weitere Signalkaskaden innerhalb einer Zelle auslösen können. Beispiele für G-Protein-gekoppelte Rezeptoren sind Serotoninrezeptoren, muscarinische Acetylcholinrezeptoren und $GABA_B$-Rezeptoren.

Liganden-gesteuerte Ionenkanäle werden direkt durch Neurotransmitter aktiviert und eine Strukturänderung führt zur Öffnung der Kanäle und dem nachfolgenden Ein- oder Ausstrom von Ionen entlang des elektrochemischen Gradienten und so zur direkten elektrischen Reizweiterleitung (z. B. $GABA_A$-Rezeptoren und Glycinrezeptoren). In den chemischen Synapsen befinden sich auch Rezeptoren an den präsynaptischen Neuronen. Diese Rezeptoren können durch Bindung von Neurotransmittern Rückkopplungsmechanismen auslösen, die die Ausschüttung anderer Neurotransmitter beeinflussen. Ein solcher Mechanismus wird als synaptische Plastizität bezeichnet und erlaubt eine Adjustierung und Veränderung der Reizstärke und Aktivität von Synapsen.

Um eine dauerhafte Signalweiterleitung zu vermeiden und die Weiterleitung neuer Signale zu ermöglichen, müssen Neurotransmitter wieder inaktiviert werden. Dies geschieht zum einen durch den Rücktransport von Neurotransmittern aus dem synaptischen Spalt in das präsynaptische Neuron, wo sie wieder in Vesikeln gespeichert werden können, oder es findet eine Inaktivierung durch einen enzymatischen Abbau statt (▶ Abb. 3.5). Beispielsweise werden die Neurotransmitter Dopamin und Serotonin durch spezifische Transporter (Dopamin- und Serotonin Transporter: DAT und SERT) wieder in das präsynaptische Neuron aufgenommen, während Acetylcholin im synaptischen Spalt durch das Enzym Acetylcholinesterase rasch inaktiviert wird, indem es in Essigsäure und Cholin gespalten wird.

Die meisten Arzneistoffe mit Wirkung im Gehirn (Psychopharmaka) werden eingesetzt, um die Reizweiterleitung an chemischen Synapsen zu modulieren, also eine Wirkverstärkung oder Minderung auszulösen. Eine Modulierung der synaptischen Aktivität kann über verschiedene Mechanismen geschehen. Zum einen kann die Synthese der Neurotransmitter beeinflusst werden, zum Beispiel durch die Einnahme der Dopamin-Vorstufe Levodopa (L-DOPA) zur Behandlung der Parkinson-Krankheit. Zum anderen kann durch verschiedene Wirkstoffe eine Modulation der Neurotransmitter-Freisetzung stattfinden. Ein Beispiel dafür ist Amphetamin, das die Ausschüttung von Dopamin in den synaptischen Spalt steigert und zur Behandlung von Aufmerksamkeitsdefizit-/Hyperaktivitätsstörung (ADHS) und Narkolepsie eingesetzt, aber auch als Betäubungsmittel verwendet wird. Um die Aktivität bestimmter Neurotransmitter zu steigern, kann die Wiederaufnahme über Transportproteine in das präsynaptische Neuron oder deren enzymatischer Abbau gehemmt werden. Beispiele sind Selektive-Serotonin-Reuptake-Inhibitoren (SSRI) wie Citalopram, die den Serotonintransporter (SERT) inhibieren und als Antidepressiva verwendet werden, sowie Donepezil, ein Wirkstoff zur Behandlung von Alzheimer-Demenz, der die Acetylcholinesterase inhibiert und den Abbau von Acetylcholin im synaptischen Spalt verringert.

Eine direkte Modulation der Reizweiterleitung durch Arzneistoffe kann über die postsynaptischen Rezeptoren vermittelt werden. Hier können Agonisten oder Antagonisten zu einer verstärkten oder abgeschwächten Reizweiterleitung führen.

3 Pharmakodynamik und Psychopharmaka

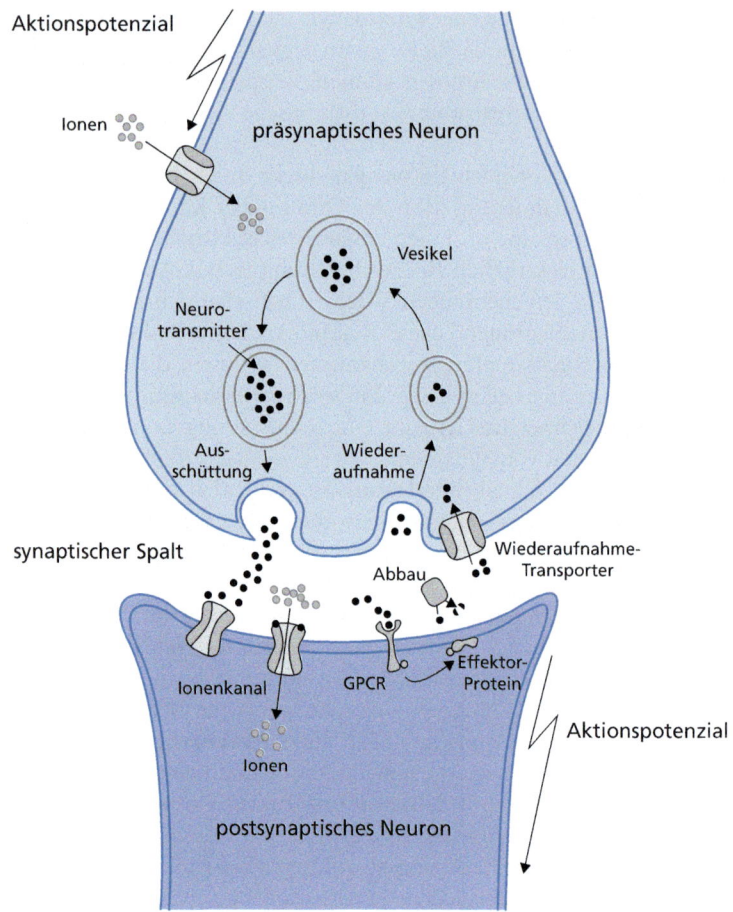

Abb. 3.5: Vereinfachte schematische Darstellung einer chemischen Synapse. Erreicht ein Aktionspotenzial die Präsynapse, strömen durch einen spannungsabhängigen Ionenkanal Calcium-Ionen in die Synapse. Dies löst die Fusion von Neurotransmitter-speichernden Vesikeln mit der Synapsen-Membran aus, wodurch die Neurotransmitter in den synaptischen Spalt ausgeschüttet werden. Diese Neurotransmitter binden an für sie spezifische Rezeptoren in der postsynaptischen Membran, beispielsweise Liganden-gesteuerte Ionenkanäle oder G-Protein-gekoppelte Rezeptoren (GPCR), wodurch das Signal weitergeleitet wird. Die Neurotransmitter im synaptischen Spalt müssen rasch inaktiviert werden. Sie werden entweder enzymatisch abgebaut oder über Transportprozesse, beispielsweise über Wiederaufnahme-Transporter, in das präsynaptische Neuron rückaufgenommen. Aus Gründen der Übersichtlichkeit wurde auf die Darstellung weiterer Faktoren wie präsynaptische Abbau-Enzyme und Feedback-Rezeptoren verzichtet.

Welcher Effekt ausgelöst wird, hängt mit der Funktion des entsprechenden Rezeptors zusammen. Bindet ein Agonist beispielsweise an einen Rezeptor, der eine exzitatorische Wirkung auslöst, wird die Reizweiterleitung verstärkt. Bindet er an einen inhibitorisch wirkenden Rezeptor, wird die Reizweiterleitung abgeschwächt.

Dementsprechend wären die resultierenden Effekte genau umgekehrt, wenn ein Antagonist an die entsprechenden Rezeptoren binden würde.

Ein Beispiel für einen Agonisten am Serotoninrezeptor ist der Wirkstoff Sumatriptan, welcher zur Behandlung von Migräne und Cluster-Kopfschmerz verwendet wird. Dahingegen ist der Wirkstoff Ondansetron ein Antagonist am Serotoninrezeptor und wird zur Linderung von Brechreiz und Übelkeit eingesetzt (Antiemetikum).

3.5 Pharmakodynamische Arzneistoffinteraktionen

Werden mehrere Arzneistoffe zur gleichen Zeit eingenommen, kann es zu Wechselwirkungen zwischen diesen kommen. Treten diese Wechselwirkungen über eine Beeinflussung von Liberation, Absorption, Distribution, Metabolismus und Exkretion auf, beispielsweise durch Interaktionen an Arzneistoff-Transportern oder Aktivitätsveränderungen von Arzneistoff-metabolisierenden Enzymen wie z. B. Cytochrom P450 (CYP)-Enzymen, spricht man von pharmakokinetischen Wechselwirkungen (▶ Kap. 2 »Pharmakokinetik«).

Im Gegensatz dazu treten pharmakodynamische Interaktionen auf, wenn Arzneistoffe mit einem identischen und additiven oder gegensätzlichen Wirkmechanismus verabreicht werden, wodurch es zu wirkverstärkenden oder abschwächenden Effekten und zu einer erhöhten Gefahr von unerwünschten Wirkungen oder einer wirkungslosen Therapie kommen kann.

Beispielsweise könnte durch eine gleichzeitige Einnahme des SSRI-Antidepressivums Citalopram mit dem Monoaminooxidase-Hemmer (MAO-Hemmer) Moclobemid durch additive Effekte die Konzentration an Serotonin im synaptischen Spalt stark erhöht werden, da durch Citalopram eine Rückaufnahme und durch Moclobemid der Abbau von Serotonin gehemmt wird. Es kann so ein lebensgefährliches Serotonin-Syndrom ausgelöst werden (6).

Ein weiteres Beispiel einer pharmakodynamischen Interaktion ist die Kombination von Citalopram mit Schmerzmitteln wie Ibuprofen, Acetylsalicylsäure (ASS) oder Diclofenac. Die Wirkung von Citalopram führt zu einer Hemmung der Serotoninaufnahme am Serotonin-Transporter (SERT). Dieser befindet sich sowohl in den Synapsen des Nervensystems als auch in der Membran der Blutplättchen (Thrombozyten). In der Synapse führt dies zu einer erhöhten Konzentration an Serotonin im synaptischen Spalt und zu einer stärkeren Reizweiterleitung, während im Blut die Serotonin-Aufnahme in die Thrombozyten gehemmt wird. Die verringerte Serotonin-Konzentration in den Thrombozyten führt zu einer Verringerung der Blutgerinnung (Thrombozyten-Aggregation). Schmerzmittel wie Ibuprofen, ASS oder Diclofenac hemmen die Blutgerinnung ebenfalls, indem sie die Thrombozyten-Aggregation über das Enzym Cyclooxygenase (COX) hemmen. Das Blutungsrisiko im oberen gastrointestinalen (Magen-Darm) Trakt ist in dieser Kombination dann stark erhöht (7). Die pharmakodynamische Interaktion von

SSRI mit Schmerzmitteln ist ebenfalls ein Beispiel für voneinander unabhängige Wirkmechanismen, die jedoch einen additiven Effekt aufeinander ausüben.

Im Gegensatz dazu kann die gleichzeitige Einnahme von Arzneistoffen mit entgegengesetzten Wirkmechanismen die erwünschte Wirkung aufheben und zu einer Wirkungslosigkeit der Therapie führen. Ein Beispiel wäre die Gabe von Levodopa zur Behandlung der Parkinson-Krankheit in Kombination mit dem Antiemetikum (Linderung von Übelkeit und Erbrechen) Metoclopramid. Ziel der Levodopa-Therapie ist es, die dopaminerge Wirkung über die vorhandene Menge an Dopamin im synaptischen Spalt zu erhöhen, dies wird durch Metoclopramid, welches den Dopaminrezeptor hemmt, gestört. Durch diesen gegensätzlichen Wirkmechanismus kann die Levodopa-Therapie nur eingeschränkt wirksam oder komplett wirkungslos sein (8).

> **Take-Home-Message**
>
> - Die Pharmakodynamik beschreibt die Wirkung eines Arzneistoffs auf den Körper.
> - Die Wirkung eines Arzneistoffs hängt von der Dosis ab, die im Körper seinen Zielort erreichen und dort eine Wirkung auslösen kann.
> - Psychopharmaka modulieren zumeist die Funktion chemischer Synapsen.
> - Bei pharmakodynamischen Arzneistoff-Interaktionen beeinflussen sich Arzneistoffe über ihren Wirkmechanismus, beispielsweise durch sich aufhebende oder verstärkende Wirkungen.

Literatur

1. Neubig RR, Spedding M, Kenakin T, Christopoulos A, International Union of Pharmacology Committee on Receptor N, Drug C. International Union of Pharmacology Committee on Receptor Nomenclature and Drug Classification. XXXVIII. Update on terms and symbols in quantitative pharmacology. Pharmacol Rev. 2003;55(4):597–606.
2. Teleanu RI, Niculescu AG, Roza E, Vladacenco O, Grumezescu AM, Teleanu DM. Neurotransmitters-Key Factors in Neurological and Neurodegenerative Disorders of the Central Nervous System. Int J Mol Sci. 2022;23(11).
3. O'Donnell J, Zeppenfeld D, McConnell E, Pena S, Nedergaard M. Norepinephrine: a neuromodulator that boosts the function of multiple cell types to optimize CNS performance. Neurochem Res. 2012;37(11):2496–512.
4. Clark KL, Noudoost B. The role of prefrontal catecholamines in attention and working memory. Front Neural Circuits. 2014;8:33.
5. Hurley LM, Devilbiss DM, Waterhouse BD. A matter of focus: monoaminergic modulation of stimulus coding in mammalian sensory networks. Curr Opin Neurobiol. 2004;14(4):488–95.
6. Neuvonen P, Pohjola-Sintonen S, Tacke U, Vuori E. Five fatal cases of serotonin syndrome after moclobemide-citalopram or moclobemide-clomipramine overdoses. The Lancet. 1993;342(8884):1419.

7. Dalton SO, Johansen C, Mellemkjaer L, Nørgård B, Sørensen HT, Olsen JH. Use of selective serotonin reuptake inhibitors and risk of upper gastrointestinal tract bleeding: a population-based cohort study. Archives of internal medicine. 2003;163(1):59–64.
8. Lertxundi U, Peral J, Mora O, Domingo-Echaburu S, Martinez-Bengoechea MJ, Garcia-Monco JC. Antidopaminergic therapy for managing comorbidities in patients with Parkinson's disease. Am J Health Syst Pharm. 2008;65(5):414–9.

4 Pharmakotherapie bei Kindern

Albrecht Eisert und Susanne Gilsbach

Psychotherapeuten behandeln und betreuen zum einen erkrankte Kinder als auch deren Eltern. Obwohl Kinder in der Regel eher weniger Arzneimittel einnehmen, gibt es im Falle einer medikamentösen Therapie Besonderheiten zu beachten, um eine gute Wirksamkeit zu erzielen und gefährliche Nebenwirkungen zu vermeiden. Zudem stehen viele Eltern einer möglichen Verordnung von Arzneimitteln für ihr Kind eher negativ gegenüber. Deshalb ist es wichtig, ihnen im Gespräch die Ängste zu nehmen und die Therapie sinnvoll, indikationsgerecht wie auch in der richtigen Dosierung für das jeweilige Alter und den körperlichen Zustand zu verordnen. Auch bei psychischen Erkrankungen werden Arzneimittel eingesetzt, stellen jedoch nur eine Ergänzung zur psycho- oder soziotherapeutischen Behandlung dar. Die Arzneimitteltherapie ist abhängig von der Beeinträchtigung der Lebensqualität, von der Schwere der Symptome, der Gefahr einer Suizidalität oder Fremdgefährdung, dem Grad der Zusammenarbeit von Kind und Eltern und der Zulassung des Arzneimittels.

In diesem Kapitel sollen die Prinzipien der Pharmakotherapie und deren Besonderheiten bei Kindern dargestellt werden. Für das pharmakologische Verständnis ist eine Einteilung der Kinder in verschiedene Altersgruppen sinnvoll, da für diese therapeutische Besonderheiten bestehen. Diese sind in ▶ Tab. 4.1 dargestellt.

Tab. 4.1: Pädiatrische Altersdefinitionen

Altersgruppe	Definition
Neugeborene	Termingeborene, Spätgeborene: Tag der Geburt plus 27 Tage
Frühgeborene	Ab dem Tag der Geburt bis zum errechneten Entbindungstermin plus 27 Tage
Säuglinge	Ab dem 29. Lebenstag bis Ende des 12. Lebensmonats
Kleinkind	Ab Beginn des 2. Lebensjahrs (LJ) bis zum vollendeten 3. LJ
Kind	Ab Beginn des 4. LJ bis zum vollendeten 12. LJ
Jugendlicher	Ab Beginn des 13. LJ bis zum vollendeten 18. LJ
Erwachsener	Ab Beginn des 19. LJ (Volljährigkeit in Deutschland)

4.1 Pharmakokinetische Prozesse bei Kindern

Die Pharmakokinetik unterscheidet sich bei Kindern und Erwachsenen (▶ Kap. 2 »Pharmakokinetik und Metabolismus«). Für die Freisetzung eines Arzneimittels muss sich dieses in Flüssigkeit auflösen. Da gerade kleinere Kinder Tabletten schlecht schlucken können, gibt es oft Säfte, Zäpfchen oder Tropfen mit dem gewünschten Wirkstoff. Die orale Absorption der Arzneimittel wird beeinflusst durch Veränderungen des pH-Wertes, der im Vergleich zu Erwachsenen aufgrund einer verringerten Magensäureproduktion i. d. R. weniger sauer ist. Erst im Alter von zwei Jahren entspricht er dem eines Erwachsenen. Hierdurch kann die Aufnahme einiger Arzneistoffe (z. B. Phenytoin) beeinflusst werden. Wenn Arzneimittel hingegen über die Haut aufgenommen werden, z. B. bei transdermalen therapeutischen Systemen, kommt es aufgrund der dünneren Haut zu einer erhöhten Absorption und damit auch schneller zu einer möglichen Überdosierung. Kinder haben einen höheren Anteil an extrazellulärem Wasser und weniger Fettgewebe als Erwachsene. Dies kann zu Veränderungen der Arzneistoff-Verteilung im Körper führen. Lipophile Arzneistoffe (z. B. viele Benzodiazepine) reichern sich vermehrt im Fettgewebe, hydrophile (z. B. Lithium) im extrazellulären Wasser an. Deshalb können Dosisanpassungen notwendig sein. Informationen über Dosierungen für adipöse Kinder sind sehr begrenzt. Darüber hinaus ist die Blut-Hirn-Schranke bei Kindern anders und möglicherweise durchlässiger als bei Erwachsenen, weshalb Arzneistoffe leichter ins zentrale Nervensystem gelangen können. Die geringe Ausprägung der Blut-Hirn-Schranke ist ein Grund dafür, dass Arzneimittel bei Kindern zu gefährlichen Nebenwirkungen führen können, insbesondere im zentralen Nervensystem (z. B. Chemotherapeutika). Kinder verstoffwechseln viele Arzneistoffe schneller als Erwachsene, da bei ihnen der Metabolismus in der Leber im Vergleich zum Körpergewicht erhöht ist. Die höchste körpergewichtbezogene Metabolisierungsleistung zeigen Kleinkinder. Dies ist in der Dosierung vieler Arzneimittel zu berücksichtigen, was zu einer vergleichsweise hohen Dosierung führt. Viele Arzneistoffe werden über die Nieren ausgeschieden. Die Nierenleistung steigt mit zunehmendem Alter und erreicht nach zwei Lebensjahren die eines Erwachsenen.

> Aufgrund des größeren Verteilungsvolumens, der schnelleren Clearance und der langsamen Absorption ist der Anteil der im Blut verfügbaren Menge des applizierten Arzneimittels oft verringert, andererseits ist der im zentralen Nervensystem nachweisbare Anteil aufgrund der noch nicht vollständig ausgeprägten Blut-Hirn-Schranke erhöht. Die dynamische hepatische Metabolisierung ist für die Elimination der bestimmende Faktor. Deshalb sind die gewichtsadaptierten Dosierungen von Psychopharmaka bei Kindern oft um 50–100 % höher als bei Erwachsenen. Die Dosierungen werden mit zunehmendem Alter bis zur Pubertät reduziert, Jugendliche erhalten mit Erwachsenen vergleichbare Dosierungen (1).

Da pharmakokinetische Studien zu Arzneimitteln an Kindern meist nicht existieren, ist die Dosisfindung sehr schwierig. Kinderdosierungen können nicht einfach von Erwachsenendosierungen abgeleitet werden. Kinder sind keine kleinen Erwachsenen. Zwar basieren viele pädiatrische Dosierungen auf dem Alter, Gewicht oder der Körperoberfläche des Kindes, allerdings sind diese meist durch Erfahrung und vorsichtiges Herantasten (siehe Off-Label-Use) zustande gekommen und diese Erfahrung wird auch in der Behandlung benötigt, um das klinische Ansprechen auf ein Arzneimittel zu beurteilen. Bezüglich unerwünschter Arzneimittelwirkungen ist das Risiko insbesondere bei Kindern unter zwei Jahren erhöht, da sich bei ihnen die Pharmakokinetik aufgrund der dynamischen Entwicklung schlecht einschätzen und die Dosis dadurch schwer festlegen lässt. Beispiele für den Einfluss der veränderten Pharmakokinetik auf Arzneistoffe sind in ▶ Tab. 4.2 aufgeführt.

Bei einzelnen Arzneimitteln, z.B. bei Lithium, ist ein Therapeutisches Drug Monitoring (TDM) (Blutspiegelmessung) sinnvoll, um zu kontrollieren, ob sich der Spiegel im therapeutischen Referenzbereich befindet, damit die Dosis angepasst und so unerwünschte Wirkungen oder ein Therapieversagen vermieden werden können (2). Es gibt jedoch auch Arzneimittel, bei denen kein TDM empfohlen wird (z.B. Stimulantien), da der Spiegel hier nicht mit der Wirkung korreliert und das Ansprechen auf den Wirkstoff anhand des klinischen Bilds kontrolliert werden muss. Letzteres ist häufig der Fall, da die Wirkung insbesondere bei Kindern interindividuell sehr unterschiedlich ist. Oft beginnt man deshalb mit einer niedrigen Dosis und steigert diese, ähnlich wie in der Altersmedizin (»Start low, go slow«).

Tab. 4.2: Einfluss der veränderten Pharmakokinetik auf den Arzneistoff (nach (5))

Arzneimittel	Pharmakokinetik	Effekt
Codein	Umwandlung in Morphin über die Leberenzyme schwer abschätzbar Reduzierte Clearance	Cave: Akkumulation
Gentamicin	Verteilungsvolumen sowie Körperwasser sinken im Laufe des Heranwachsens	Höhere Dosen bei jüngeren Kindern erforderlich
Leviracetam	Erhöhte Clearance	Höhere Dosen bei Patienten bis 12 Jahre
Methylphenidat	Reduzierte Clearance	Geringere Dosen bei Kindern zwischen 6 und 12 Jahren
Phenytoin	Verringerte orale Absorption (da hoher pH-Wert im Magen sowie verringerte Plasmaproteinbindung)	Verminderte Bioverfügbarkeit, aber auch geringere Proteinbindung

4.2 Pharmakodynamische Prozesse bei Kindern

Die Pharmakodynamik beschäftigt sich mit der Wirkung von Arzneimitteln im Körper und kann sich ebenfalls zwischen Kindern und Erwachsenen unterscheiden. Erreicht ein Arzneistoff, der primär im Gehirn wirken soll, seinen Wirkort, entfaltet er seinen Effekt durch Bindung an die entsprechenden Rezeptoren. Da die Ausbildung und Empfindlichkeit der Rezeptoren bei Kindern aufgrund des sich entwickelnden Gehirns einem starken Änderungsprozess unterliegen, können unterschiedliche Wirkungen im Laufe der Behandlung möglich sein.

4.3 Kindgerechte Darreichungsformen und Verpackung

Eine kindgerechte Verpackung ist bei Arzneimitteln neben der indikationsgerechten Auswahl des Wirkstoffes und der Dosierung sehr wichtig. Lösungen und Suspensionen können dosisadaptiert und dadurch mit höherer Adhärenz appliziert werden. Hier sind Beratungen der Eltern oder Pflegenden beim Umgang mit bestimmten Dosiersystemen wichtig. Oft liegen den Arzneimitteln wie Antibiotika-Säften z. B. Dosierlöffel bei, mit denen man die benötigte Menge nur sehr ungenau abmessen kann. Hier kann es sinnvoll sein, eine Oral-Spritze zum Aufziehen der benötigten Menge zu verwenden. Ess- und Teelöffel als Maßeinheit sind nicht genormt und werden deshalb für die Dosierung von Arzneimitteln ausdrücklich nicht empfohlen. Orale Darreichungsformen sind für Kinder und Jugendliche bei gegebener Schluckfähigkeit vorrangig zu empfehlen, da sie immer eine definierte Dosis enthalten und zudem einzeln hygienisch verpackt sind. Für manche Verordnungen muss das Fertigarzneimittel zerkleinert oder geteilt werden. Dabei ist besonders wichtig, dass retardierte und magensaftresistente Darreichungsformen nicht geteilt werden dürfen, sofern dies vom Hersteller nicht ausdrücklich erlaubt ist. Sie dürfen jedoch niemals zerkleinert werden! Wenn keine geeignete Darreichungsform in der richtigen Dosis verfügbar ist, muss der Arzt ein in der Apotheke individuell herzustellendes Arzneimittel verordnen (3).

4.4 Off-Label-Use, rechtliche und ethische Fragen

Die Zulassung von Arzneimitteln bezieht sich auf das Alter, die Indikationsbereiche, aber auch auf die Dosierung, Dauer der Therapie, Darreichungsform und den Applikationsweg. In diesem Zusammenhang sind viele Arzneimittel, die in der Kinder- und Jugendpsychiatrie verwendet werden, weder für die zu behandelnde Altersklasse noch für Indikationen zugelassen. Studien an Kindern sind aufwändig und teuer: Probleme sind z. B. schwierige Dosisfindungen, unvorhergesehene Arzneimittelreaktionen, nicht abschätzbare Spätfolgen hinsichtlich der Entwicklung sowie wenige Patienten, die in die Studien einwilligen. Da also vonseiten des Herstellers dann keine zugelassene Indikation vorliegt, dies aber nicht bedeutet, dass die Arzneimittel bei Kindern nicht wirken, werden bei Kindern Arzneimittel häufig off-label eingesetzt. Da für besonders vulnerable Patienten so gut wie gar keine Arzneimittel explizit zugelassen sind, hat man in der Kindermedizin die Situation, dass auf Intensivstationen pädiatrische Patienten zu über 90 %, auf pädiatrischen Allgemeinstationen etwa 50 % Arzneimittel off-label erhalten.

Auch wenn Off-Label-Arzneimittel den aktuellen fachlichen Standards bzw. den Empfehlungen der Fachgesellschaften entsprechen, besteht für den Arzt im Schadensfall ein höheres Haftungsrisiko. Die Off-Label-Verordnung muss daher gut dokumentiert und die Eltern darüber umfänglich aufgeklärt werden. Seit 2007 gibt es auf europäischer Ebene Regularien für den Umfang von Studien an Kindern bei Zulassungserweiterungen und Neuzulassungen. Auch die Pharmakovigilanz ist Kindern gegenüber verstärkt worden. So sind laut ärztlicher und pharmazeutischer Berufsordnung sämtliche Nebenwirkungen bei Kindern meldepflichtig, um dann in der europäischen EudraVigilance-Datenbank gesammelt und ausgewertet zu werden (3, 4, 6).

4.5 Arzneimittel bei Kindern zur Behandlung psychischer Erkrankungen

4.5.1 Antidepressiva bei Depressionen, Ängsten, Zwängen und Bulimia nervosa

Antidepressiva werden nicht nur bei Depressionen, sondern auch für die Behandlung von Zwängen und Ängsten, wie zum Beispiel einer schweren soziale Phobie oder auch einer generalisierten Angststörung, eingesetzt.

Die Symptome depressiver Erkrankungen bei Kindern entsprechen überwiegend denen des Erwachsenenalters (▶ Kap. 6 »Antidepressive Wirkstoffe, Therapie von Angststörungen«). Unterschiede können sich bei Depressionen von jüngeren Kindern zeigen, die zum Teil nicht traurig, sondern eher reizbar aggressiv sein können. Auch bei der generalisierten Angststörung des Kindes- und Jugendalters gibt es Unterschiede zur generalisierten Angststörung bei älteren Jugendlichen und Erwachsenen. Bei jüngeren Kindern stehen häufig somatische Beschwerden im Vordergrund und weniger ängstliches Grübeln.

4.5 Arzneimittel bei Kindern zur Behandlung psychischer Erkrankungen

Anders als bei Erwachsenen steht bei Kindern und Jugendlichen nur eine geringe Auswahl an Medikamenten zu Verfügung. Davon gehören die meisten zur Gruppe der sogenannten selektiven Serotoninwiederaufnahmehemmer (SSRI). So ist der SSRI Fluoxetin zur Behandlung von mittelschweren und schweren Depressionen ab dem 8. Lebensjahr, der SSRI Sertralin zur Behandlung von Zwängen ab dem 6. Lebensjahr und Fluvoxamin ab dem 8. Lebensjahr zugelassen. Zur Behandlung von sozialen und generalisierten Ängsten ist im Kindes- und Jugendalter kein Präparat zugelassen, so dass klassischerweise auf die für andere Erkrankungen zugelassenen Medikamente zurückgegriffen wird und diese dann im »Off-Label«-Status eingesetzt werden. Auch eine hochdosierte Gabe von Fluoxetin bei Bulimia nervosa ist im Jugendalter nicht zugelassen, wird aber dennoch eingesetzt.

Typische Nebenwirkungen sind Agitiertheit, lebhafte Träume, Kopfschmerzen und Übelkeit zu Beginn der Therapie sowie Schwitzen, erweiterte Pupillen und Libido- sowie Orgasmusstörungen. Zudem müssen die Leberwerte und die Anzahl der weißen Blutkörperchen kontrolliert und regelmäßig EKG-Kontrollen durchgeführt werden, da sich die Reizleitung im Herz verändern kann (genauer: die QTc-Zeit). SSRI verbessern zunächst den Antrieb und danach die Stimmung, weswegen es in der ersten Aufdosierungsphase zu vermehrten Suizidgedanken und selbstverletzendem Verhalten kommen kann. Das müssen alle Beteiligten wissen und es muss explizit danach gefragt werden.

Deutlich seltener werden Präparate aus dem Bereich der sogenannten trizyklischen Antidepressiva eingesetzt. Zum Beispiel erhalten Kinder und Jugendliche mit schweren Zwängen, bei denen die oben genannten Medikamente keinen ausreichenden Erfolg haben, Clomipramin. Clomipramin hat als Nebenwirkungen Mundtrockenheit, Probleme beim Wasserlassen, Verschwommen- oder Unscharfsehen und teilweise Hunger und Müdigkeit. Zudem ist die Wahrscheinlichkeit für Herzrhythmusstörungen größer als bei den SSRI. Zudem müssen auch hier die Blutwerte (insbesondere Leberwerte) regelmäßig kontrolliert werden. Die Nebenwirkung des erschwerten Wasserlassens macht man sich manchmal bei Kindern, die unter Einnässen leiden (funktionelle Harninkontinenz oder Enuresis) zu Nutze und gibt ihnen vor dem Schlafengehen Clomipramin gegen das Einnässen.

Alle Antidepressiva sollten schrittweise ein- und ausdosiert werden, um unerwünschte Nebenwirkungen oder Absetzsymptome zu minimieren. Absetzsymptome ähneln meist den Nebenwirkungen, können aber auch den Symptomen der Grunderkrankung gleichen, wie zum Beispiel schlechte Stimmung oder Reizbarkeit, so dass nicht immer eindeutig zu unterscheiden ist, ob Absetzsymptome oder ein Rückfall vorliegt. Zudem sollten Absetzsymptome nicht mit einer psychischen oder körperlichen Abhängigkeit verwechselt werden, die nicht vorkommt.

4.5.2 Psychostimulanzien und andere Präparate zur Behandlung bei ADHS (Einfacher Aktivitäts- und Aufmerksamkeitsstörung mit und ohne Hyperaktivität)

> **Fallbeispiel: Aufmerksamkeitsstörung bei einem Grundschulkind**
>
> Der 8-jährige Liam wird von seiner Mutter in der kinder- und jugendpsychiatrischen Sprechstunde vorgestellt. Die Grundschullehrerin, bei der Liam gerade die dritte Klasse besucht, habe darüber berichtet, dass Liam sich sehr leicht von den anderen Kindern ablenken lasse und häufig nicht zuhöre. Auch mache er viele Flüchtigkeitsfehler und habe seine Schulmaterialien nicht komplett dabei. Wenn er dann aber an einem Thema interessiert sei, habe er keine Probleme, alles zu verstehen und auch sehr gute Leistungen zu erbringen. Ergänzend berichtet Liams Mutter, dass es zu Hause häufig zu Diskussionen wegen der Hausaufgaben komme. Liam würde viel lieber seinen Freizeitaktivitäten nachkommen. Auch sei er sehr unordentlich und vergesse ständig seine Jacke. Ansonsten gebe es keine Probleme. Liam sei ein netter, aufgeweckter und liebenswerter Junge.
> Diagnose: Einfache Aktivitäts- und Aufmerksamkeitsstörung.
> Die Familie erhält eine ausführliche Erklärung zum Krankheitsbild und etabliert klare Strukturen und Absprachen zu Hause, um Liams Alltag strukturierter zu gestalten. Auch bekommt er einen Belohnungsplan und kann mit dem Erledigen von kleinen Haushaltsaufgaben und dem Anfertigen der Hausaufgaben ohne Diskussionen Belohnungen verdienen. Dies motiviert Liam sehr und erleichtert ihm auch, sich zu den Hausaufgaben überwinden zu können.
> Zusätzlich erhält Liam zur Unterstützung Medikinet retard (30 mg bei einem Körpergewicht von 35 kg). Das hilft zwar gut, die Wirkung lässt aber nachmittags zu früh nach, so dass er danach auf Equasym retard (30 mg) umgestellt wird. Das wirkt nachmittags ausreichend lange, um auch die Hausaufgabenzeit abzudecken.
> Leider hat Liam während des Tages jetzt viel weniger Appetit als vor der Medikation. Damit er nicht abnimmt, kocht seine Mutter ihm jeden Abend sein Lieblingsgericht, was ihn natürlich sehr freut. Am Anfang der Medikation kann Liam abends auch schlechter einschlafen und hat häufiger Bauchschmerzen. Beide Nebenwirkungen verschwinden aber nach einiger Zeit.

Die bei Aufmerksamkeitsstörungen eingesetzten Medikamente haben einen positiven Effekt auf alle drei Kardinalsymptome: Konzentrationsstörungen, Impulsivität sowie Hyperaktivität.

Der Wirkstoff der ersten Wahl zur Behandlung einer Aufmerksamkeitsstörung heißt Methylphenidat (MPH) (▶ Tab. 4.3). Der Wirkstoff ist ab dem 6. Lebensjahr zur Behandlung der Aufmerksamkeitsstörung zugelassen.

Es gibt viele verschiedene Präparate mit dem Wirkstoff MPH, die sich dadurch unterscheiden, wie schnell der Wirkstoff vom Körper aufgenommen wird, was verschiedene Wirkprofile verursacht. Zum Wirkmechanismus ▶ Abb. 4.1.

4.5 Arzneimittel bei Kindern zur Behandlung psychischer Erkrankungen

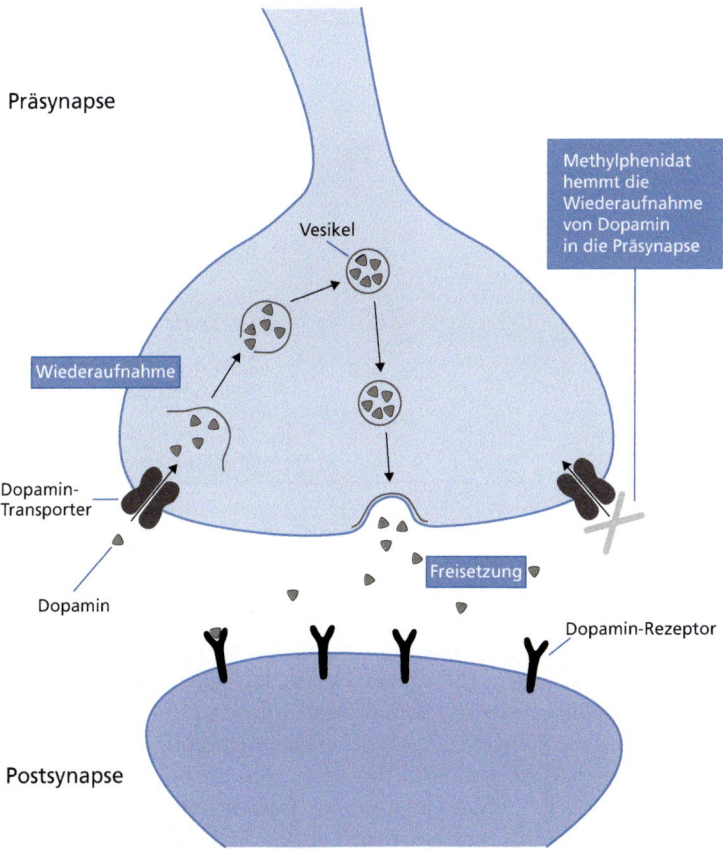

Abb. 4.1: Wirkmechanismus von Methylphenidat: die Wiederaufnahme von Dopamin aus dem synaptischen Spalt wird verhindert, wodurch die Konzentration von Dopamin erhöht wird.

Definition

Bei einem *Generikum* handelt es sich um ein Präparat, welches einem anderen, patentgeschützten Präparat gleicht. Oftmals wird es jedoch günstiger angeboten.

4 Pharmakotherapie bei Kindern

Tab. 4.3: Verschiedene Präparate mit dem Wirkstoff Methylphenidat (MPH)

Handelsname	Wirkeintritt	Wirkdauer in Stunden	Bemerkung
Medikinet®	IR	3–4	Die gesamte Dosis wird sofort freigesetzt
Ritalin®	IR	3–4	Die gesamte Dosis wird sofort freigesetzt
Medikinet® retard	50:50	6–8	50 % der Dosis werden sofort freigesetzt und 50 % verzögert
Ritalin® LA	50:50	6–8	50 % der Dosis werden sofort freigesetzt und 50 % verzögert
Equasym® retard	30:70	x	30 % der Dosis werden sofort freigesetzt und 70 % verzögert
Methysym® retard	30:70	x	30 % der Dosis werden sofort freigesetzt und 70 % verzögert
Concerta®	22:78	x	22 % der Dosis werden sofort freigesetzt und 78 % verzögert
Kinecteen®	22:78	x	22 % der Dosis werden sofort freigesetzt und 78 % verzögert

IR = Immediate Release (sofortige Freisetzung);
LA = Long Acting bzw. Retard (verzögerte Freisetzung)

Typische Nebenwirkungen sind Appetitminderung, Einschlafstörungen, Stimmungsverschlechterung, langsameres Wachstum, Verschlimmerung von Tics, Bauch- und Kopfschmerzen, schnellerer Herzschlag und ein höherer Blutdruck. Besonders die Appetitminderung kommt fast immer vor und kann bei negativen Auswirkungen auf das Gewicht einen Therapieabbruch notwendig machen.

Mittel der zweiten Wahl, aber auch Teil der Gruppe der Psychostimulanzien, sind Lisdexamfetamin (z. B. Elvanse®) sowie Dexamfetamin (z. B. Attentin®) (▶ Tab. 4.4). Die Wirkung und Nebenwirkungen sind mit denen des MPH vergleichbar, aber insgesamt stärker bzw. stärker ausgeprägt. Zum Wirkmechanismus ▶ Abb. 4.2.

Tab. 4.4: Verschiedene Präparate mit den Wirkstoffen Lisdexamfetamin und Amfetamin

Handelsname	Wirkstoff	Wirkdauer
Attentin®	Dexamfetamin	Bis zu 10 Stunden
Elvanse®	Lisdexamfetamin	Bis zu 13 Stunden

MPH sowie Dexamfetamin und Lisdexamfetamin sind Amphetaminarten, weswegen für ihre Verschreibung Betäubungsmittel (BTM)-Rezepte benutzt werden.

4.5 Arzneimittel bei Kindern zur Behandlung psychischer Erkrankungen

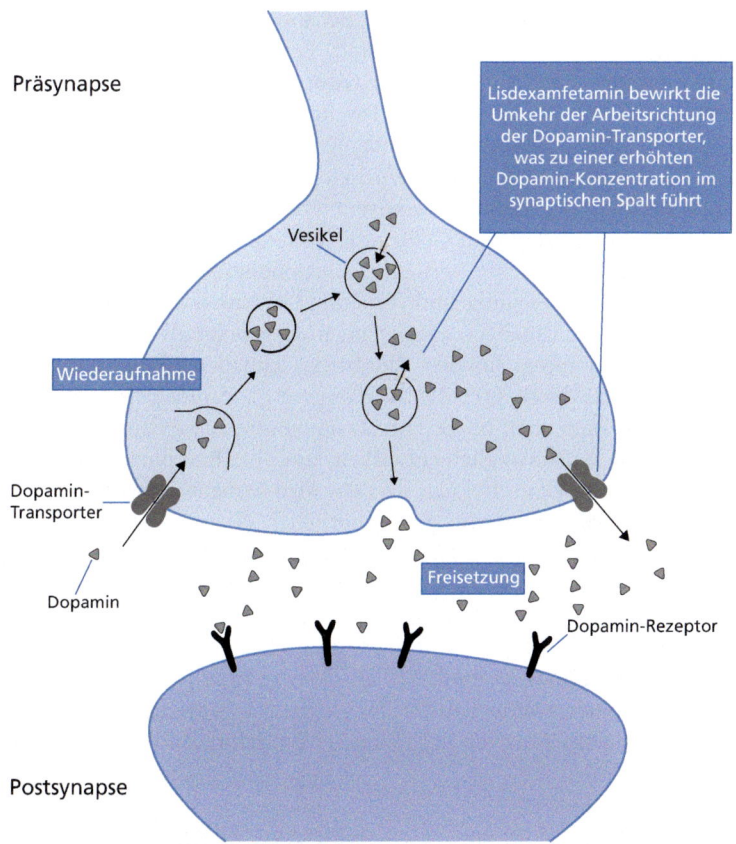

Abb. 4.2: Wirkmechanismus von Lisdexamfetamin und Amfetamin: der Transport von Dopamin aktiv in den synaptischen Spalt hinein über eine Aktivierung des Transporters führt zu einer Erhöhung der Konzentration von Dopamin im synaptischen Spalt.

Zudem muss eine Bescheinigung des verschreibenden Arztes mitgeführt werden, wenn man die Präparate mit ins Ausland nehmen möchte. Zudem benötigen einige Leistungssportler eine Bescheinigung über die Notwendigkeit der Einnahme, da Psychostimulanzien zum Teil als Dopingmittel gelten. Schließlich ist wichtig zu wissen, dass Drogenscreenings unter der Einnahme von Psychostimulanzien manchmal, nicht immer, Amphetamine positiv anzeigen.

Psychostimulanzien werden einschleichend eindosiert und dann täglich morgens eingenommen. Sie wirken nur an dem Tag der Einnahme für einige Stunden, so dass die Einnahme, wenn notwendig, auch tageweise pausiert werden kann, ohne dass dies einen negativen Effekt hat. Zudem ist die Wirkung nach Erreichen einer ausreichend hohen Dosierung auch direkt beurteilbar.

Wenn die Psychostimulanzien nicht ausreichend gut wirken, kontraindiziert sind oder es zu intolerablen Nebenwirkungen kommt, werden Medikamente der zweiten Wahl eingesetzt. Die am häufigsten eingesetzten Medikamente sind Atomoxetin und Guanfacin (▶ Tab. 4.5), die beide zur Behandlung einer Aufmerksamkeitsstörung ab dem 6. Lebensjahr zugelassen sind. Beide Medikamente reduzieren die Kardinalsymptome einer Aufmerksamkeitsstörung ähnlich stark und zu einem insgesamt geringeren Ausmaß als die Psychostimulanzien. Beide Medikamente werden einschleichend dosiert, müssen täglich eingenommen werden und zeigen ihre volle Wirkung erst nach einigen Wochen.

Atomoxetin ist ein sogenannter selektiver Noradrenalinwiederaufnahmehemmer (SNRI). Das heißt, er erhöht im Gehirn die Verfügbarkeit des Botenstoffs Noradrenalin, was unter anderem die Areale im Gehirn besser funktionieren lässt, die für die Aufmerksamkeit notwendig sind. Typische Nebenwirkungen sind Bauch- und Kopfschmerzen, Appetitmangel (aber weniger ausgeprägt als bei Psychostimulanzien), Leberwerterhöhung, höherer Blutdruck, schnellerer Puls und Herzrhythmusstörungen (u. a. durch QTc-Zeit Verlängerung). Atomoxetin wird einschleichend eindosiert, kann aber, bei Bedarf, abrupt abgesetzt werden.

Guanfacin wurde ursprünglich entwickelt, um über Rezeptoren im Gehirn den Blutdruck zu senken. Dann fiel auf, dass das Medikament aufgrund seiner Eigenschaften in der Aktivierung von postsynaptischen Neurotransmitter-Rezeptoren, wie adrenergen Alpha2-Rezeptoren, auch einen positiven Einfluss auf Aufmerksamkeitsleistungen hat. Aus der Eigenschaft als Blutdrucksenker lassen sich die Nebenwirkungen ableiten: Guanfacin kann einen niedrigen Blutdruck, einen langsamen Herzschlag, Müdigkeit und Hunger auslösen. Es muss einschleichend eindosiert und der Blutdruck und Puls am Anfang mindestens wöchentlich kontrolliert werden. Zudem muss Guanfacin in kleinen Schritten abgesetzt werden, da es bei einem abrupten Absetzen nach längerer Einnahme zu Bluthochdruckkrisen kommen kann.

Tab. 4.5: Nicht-Stimulanzien zur Behandlung einer Aufmerksamkeitsstörung

Handelsname	Wirkstoff
Agakalin®	Atomoxetin
Atomoxetin Generika	Atomoxetin
Intuniv®	Guanfacin
Strattera®	Atomoxetin

4.5.3 Antipsychotika und sonstige Präparate bei schizophrener Psychose, bipolarer Störung, Autismus-Spektrum-Störung und Tics sowie Tourette-Syndrom

Im Kinder- und Jugendbereich werden sowohl hoch- als auch niederpotente Antipsychotika eingesetzt.

4.5 Arzneimittel bei Kindern zur Behandlung psychischer Erkrankungen

Die niederpotenten Antipsychotika werden zur Beruhigung bei Anspannungszuständen und Aggressionen meist als Einzelgabe gegeben. Es gibt aber auch Kinder und Jugendliche, die diese Medikamente für einen begrenzten Zeitraum regelmäßig erhalten. Sehr häufig wird Pipamperon eingesetzt, aber auch Levomepromazin, Chlorprothixen, Promethazin und Melperon. Typische Nebenwirkungen sind Müdigkeit bis hin zur Somnolenz sowie Kreislaufprobleme.

Bei schweren Erregungszuständen kommen neben niedrigpotenten Antipsychotika und Benzodiazepinen auch hochpotente Antipsychotika, wie zum Beispiel Risperidon oder auch Haloperidol, zum Einsatz. So ist Risperidon ab fünf Jahren für eine maximal sechswöchige Behandlung von Aggressionen bei Kindern und Jugendlichen mit einer unterdurchschnittlichen Begabung zuglassen.

Hochpotente Neuroleptika finden neben der Akutbehandlung von Erregungszuständen Anwendung bei einer Vielzahl von psychiatrischen Erkrankungen im Kindes- und Jugendalter.

Schizophrene Psychosen

Die Symptome einer schizophrenen Psychose bei Jugendlichen entsprechen häufig denen des Erwachsenenalters (▶ Kap. 7 »Antipsychotische Pharmakotherapie«). 20 % der betroffenen Jungen und 16 % der betroffenen Mädchen erkranken vor dem 18. Lebensjahr. 4 % der betroffenen Jugendlichen erkranken vor dem 15. und 1 % vor dem 10. Lebensjahr. Häufig kommt es zu einem sogenannten Prodrom, das heißt zu Vorboten der Erkrankung, die sich über Wochen, Monate und sogar Jahre hinziehen können und sich durch unspezifische Beschwerden äußern, wie ein schlechterer Schlaf, Probleme der Konzentration mit Leistungsknick in der Schule und Wesensveränderungen.

Bei schizophrenen Psychosen im Kindes- und Jugendalter werden dieselben Medikamente eingesetzt wie bei Erwachsenen, wobei die atypischen den typischen Antipsychotika vorgezogen werden. Zugelassen sind Aripiprazol sowie Paliperidon ab dem 15. Lebensjahr. Aber auch unter anderem Risperidon, Olanzapin, Quetiapin (mittelpotent) und Amisulprid werden eingesetzt (»off-label«). Als Reservemedikament bei schizophrenen Psychosen, die unter zwei anderen, ausreichend hoch dosiert und lange eingesetzten Antipsychotika nicht besser werden, steht wie bei Erwachsenen Clozapin zur Verfügung und ist ab dem 16. Lebensjahr auch offiziell zugelassen. Die verschiedenen Nebenwirkungsprofile der einzelnen Antipsychotika entsprechen denen im Erwachsenenalter (▶ Kap. 7 »Antipsychotische Pharmakotherapie«). Was die richtige Dosierung angeht, so ist man im Kindesalter insbesondere bei Medikamenten, die nicht für Kinder zugelassen sind, unsicher. Therapeutisches Drug Monitoring hilft, zu verhindern, dass bei Kindern zu hohe Blutspiegel mit der Folge von schweren Nebenwirkungen auftreten, und ermöglicht eine individuelle Dosierung. Insbesondere zu Beginn der Behandlung werden die hochpotenten Antipsychotika mit niederpotenten Antipsychotika oder auch Benzodiazepinen kombiniert, um die Patientinnen und Patienten besser von der Wahrnehmung äußerer Reize abzuschirmen und Ängste und Anspannung zu verringern.

Bipolare Störung

Bipolare Störungen entsprechen im Jugendalter sowohl in der Symptomatik als auch in der Behandlung weitestgehend dem Erwachsenenalter (▶ Kap. 6 »Antidepressive Wirkstoffe, Therapie von Angststörungen«). Im Jugendalter zugelassen zur Behandlung von manischen bipolaren Episoden ist Aripiprazol ab dem 13. Lebensjahr und Ziprasidon zur Akutbehandlung bipolarer Störungen ab dem 10. Lebensjahr. Neben Antipsychotika sind zur Prophylaxe manisch-depressiver Erkrankungen (auch im Rahmen schizoaffektiver Psychosen) und zur Therapie akuter Manie und hypomanischer Zustände Lithiumsalze ab einem Alter von zwölf Jahren zugelassen. Die therapeutischen Überlegungen sowie die Beachtung der Nebenwirkungsprofile entsprechen denen im Erwachsenenalter.

Autismus-Spektrum-Störungen

Autistische Störungen gehören zu den sogenannten tiefgreifenden Entwicklungsstörungen. Die ehemalige Einteilung in den frühkindlichen, den Asperger und den atypischen Autisten wird mittlerweile nicht mehr benutzt, sondern die Störung wird als Autismus-Spektrum-Störung bezeichnet, deren Symptomspektrum von milden Auffälligkeiten bis zu einer gravierenden Einschränkung im Alltag reichen können. Probleme bestehen klassischerweise in den Bereichen der Kommunikation, der sozialen Interaktion sowie stereotypischen Verhaltensmustern oder alternativ Sonderinteressen.

Kinder und Jugendliche mit einer Autismus-Spektrum-Störung, insbesondere wenn sie schwer betroffen sind, benötigen häufiger Medikamente gegen Erregungszustände und Anspannung. Hier werden klassischerweise nieder-, zum Teil aber auch hochpotente Antipsychotika eingesetzt (▶ Kap. 7 »Antipsychotische Pharmakotherapie«). Außerdem sind Aufmerksamkeitsstörungen sehr häufig komorbid anzutreffen, so dass auch Stimulanzien oft zum Einsatz kommen. Insgesamt muss bei Kindern und Jugendlichen mit einer Autismus-Spektrum-Störung beachtet werden, dass häufiger und bei niedrigeren Dosierungen schon Nebenwirkungen auftreten können, so dass bei jedem Psychopharmakon besonders niedrig dosiert und langsam aufdosiert werden muss.

Neben Antipsychotika ist bei Schlafstörungen zudem Melatonin bei Autismus-Spektrum-Störungen zugelassen.

Tics und Tourette-Syndrom

Tics sind nichtrhythmische Muskelzuckungen einer oder mehrerer Muskelgruppen oder Lautäußerungen, die unwillkürlich auftreten und keinem Zweck dienen. Tics können meist nicht oder nur für einen kurzen Zeitraum unterdrückt werden. Sie treten klassischerweise im Grundschulalter auf, werden in der Pubertät schlimmer und werden dann besser oder verschwinden ganz. Wenn mehrere motorische Tics (Muskelzuckungen) und mindestens ein Tic im Sinne von Lautäußerungen über länger als ein Jahr besteht, nennt man die Störung »Tourette-Syndrom«. Grundsätzlich ist eine Tic-Störung harmlos und oft reicht eine ausführliche Aufklärung der Betroffenen und des Umfeldes. Es kommt aber auch vor, dass Tics so sehr einschränken, dass eine Medikation notwendig wird, um diese zu reduzieren.

Bei Tics werden klassischerweise Antipsychotika verschrieben. Insbesondere Tiaprid, Risperidon und Aripiprazol kommen häufig zum Einsatz. Die Dosierungen sind dabei niedriger als die, die zum Beispiel bei Psychosen gegeben werden. Nebenwirkungen sind dementsprechend weniger häufig. Die Tics vermindern sich unter Medikation, sistieren aber fast nie gänzlich. Zudem ist es oft nicht einfach, festzustellen, ob die Intensität der Tics wegen einer Medikation nachlässt, oder ob die bei Tics normalen Intensitätsschwankungen vorliegen. Das einzige bei Tics offiziell zugelassene Medikament ist Haloperidol, was aber wegen der schwerwiegenden Nebenwirkungen nicht mehr zum Einsatz kommt.

Wenn komorbid eine Aufmerksamkeitsstörung vorliegt, hat sich auch die Gabe von Guanfacin bewährt, da sich sowohl ADHS-Symptome als auch Tics darunter bessern.

Bei schweren Tics, die die Lebensqualität massiv einschränken und die nicht ausreichend auf andere Medikamente reagieren, werden zum Teil auch Cannabinoide gegeben. Diese sind aber nicht zugelassen und ein absolutes Reservemedikament.

4.5.4 Sonstige Präparate

Im Kindes- und Jugendalter werden Benzodiazepine wie bei Erwachsenen zur Sedierung und zum Angstlösen gegeben. Beispiele wären hier Lorazepam und Diazepam.

> **Take-Home-Message**
>
> - Die Pharmakokinetik und -dynamik unterscheidet sich bei Kindern von denen der Erwachsenen.
> - Im Kindes- und Jugendalter werden Psychopharmaka oft »off-label« verordnet, nur wenige Präparate sind offiziell zugelassen.
> - Kinder und Jugendliche erhalten grundsätzlich dieselben Psychopharmaka wie Erwachsene. Eine kindgerechte Verpackung erhöht die Sicherheit für die Kinder.

Literatur

1. Goodman R, Scott S. Kinder- und Jugendpsychiatrie. 3 Auflage, Schattauer, S. 378, 2016.
2. Remschmidt H, Becker K. Kinder- und Jugendpsychiatrie und Psychotherapie. 7. Auflage, Thieme, S. 487, 2020.

3. Wolf E. Altersgerechte Arzneiformen. Pharmazeutische Zeitung. 2019;28: 17.04.2019. https://www.pharmazeutische-zeitung.de/altersgerechte-arzneiformen/
4. Janzen RWC. Off-label-use im Behandlungsalltag. Arzneiverordnung in der Praxis. 2016;43(3):127–132.
5. O'Hara K. Paediatric pharmacokinetics and drug doses. Aust Prescr. 2016;39(6):208–210.
6. Erker CG, Möllmann M. Off label use von Notfallmedikamenten im Kindesalter. Der Anaesthesist. 2013; 62:130–136.

Weiterführende Literatur

Kölch M, Rassenhofer M, Fegert JM. Klinikmanual Kinder- und Jugendpsychiatrie und -psychotherapie. Springer, 3. Auflage, 2020.

Steinhausen H.-C. Psychische Störungen bei Kindern und Jugendlichen. Urban & Fischer, 9. Auflage, 2019.

Fachinfo-Service – Fachinformationsverzeichnis Deutschland: www.fachinfo.de

Leitlinien der AWMF für Ärzt*innen und Gesundheitspersonal – Arbeitsgemeinschaft der Wissenschaftlichen Medizinischen Fachgesellschaften e. V.: www.awmf.org/Leitlinien

NICE guidance – National Institute for Health and Care Excellence: www.nice.org.uk/guidance

5 Pharmakologie im Alter

Katja Susanne Just

Die Wirkung von Arzneimitteln ist im Alter verändert. Dadurch können Arzneimittel versehentlich überdosiert werden, woraus Nebenwirkungen entstehen. Nebenwirkungen im Alter können komplexe Beschwerdebilder hervorrufen, die sich auch in einer psychischen Symptomatik äußern können. Gleichzeitig ist es möglich, dass Einnahmefehler oder aber auch Arzneimittelinteraktionen, also Wechselwirkungen unterschiedlicher Arzneimittel, zu einer verminderten Wirksamkeit von Arzneimitteln führen.

Dieses Kapitel gibt einen Überblick über relevante Aspekte der Alterspharmakologie.

> **Fallbeispiel: Veränderte Wirkweise eines Beruhigungsmittels im Alter**
>
> 1) Vor einer geplanten Operation erhält eine 29-jährige Patientin ein Beruhigungsmittel in Form einer Tablette (7,5 mg Midazolam).
> Ungefähr eine halbe Stunde nach der Einnahme ist die Patientin leicht benommen, aber gut kontaktierbar. Sie erscheint schläfrig, kann aber auf Fragen Antwort geben.
>
> 2) Vor einer geplanten Operation erhält eine 79-jährige Patientin das gleiche Beruhigungsmittel in Form einer Tablette in der gleichen Dosis (7,5 mg Midazolam).
> Ungefähr eine halbe Stunde nach Einnahme ist die Patientin schläfrig und nur durch leichte Schmerzreize erweckbar. Ihre Atmung ist deutlich verlangsamt. Gelegentlich treten kurze Atempausen auf.

5.1 Unterschiede in der Arzneimitteltherapie älterer im Vergleich zu jüngeren Menschen

Die beiden dargestellten Fälle zeigen, wie individuell unterschiedlich dieselbe Arzneimitteldosis wirken kann. Dies lässt sich teilweise durch das Alter und den damit verbundenen Veränderungen der Arzneimittelwirkung und -verstoffwechselung erklären.

Hinzu können Einnahmefehler kommen, die häufiger im Alter auftreten. Hierzu gehören neben Schluckstörungen oder auch zu wenig Flüssigkeit, die zur Einnahme einer Tablette getrunken wird, was zu einer verzögerten oder unvollständigen Absorption des Arzneimittels führt, auch das Vergessen der Arzneimitteleinnahme bei eingeschränkter Kognition oder demenziellen Erkrankungen. Wenn zudem eine hohe Anzahl an Tabletten eingenommen werden muss (wie im Fallbeispiel 2), ist es möglich, dass die Patienten ihre Arzneimittel nicht wie verordnet einnehmen und somit die Therapieadhärenz leidet.

Zusätzlich kommt es mit zunehmendem Alter zu ganz normalen im Alterungsprozess auftretenden (physiologischen) Veränderungen im Körper, welche zum einen das Ansprechen des Körpers auf Arzneimittel beeinflussen (Pharmakodynamik) und zum anderen auch die Fähigkeit des Körpers, den Arzneistoff zu verstoffwechseln und ihn wieder auszuscheiden (Pharmakokinetik). Diese Prozesse können zudem durch Wechselwirkungen bei gleichzeitiger Einnahme vieler Arzneimittel nochmals deutlich verändert werden (Arzneimittelinteraktionen).

5.2 Pharmakokinetische Unterschiede im Alter

Pharmakokinetische Dimensionen lassen sich mit dem Akronym »ADME« (Absorption, Distribution, Metabolismus, Elimination) beschreiben (▶ Kap. 2 »Pharmakokinetik und Metabolismus«). Hier kommt es im Alter zu Veränderungen, die zu einer anderen Wirkweise und einer erhöhten Auftretenswahrscheinlichkeit von Nebenwirkungen führen können. Im Allgemeinen gilt der Grundsatz »Start low, go slow« für die Arzneimitteltherapie im Alter. Dieser Rat, mit niedriger Dosis zu beginnen und nur mit langsamen Schritten die Dosierung zu steigern, lässt sich unter anderem durch pharmakokinetische Veränderungen im alternden Organismus erklären.

5.2.1 Unterschiede der Absorption im Alter

Die Absorption von Arzneimitteln ist im Alter weitestgehend erhalten, also vergleichbar mit der von jüngeren Erwachsenen. Allerdings müssen Arzneimittel in Flüssigkeit gelöst vorliegen, um zügig in den Körper aufgenommen zu werden. Wird bei der Einnahme von Tabletten oder Kapseln nicht genügend Flüssigkeit getrunken, so kann es gerade bei älteren Menschen passieren, dass die Tabletten unverändert über längere Zeit im Magen liegen und nur verzögert aufgelöst werden.

Zudem können eingenommene Arzneimittel die Absorption anderer Arzneimittel reduzieren. Hierzu zählen beispielsweise trizyklische Antidepressiva und Opioide, welche die Aufnahme anderer Arzneimittel durch Reduktion der Magen-Darm-Motilität beeinträchtigen können (1).

Ganz generell, also physiologisch, kann die intestinale Aufnahme bestimmter Stoffe im Alter verringert sein. Dies betrifft beispielsweise die Aufnahme von Eisen, Calcium oder auch Vitamin B_{12}. Durch eine Abnahme der Magensäureproduktion beziehungsweise eine Erhöhung des gastrischen pH-Wertes kann beispielsweise das für die Blutbildung bedeutsame Eisen nicht mehr ausreichend aus Nahrungsmitteln gelöst und resorbiert werden. Hieraus kann sich eine Blutarmut (Anämie) ergeben. Zusätzlich ist die Produktion eines Zusatzfaktors, der für die Aufnahme von Vitamin B_{12} benötigt wird, im Alter vermindert. Fehlt es an diesem Faktor, entsteht in der Folge meist ein Vitamin B_{12}-Mangel, der zu einer Sonderform der Blutarmut (Anämie), der perniziösen Anämie führen kann. Anämien führen häufig zu sehr unspezifischen Symptomen wie Abgeschlagenheit und Erschöpfung, die leicht mit der Symptomatik einer Depression verwechselt werden können. Im Rahmen der perniziösen Anämie können sogar delirante Symptomkonstellationen auftreten, sodass diese im Rahmen einer Differenzialdiagnostik (Abklärung unterschiedlicher möglicher Krankheitsursachen) immer mitbedacht werden sollte. Der Ausschluss einer Anämie ist auch wegen der hohen Prävalenz im Alter vor der Initiierung einer (medikamentösen) Therapie einer (vermeintlichen) psychischen Erkrankung zu empfehlen. Zusätzlich sei erwähnt, dass die Erhöhung des Magen-pH-Werts nicht nur physiologisch im Alter auftritt, sondern ebenfalls durch die im Alter häufig vorkommende Verordnung von Säurehemmern wie Protonenpumpeninhibitoren (PPI) oder Antazida verändert wird. Diese reduzieren die Produktion von Magensäure und führen so zu einer Erhöhung des Magen-pH-Werts. Durch diese kann sowohl die Resorption wie auch die Freisetzung des Wirkstoffs aus bestimmten Arzneiformen beeinträchtigt sein.

5.2.2 Unterschiede der Distribution im Alter

Die Distribution, also die Verteilung von Arzneistoffen im Körper, ist im Alter regelhaft verändert. Hierbei unterscheidet man zwischen hydrophilen (wasserlöslichen) und lipophilen (fettlöslichen) Arzneistoffen. Physiologischerweise haben Frauen in Relation zu Männern normalerweise weniger Körperwasser und dafür mehr Körperfett. Im Alter verändert sich zusätzlich das Verhältnis von Körperwasser und Körperfett in allen Geschlechtern. In erster Linie sinkt im Alter der Anteil an Körperwasser, wodurch der Anteil an Körperfett in Relation hierzu steigt. Das hat Auswirkungen auf die Distribution hydrophiler und lipophiler Arzneistoffe.

Dies lässt sich gut am eingangs beschriebenen Beispiel des Benzodiazepins Midazolam veranschaulichen. Einige Benzodiazepine, wie das im Fallbeispiel erwähnte Midazolam, sind eher hydrophil und verteilen sich daher besonders gut im Körperwasser. Nimmt wie beschrieben der Anteil an Körperwasser ab, so verursacht ein in gleicher Dosis verabreichtes hydrophiles Arzneimittel im Körper höhere Konzentrationen. Dies hat zur Folge, dass Nebenwirkungen verstärkt auftreten, da die Patienten einer höheren Dosis ausgesetzt sind. Dies ist ein Grund, warum viele hydrophile Arzneimittel im Alter in ihrer Dosis reduziert werden sollten.

Lipophile Arzneimittel, zu denen viele Antidepressiva und Antipsychotika zählen, reichern sich hingegen besonders gut im Körperfett an. Solche Arzneistoffe lassen sich nur schwer und damit langsamer wieder aus dem Fett lösen, wodurch sich die Elimination aus dem Körper verlängert. Daher können lipophile Arzneistoffe im Alter leicht akkumulieren (sich ansammeln) und die Wirkdauer kann verlängert sein. Als Reaktion hierauf ist die Verlängerung des Einnahmeintervalls, beispielsweise statt einer zweimaligen eine dreimalige tägliche Gabe, wie auch die Reduktion der Dosis möglich. Generell führt dies vor allem dazu, dass besonders lipophile Arzneimittel im Alter schlechter steuerbar sind, also länger benötigen, bis sich ausreichend hohe Wirkspiegel am Wirkort aufgebaut haben und diese wieder vollständig aus dem Körper entfernt ist (1).

Eine exemplarische Übersicht über hydrophile und lipophile Arzneimittel zeigt ▶ Tab. 5.1.

Tab. 5.1: Beispiele für hydrophile und lipophile Arzneimittel

Arzneimittel	Möglicher klinischer Einsatz
Hydrophile Arzneimittel	
Midazolam (z. B. Dormicum®)	Sedierung auf der Intensivstation im Rahmen eines künstlichen Komas, Prämedikation vor Operationen zur Beruhigung
Lorazepam (z. B. Tavor®)	Angstzustände, Erregungszustände, Spannungszustände
Carbamazepin	Epilepsien, Alkoholentzug, Phasenstabilisierung bei bipolarer Störung
Valproinsäure (Valproat®)	Epilepsien, manische Episode
Lipophile Arzneimittel	
Citalopram	Depressive Episode
Mirtazapin	Depressive Episode, Schlafstörungen im Alter (Off-Label-Use)
Clozapin	Schizophrenie
Quetiapin	Schizophrenie, bipolare Störung, manische Episode
Haloperidol (z. B. Haldol®)	Schizophrenie, Akutbehandlung des Delirs, manische Episode, psychomotorische Erregung, persistierende Aggression/psychotische Symptome bei Demenz
Promethazin (z. B. Atosil®)	Schlafstörung, Unruhe-/Erregungszustände bei psychiatrischer Grunderkrankung

Ebenso ist für die Verteilung beziehungsweise die Wirkweise von Arzneistoffen der Transport im Blut relevant und unterliegt Veränderungen im Alter. Die meisten Arzneistoffe liegen nicht frei im Blut vor, sondern sind an Transport-Eiweiße gebunden. Hierzu zählt Albumin. Beispiele für Arzneistoffe mit hoher Plasmaproteinbindung sind Ibuprofen oder Phenprocoumon (Marcumar®). Diese können sich gegenseitig aus der Bindung an Albumin verdrängen (kompetitive Hemmung) und somit im Sinne einer Arzneimittelinteraktion (Wechselwirkung) stärker wirken. Die Eiweißsynthese ist im Alter regelhaft reduziert, wodurch geringere Mengen an Albumin und anderen Transporteiweißen verfügbar sind. Hinzu kommt, dass ältere Patienten oftmals eine Mangelernährung mit geringer Proteinzufuhr aufweisen, sodass reduziert Transportproteine gebildet werden. Daher nimmt die Bindungskapazität und damit die Transportkapazität des Blutes für Arzneistoffe im Alter ab. Dadurch erhöht sich der Anteil freier, ungebundener Arzneistoffe. Die Wirkweise eines Arzneimittels wird in der Regel durch den ungebundenen, freien Arzneistoff verursacht. Ein höherer Anteil ungebundener Arzneistoffe führt somit zu einer erhöhten Wirksamkeit (1). Daher sollten viele Arzneimittel im Alter geringer dosiert werden.

5.2.3 Unterschiede des Metabolismus im Alter

Der Arzneistoffmetabolismus bleibt im Alter lange erhalten, wenn er nicht durch bestimmte Erkrankungen eingeschränkt ist. Dennoch kann eine verminderte Durchblutung der Leber im Alter sowie Interaktionen mit anderen Arzneimitteln die Geschwindigkeit beziehungsweise das Ausmaß des Metabolismus individuell beeinflussen (▶ Kap. 2 »Pharmakokinetik und Metabolismus«).

Physiologische Veränderungen im Alter betreffen beispielsweise eine Abnahme der Pumpfunktion des Herzens und damit auch des Herzzeitvolumens. Dies führt dazu, dass weniger Blut pro Herzschlag durch den Körper zirkuliert und die Durchblutung der Leber abnimmt. Allerdings ist unklar, inwieweit hierdurch auch die Funktionen der Leber wie beispielsweise die Metabolisierung von Arzneimitteln in klinisch relevantem Maße beeinträchtigt werden. In der Literatur wird oft davon ausgegangen, dass diese Veränderungen für Arzneimittel relevant sein könnten, deren hepatische Clearance (Reinigung des Blutes in einem bestimmten Zeitraum durch die Leber) besonders durch die Durchblutung der Leber (Leberperfusion) bestimmt wird (sogenannte High Extraction Drugs) (1). Hierunter fällt beispielsweise das Opiat Morphium. Allerdings ist anzunehmen, dass Arzneimittelinteraktionen klinisch relevanter sein könnten.

Da ältere Menschen häufig mehrfach erkrankt (multimorbide) sind, nehmen sie auch oft mehrere Arzneimittel gleichzeitig ein (Polypharmazie oder Multimedikation) (▶ Kap. 1 »Einführung in die klinische Pharmakologie«, ▶ Kap. 2 »Pharmakokinetik und Metabolismus«). Die Multimorbidität als solche kann bereits mit reduzierter Lebensqualität und mit Depressionen vergesellschaftet sein (2). Die Polypharmazie erhöht dann zusätzlich noch das Risiko der Arzneimitteltherapie. Es entstehen leichter Einnahmefehler, unerwünschte Arzneimittelwirkungen (UAW) treten häufiger auf und es kommt häufiger zu Arzneimittelinteraktionen sowie Verschreibungskaskaden (▶ Abb. 5.1).

Hinsichtlich der Arzneimittelinteraktionen mit Einfluss auf die Metabolisierungsgeschwindigkeit von Arzneimitteln sind die Phase-I-Enzyme von besonderer Bedeutung. Diese katalysieren Funktionalisierungsreaktionen des Arzneistoffmetabolismus. Das bedeutet, dass Wirkstoffe in diesem ersten Reaktionsschritt deaktiviert werden. Da in der Phase-I die Funktionalität eines Wirkstoffs geändert wird, also ob ein Wirkstoff wirken kann, ist der Phase-I-Metabolismus besonders wichtig für die klinische Wirkung von Arzneimitteln und ganz besonders Arzneimittelinteraktio-

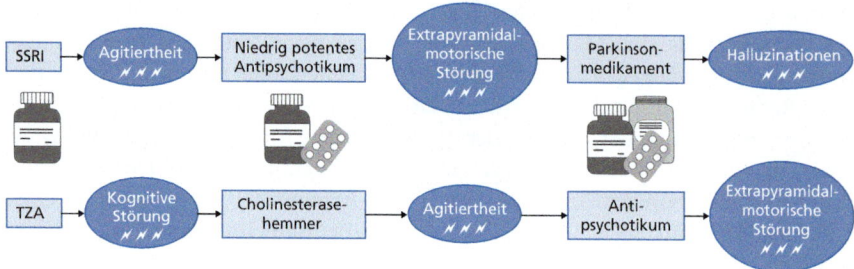

Abb. 5.1: Beispiele für Verschreibungskaskaden im Alter

nen sind in diesem Kontext relevant. Der Großteil der Phase-I-Enzyme sind solche des Cytochrom P450 (CYP)-Systems. Das Enzym CYP3 A4 ist für die Phase-I-Metabolisierung von bis zu 50–60 % aller häufig genutzten Arzneimittel zuständig und besonders empfänglich für Arzneimittelinteraktionen. Für viele Psychopharmaka spielen auch die Enzyme CYP2D6 und CYP2C19, die für Arzneimittelinteraktionen wie auch pharmakogenetische Variationen empfänglich sind, eine große Rolle. Hierdurch ergibt sich nicht nur durch die genetischen Unterschiede, sondern auch durch die Interaktion mit anderen Arzneimitteln ein hohes Potenzial für eine veränderte Elimination und dadurch auch veränderte Wirkung von bestimmten Wirkstoffen. Es können inhibitorische und induzierende Arzneimittelinteraktionen am CYP-System unterschieden werden. Beispielsweise wird das Antidepressivum Citalopram durch das Enzym CYP2C19 inaktiviert. Wird gleichzeitig ein Arzneimittel eingenommen, das das Enzym CYP2C19 inhibiert (hemmt), wie zum Beispiel der PPI Omeprazol oder das Antidepressivum Fluoxetin, so sinkt die Metabolisierungsrate von Citalopram. Dies hat zur Folge, dass durch den verminderten Abbau die effektive Dosis, die Konzentration des Arzneistoffs, die in dem Körper gemessen werden kann, steigt und in der Gefahr einer Überdosierung resultiert. Dies kann zu unerwarteten UAW führen. Andersherum kann die gemeinsame Einnahme von Citalopram mit einem CYP2C19-induzierenden Arzneimittel, wie beispielsweise dem Antiepileptikum Phenytoin, zu einer Erhöhung der Metabolisierungsgeschwindigkeit und damit einem beschleunigten Abbau führen. Hier erhöht sich das Risiko für ein Therapieversagen (3).

Es gibt auch Arzneimittel, die erst durch einen metabolischen Schritt aktiviert werden müssen, sogenannte Prodrugs. Die Gabe eines Prodrugs ist eine Möglichkeit, sich die Entgiftungsmechanismen des Körpers zu Nutze zu machen, um den Wirkstoff erst in die aktive Form zu überführen. Ein Beispiel hierfür ist der Blutplättchenhemmer Clopidogrel, der erst durch Phase-I-Reaktionen durch das Enzym CYP2C19 zu seinem aktiven Wirkstoff verstoffwechselt wird. Wird zusätzlich zu Clopidogrel ein Hemmstoff von CYP2C19, beispielsweise der oben erwähnte PPI oder das Antidepressivum Fluoxetin, eingenommen, wird der Aktivierungsschritt von Clopidogrel gehemmt. Daher kann es in solchen Konstellationen zu einem Therapieversagen von Clopidogrel kommen. Eine Induktion von CYP2C19 hingegen, wie beispielsweise durch Phenytoin, würde zu einer beschleunigten Aktivierung von Clopidogrel zum eigentlichen blutverdünnenden Wirkstoff führen. Daher würde das Nebenwirkungsrisiko, in diesem Fall für Blutungen, steigen. Im Falle eines Prodrugs sind also die Effekte von Inhibition und Induktion durch andere Arzneimittel umgekehrt. Die meisten Arzneimittel werden jedoch durch Phase-I-Enzyme deaktiviert und sind keine Prodrugs.

Da Nebenwirkungen nicht immer erkannt werden, kann es dazu kommen, dass sie als vermeintliches Krankheitssymptom eigens behandelt werden. Dies kann zu weiteren Nebenwirkungen führen. Es resultiert daraus eine sogenannte Verschreibungskaskade. Bei dieser tritt eine Nebenwirkung aufgrund eines eingenommenen Arzneimittels auf. Aus der Einnahme resultiert eine Nebenwirkung. Diese wird nicht erkannt und es kommt deshalb zur Verschreibung eines weiteren Arzneimittels. Dieser Prozess (oben beispielhaft in ▶ Abb. 5.1 dargestellt) kann sich mehrfach wiederholen. Eine Polypharmazie kann zu Verschreibungskaskaden führen, da die Therapie und das Nebenwirkungsrisiko schnell undurchsichtig werden. Gleichsam wird eine Polypharmazie durch Verschreibungskaskaden verstärkt.

5.2.4 Unterschiede der Elimination im Alter

Arzneistoffe können renal (über die Nieren), intestinal beziehungsweise biliär (über Darm und Galle) und pulmonal (über die Lungen) aus dem Körper ausgeschieden (eliminiert) werden. Dabei sind die Nieren für die Elimination von Arzneistoffen aus dem Körper am bedeutsamsten. Die Funktion der Nieren nimmt im Alter regelhaft ab (physiologisch). Dies ist sowohl durch eine reduzierte Durchblutung der Nieren wie auch eine Verhärtung der Nierenkörperchen bedingt (Glomerulosklerose). Durch die Abnahme der Nierenfunktion ist besonders die Elimination der Arzneimittel reduziert, die überwiegend renal ausgeschieden werden und bei denen andere Eliminationswege eine geringere Rolle (s. o.) spielen. Das kann klinisch vor allem für solche Arzneistoffe oder deren Metabolite relevant werden, die unverändert renal ausgeschieden werden. Wird ein Wirkstoff nicht durch eine Metabolisierung inaktiviert, so bleibt er aktiv im Körper, bis er ausgeschieden wird. Ist die Ausscheidung durch eine Funktionsabnahme der Nieren reduziert, kann das Arzneimittel länger im Körper wirksam sein, wodurch insbesondere bei fortgeführter Einnahme eine Akkumulation stattfindet und Zeichen einer Überdosierung eintreten. Beispielhaft sei hier das Phasenprophylaktikum Lithium zu nennen, das zur Behandlung einer bipolaren Störung oder bei einer schweren Depression eingesetzt wird und eine enge therapeutische Breite hat, also leicht überdosiert werden kann. Im Alter und bei reduzierter Nierenfunktion akkumuliert dies leicht, weil es nicht mehr ausreichend ausgeschieden wird. Aufgrund seiner engen therapeutischen Breite können leicht Nebenwirkungssymptome wie Übelkeit, Bauchschmerz, Erbrechen und Durchfall, aber auch Schwindel, Abgeschlagenheit, Bewusstseinsstörungen, Zittern der Hände und der Augen und psychomotorische Verlangsamungen auftreten. Eine Intoxikation mit Lithium kann leicht zu epileptischen Anfällen, zum Delir und auch zum Tod führen. Daher sind Dosisanpassungen im Alter und gegebenenfalls Blutspiegelkontrollen von Lithium wichtig.

5.3 Pharmakodynamische Unterschiede im Alter

Im Alter kann die Rezeptorendichte für bestimmte Neurotransmitter (Botenstoffe der Nervenzellen) abnehmen, sodass veränderte Effekte von Arzneimitteln zu erwarten sind. Zudem sind auch pharmakodynamische Interaktionen der Arzneimitteltherapie relevant. Generell können additive beziehungsweise synergistische pharmakodynamische Interaktionen, in denen sich ähnliche Wirkungen addieren, von antagonistischen Interaktionen, in denen sich Wirkungen gegenseitig aufheben können, unterschieden werden (▶ Kap. 1 »Einführung in die klinische Pharmakologie«, ▶ Kap. 3 »Pharmakodynamik und Psychopharmaka«). Während letztere zu Therapieversagen führen können, sind additive Interaktionen oft im Zusammenhang mit UAW zu sehen (3).

Die unterschiedlichsten Arzneimitteleffekte können sich gegenseitig potenzieren oder aufheben. Im Folgenden werden exemplarisch drei UAW-Komplexe besprochen, die im Besonderen im Alter und im Kontext von additiven pharmakodynamischen Interaktionen auftreten können. Obwohl ältere Patienten anfälliger für diese UAW-Komplexe sind, ist ein Auftreten aber ebenso bei jüngeren Patienten möglich (▶ Kap. 11 »Psychoaktive Wirkstoffe«).

5.3.1 QT-Zeit-Verlängerungen

Die QT-Zeit ist eine Zeit, die in einem EKG gemessen werden kann. Diese wird häufig gemessen, um die Erregungsrückbildung des Myokards erfassen zu können. Ist diese Zeit verlängert, so entsteht das Risiko einer Herzerregung innerhalb der Zeit, die das Myokard eigentlich noch für seine Erregungsrückbildung benötigt. Eine QT-Zeit-Verlängerung an sich ist zunächst asymptomatisch und wird lediglich in einem EKG festgestellt. Es können hieraus jedoch Herzrhythmusstörungen beziehungsweise im Speziellen die für die QT-Zeit-Verlängerung charakteristischen Torsade-de-Pointes-Tachykardien entstehen. Weil das Herz während einer Torsade-de-Pointes-Tachykardie nicht mehr genug Blutfluss generieren kann, mündet diese Tachykardie oft in einem Kammerflimmern und ist damit lebensbedrohlich.

Viele Arzneimittel können QT-Zeit-Verlängerungen verursachen, insbesondere neurologische und psychiatrische Arzneimittel. Zudem sind das weibliche Geschlecht sowie ein erniedrigter Kaliumspiegel Risikofaktoren für das Auftreten einer QT-Zeit-Verlängerung. Letzteres kann beispielsweise unter Therapie mit Diuretika (z. B. Furosemid, Torasemid, Hydrochlorothiazid), Insulin oder Glukokortikoiden (z. B. Prednisolon, Cortison), die allesamt häufig im Alter verabreicht werden, auftreten.

Zudem steigt das Risiko für QT-Zeit-Verlängerungen durch additive pharmakodynamische Interaktionen, wenn mehrere Arzneimittel gleichzeitig eingenommen werden, die diese verlängern. Viele, zum Teil sehr unterschiedliche Arzneimittel können die QT-Zeit verlängern, hierunter viele Antidepressiva (z. B. Amitriptylin, Citalopram, Escitalopram, Fluoxetin) und Antipsychotika (z. B. Clozapin, Quetiapin, Haloperidol), aber auch Antidementiva (z. B. Donepezil). Im Falle von Haloperidol ist beispielsweise bekannt, dass die intravenöse Verabreichung das Risiko für QT-Zeit-Verlängerungen und Herzrhythmusstörungen im Vergleich zur oralen Gabe deutlich erhöht. Daher sollte Haloperidol nur in absoluten Ausnahmefällen und unter EKG-Kontrolle intravenös eingesetzt werden (▶ Kap. 7 »Antipsychotische Pharmakotherapie«).

Weitere Arzneimittel, die eine QT-Zeit-Verlängerung verursachen können und im Alter gelegentlich eingesetzt werden, sind Antiarrhythmika (z. B. Amiodaron), Antihistaminika (z. B. Cimetidin, Diphenhydramin), Prokinetika (z. B. Domperidon) wie auch Antibiotika (z. B. Erythromycin, Clarithromycin). Über die Website https://www.crediblemeds.org/ (Zugriff am 03.01.2023) lässt sich überprüfen, ob ein Arzneimittel die QT-Zeit verlängert (4). Zudem sei erwähnt, dass viele Drogen wie Kokain, Amphetamine oder aber auch das in der Substitutionsbehandlung gebräuchliche (Levo-)Methadon (▶ Kap. 9 »Pharmakologie im Rahmen von Abhängigkeitserkrankungen«) ausgeprägte QT-Zeit-Verlängerungen verursachen können, sodass bei diesen Patienten ebenfalls mit QT-Zeit-Verlängerungen zu rechnen ist.

5.3.2 Serotoninsyndrom

Das Serotoninsyndrom kann auch bei jüngeren Patienten innerhalb einer Arzneimitteltherapie auftreten. Es entsteht, wenn Arzneimittel, die Serotonin freisetzen oder den Serotoninabbau hemmen (serotonerge Wirkung), eingenommen werden (▶ Kap. 6 »Antidepressive Wirkstoffe, Therapie von Angststörungen«). Das Risiko für ein Serotoninsyndrom steigt im Alter an und ist insbesondere bei Anwendung von mehreren Arzneimitteln, die serotonerg wirken, was im Rahmen einer Polypharmazie im Alter passieren kann, extrem erhöht.

> **Fallbeispiel: Serotoninsyndrom**
>
> Ein 81-jähriger Patient wird mit einer Lungenentzündung stationär aufgenommen. Bei der Aufnahme fällt auf, dass der Patient seit ca. zehn Jahren mit dem Antidepressivum Citalopram behandelt wird. Um unnötige Arzneimittel zu vermeiden und das Interaktionsrisiko zu reduzieren, entscheidet man sich dazu, das Arzneimittel abzusetzen.
> Ungefähr fünf Tage später wird bei dem Patienten aufgrund starker Rückenschmerzen bei Bettlägerigkeit eine Pharmakotherapie mit dem Opioid Tramadol begonnen.
> Innerhalb von 24 Stunden wird der Patient vermehrt verwirrt, ausgeprägt agitiert und teilweise nicht mehr ansprechbar. Er hat eine erhöhte Temperatur (38,5 °C), seine Herzfrequenz ist mit 115 Schlägen pro Minute ausgeprägt tachykard, er hat Myoklonien und ist deutlich hyperreflexiv.

Das Serotoninsyndrom äußert sich in einer Symptomtrias von Änderungen des mentalen Zustands (z. B. Agitation, Verwirrtheit), einer Hyperaktivität im autonomen Nervensystem (z. B. Hyperthermie, Tachykardie, Schwitzen) und neuromuskulären Anomalien (z. B. Myoklonien, Akathisie, Tremor) (siehe Fallbeispiel) (5).

▶ Tab. 5.2 listet unterschiedliche Arzneimittel und ihre pharmakologischen serotonergen Mechanismen auf. Die Kombination mehrerer dieser Arzneimittel sollte immer kritisch gesehen werden.

Im Alter ist zu bedenken, dass aufgrund der veränderten Pharmakokinetik (▶ Kap. 5.2) auch bei nicht mehr bestehender Therapie noch Wirkstoff im Körper ist und somit auch Interaktionen mit kurz zuvor abgesetzten Arzneimitteln auftreten können. In diesem Fall ist davon auszugehen, dass das Antidepressivum Citalopram aufgrund seiner Lipophilität (▶ Tab. 5.1) im Alter vermehrt akkumuliert, sodass auch nach Absetzen noch relevante Plasmaspiegel vorhanden sind.

Tab. 5.2: Serotonerg wirkende Arzneimittel und pharmakologische Mechanismen

Arzneimittel	Möglicher klinischer Einsatz
Verstärkte Freisetzung von Serotonin aus der Präsynapse	
Lithium	Phasenprophylaktikum bei Depression und bipolarer Störung
Tramadol, Pethidin, Tapentadol	Schmerztherapie
Dextromethorphan	Hustenstiller
Amphetamine, Kokain	Kein klinischer Einsatz, aber Substanzmissbrauch
Wiederaufnahmehemmer von Serotonin	
Citalopram (jegliche SSRI)	Depressive Episode
Mirtazapin (jegliche TZA)	Depressive Episode, Schlafstörungen im Alter (Off-Label-Use)
Tramadol, Pethidin, Fentanyl, Methadon	Schmerztherapie, Substitutionsbehandlung der Opioidabhängigkeit
Dextromethorphan	Hustenstiller
Ondansetron	Übelkeit und Erbrechen (z. B. postoperativ, im Rahmen einer Chemotherapie)
Hemmung der Monoaminoxidase	
Tranylcypromin, Moclobemid	Depressive Episode
Selegilin, Rasagilin	Morbus Parkinson
Linezolid	Antibiotikum
Agonismus am Serotoninrezeptor	
Lithium	Phasenprophylaktikum bei Depression und bipolarer Störung
Mirtazapin	Depressive Episode, Schlafstörungen im Alter (Off-Label-Use)
Triptane	Migräne

5.3.3 Anticholinerge Nebenwirkungen

> **Exkurs: Pharmakotherapie der Demenz**
>
> Mit steigendem Alter sind immer häufiger Demenzen zu beobachten. Im Rahmen der Grundlagenforschung stellte man fest, dass Acetylcholin relevant für die Signalübertragung zwischen den Nervenzellen im Gehirn und damit auch für die Kognition ist. Daraus leitete man ab, dass Arzneimittel, welche den Abbau des Acetylcholins verhindern und dadurch die Konzentration von Acetylcholin im synaptischen Spalt erhöhen, die Kognition verbessern können.
>
> Tatsächlich sind Cholinesterase-Hemmstoffe (z. B. Rivastigmin, Donepezil, Galantamin) bis heute im Einsatz, um die Kognition im Rahmen einer Demenz-Erkrankung pharmakologisch zu verbessern. Allerdings sollte erwähnt werden, dass ihre Wirksamkeit umstritten ist und deshalb beispielsweise in Frankreich die Krankenkassen die Anwendung nicht mehr bezahlen. Hinzu kommt, dass Cholinesterase-Hemmstoffe ausgeprägte Nebenwirkungen verursachen können, von Verwirrtheit, Somnolenz und Schlafstörungen bis hin zu Schwindel, Stürzen und auch Halluzinationen, sodass ihre Anwendung immer individuell geprüft werden sollte. Ein Deprescribing (ein kontrolliertes Absetzen eines Arzneimittels) sollte erfolgen, wenn der potenzielle Schaden den Nutzen der Therapie deutlich überwiegt.
>
> Entschließt man sich dazu, einen Cholinesterase-Hemmstoff abzusetzen, so sollte dieser immer ausgeschlichen werden, weil sonst Rebound-Phänomene (erneutes Verschlechtern der Kognition) zu erwarten sind. Diese werden gelegentlich fälschlicherweise als Wirksamkeitsbeleg angeführt.

Viele häufig eingesetzte Arzneimittel haben dagegen anticholinerge Nebenwirkungen, die besonders im Alter und bei demenziellen Erkrankungen klinisch relevant gefährlich sein können. Anticholinerg gilt dabei als Synonym für die Hemmung des Parasympathikus, einen wichtigen Teil des vegetativen Nervensystems, der eine Vielzahl an Funktionen im Körper reguliert und dessen Beeinflussung daher eine Vielzahl an UAW nach sich ziehen kann. Ein weiterer Begriff hierfür ist parasympatholytisch, was bedeutet, dass sich das Gleichgewicht des vegetativen Nervensystems hin zum Sympathikus verschiebt und dessen typische Funktionen verstärkt beobachtet werden (Fight-or-Flight). Hierzu gehört unter anderem ein Weitstellen der Pupillen und Akkomodationsstörungen, sodass Patienten von verschwommenem Sehen berichten, eine Zunahme des peripheren Gefäßwiderstands (Erhöhung des Blutdrucks) sowie der Herzfrequenz, eine Abnahme der Sekretion diverser Flüssigkeiten (z. B. Speichel, Magensaft, Bronchialsekret, Schweiß) und eine Abnahme des Muskeltonus der glatten Muskulatur (z. B. Blase und ableitende Harnwege, Magendarmtrakt, Bronchialsystem). Außerdem kann es im zentralen Nervensystem je nach Ausprägung der Parasympatholyse zu Benommenheit, leichter Amnesie und Konzentrationsschwierigkeiten bis hin zu Desorientiertheit, Agitation, Delirien, Hyperreflexie, starken kognitiven Einschränkungen und Krampfanfällen kommen (▶ Abb. 5.2). Die parasympatholytischen Wirkungen kann man sich pharmakologisch zunutze machen, beispielsweise durch die lokale Anwendung von Atropin-Augentropfen zum Weitstellen der Pupille für Untersuchungen.

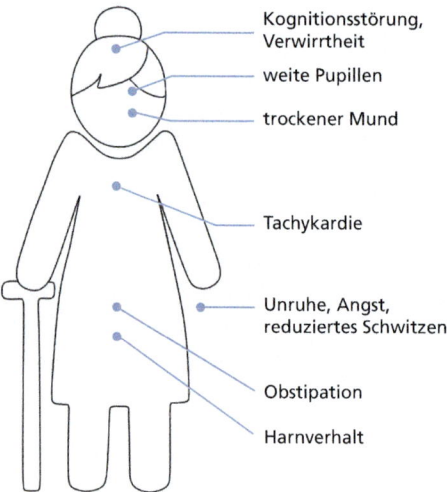

Abb. 5.2: Anticholinerge Nebenwirkungen unter Therapie mit Antidepressiva

Gleichwohl hat eine Vielzahl von Arzneimitteln neben ihrer eigentlichen Wirkung zusätzlich anticholinerge Nebenwirkungen. Hierzu zählen ein großer Teil der Antidepressiva und Antipsychotika, wie auch Antihistaminika, Urologika, die bei Inkontinenz eingesetzt werden, Diuretika oder Opioide. Das anticholinerge Potenzial von Arzneimitteln ist unterschiedlich und wird auch in der Literatur sehr kontrovers diskutiert. Im Rahmen einer Polypharmazie ist es oft möglich, dass additive pharmakodynamische Effekte der anticholinergen Nebenwirkungen auftreten. Entgegengesetzt zur cholinergen pharmakologischen Therapie der Demenz (▶ Exkurs »Pharmakotherapie der Demenz«) führen anticholinerge Pharmaka jedoch zu einer Abnahme der Kognition. Dieser Effekt ist sehr ausgeprägt bei älteren Patienten zu beobachten. Eine plötzlich auftretende Demenz kann somit auch eine anticholinerge Nebenwirkung unter Pharmaka wie beispielsweise unter einer antidepressiven Therapie sein und fälschlicherweise als Demenzerkrankung eingestuft werden. Wird dies nicht als Nebenwirkung der Pharmakotherapie erkannt, können hieraus leicht Verschreibungskaskaden mit weiterem Schaden für den Patienten entstehen (▶ Abb. 5.1). Der Vollständigkeit halber sei erwähnt, dass insbesondere kognitive Einschränkungen nicht nur durch anticholinerge Wirkungen, sondern auch durch dopaminerge und serotonerge Effekte sowie N-Methyl-D-Aspartat (NMDA)- und γ-Aminobuttersäure (GABA)-Antagonisten entstehen können (▶ Kap. 10 »Pharmakologische Beeinflussung von Schlafstörungen«, ▶ Kap. 11 »Psychoaktive Wirkstoffe«).

5.4 Stürze als charakteristische Nebenwirkung im Alter

Zunehmende Gebrechlichkeit im Alter stellt einen wichtigen Risikofaktor für Arzneimittel-assoziierte Stürze dar. In Beobachtungsstudien konnte eine Assoziation vieler Arzneimittel mit Stürzen im Alter gezeigt werden (6–8). Stürze traten als Nebenwirkung vor allem bei älteren Menschen auf und sind hier besonders kritisch. Aus dem Sturz resultieren oft Verletzungen wie Oberschenkelhalsfrakturen, eine Pflegebedürftigkeit, weitere Angst vor Stürzen, sozialer Rückzug oder auch Bettlägerigkeit. Daraus können sich wiederum weitere Abhängigkeiten oder auch Thrombosen sowie Infektionen wie Lungenentzündungen ergeben. Nicht zuletzt können Sturzereignisse im Alter letztlich tödlich enden.

Der genaue Pathomechanismus für Arzneimittel-assoziierte Stürze im Alter ist unterschiedlich. Die beste Evidenz gibt es allerdings für Assoziationen von Stürzen mit dem Gebrauch von diversen Psychopharmaka wie Antidepressiva, Antipsychotika oder Benzodiazepinen (6). Daher liegt es nahe, dass Psychopharmaka durch sedierende, delirogene oder anticholinerge Eigenschaften Stürze im Alter begünstigen könnten. Diese Substanzklassen sollten daher im Alter möglichst vermieden werden und andere Behandlungsansätze (z. B. Psychotherapie, Ergotherapie) versucht werden.

5.5 Potenziell inadäquate Medikation im Alter

Um die Pharmakotherapie im Alter besser anleiten zu können, gibt es verschiedene Listen, die potenziell inadäquate Medikation (PIM) im Alter benennen. Diese werden von Arbeitsgruppen und Fachgesellschaften herausgegeben (z. B. PRISCUS-Liste, Beers Criteria, FORTA-Liste) (9, 10). Je nach Quelle finden sich viele bis nahezu alle verfügbaren Psychopharmaka auf diesen Listen wieder und aufgrund ihrer anticholinergen Nebenwirkungen oder aufgrund des Sturzrisikos wird regelhaft vom Gebrauch dieser Arzneimittel im Alter abgeraten. Diese Listen können eine rationale Pharmakotherapie im Alter leiten.

> **Take-Home-Message**
>
> - Im Alter können leicht Nebenwirkungen in der Arzneimitteltherapie auftreten.
> - Normale Veränderungen im Alter, die das Auftreten von Nebenwirkungen bedingen können, sind: Reduktion der Magen-Darm Motilität, verändertes Körperwasser/Körperfett-Verhältnis, verringerte Nierenfunktion.

- Aus der Polypharmazie resultieren weitere Risiken für die Arzneimitteltherapie: Nebenwirkungen, Therapieversagen, Arzneimittelinteraktionen, Verschreibungskaskaden.
- Unter Psychopharmaka können manche schwere Nebenwirkungen besonders oft bei älteren Menschen auftreten: QT-Zeit-Verlängerungen, Serotoninsyndrom, anticholinerge Nebenwirkungen, Stürze.

Literatur

1. Turnheim K. When drug therapy gets old: pharmacokinetics and pharmacodynamics in the elderly. Exp Gerontol. 2003;38(8):843–53.
2. Leitliniengruppe Hessen D. S3-Leitlinie Multimedikation, Langfassung, AWMF-Registernummer: 053–043. 2. Auflage 2021. [cited 2022 29. November]. Available from: Die Leitlinie ist unter https://www.degam.de/degamleitlinien-379.html sowie unter https://www.awmf.org abrufbar.
3. Cascorbi I. Arzneimittelinteraktionen: Prinzipien, Beispiele und klinische Folgen. Dtsch Arztebl International. 2014;2(1):[7]-10.
4. [cited 2022 29. November]. Available from: https://www.crediblemeds.org.
5. Boyer EW, Shannon M. The serotonin syndrome. N Engl J Med. 2005;352(11):1112–20.
6. Seppala LJ, Wermelink AM, de Vries M, Ploegmakers KJ, van de Glind EM, Daams JG, et al. Fall-risk-increasing drugs: a systematic review and meta-analysis: II. Psychotropics. Journal of the American Medical Directors Association. 2018;19(4):371. e11-. e17.
7. de Vries M, Seppala LJ, Daams JG, van de Glind EMM, Masud T, van der Velde N. Fall-Risk-Increasing Drugs: A Systematic Review and Meta-Analysis: I. Cardiovascular Drugs. J Am Med Dir Assoc. 2018;19(4):371.e1-.e9.
8. Seppala LJ, van de Glind EMM, Daams JG, Ploegmakers KJ, de Vries M, Wermelink A, et al. Fall-Risk-Increasing Drugs: A Systematic Review and Meta-analysis: III. Others. J Am Med Dir Assoc. 2018;19(4):372.e1-.e8.
9. Fick DM, Semla TP, Steinman M, Beizer J, Brandt N, Dombrowski R, et al. American Geriatrics Society 2019 updated AGS Beers Criteria® for potentially inappropriate medication use in older adults. J Am Geriatr Soc. 2019;67(4):674–94.
10. Holt S, Schmiedl S, Thurmann PA. Potentially inappropriate medications in the elderly: the PRISCUS list. Deutsches Arzteblatt international. 2010;107(31–32):543–51.

6 Antidepressive Wirkstoffe, Therapie von Angststörungen

Ralf Hausmann und Michael Paulzen

Antidepressiva sind eine heterogene Gruppe von Pharmaka, die bei depressiven Syndromen unterschiedlicher nosologischer Zuordnung und Charakteristik einen stimmungsaufhellenden und/oder antriebsverbessernden Therapieeffekt haben. Der auf die ursprüngliche Hauptindikation bezogene Begriff »Antidepressiva« stellt nur einen Teilaspekt ihrer therapeutischen Potenz dar (1). Während die Einteilung antidepressiv wirksamer Arzneimittel früher vornehmlich nach ihren chemischen Struktureigenschaften erfolgte, werden sie heute vorrangig nach ihrem primären Angriffspunkt im zentralen Nervensystem (ZNS) unterteilt. So sind Antidepressiva neben der Behandlung depressiver Episoden auch bei verschiedenen weiteren Störungsbildern wie Angststörungen, Zwangsstörungen oder der posttraumatischen Belastungsstörung wirksam und zugelassen. Auch finden sich positive Effekte von Antidepressiva in der Behandlung von Schmerzsyndromen, bei somatoformen Störungen, der Bulimie und Binge-Eating-Störung oder auch bei klimakterischen Beschwerden.

> **Fallbeispiel: Akute depressive Episode einer unipolaren Depression**
>
> Ein 44-jähriger Mann stellt sich in einer psychiatrischen Praxis vor, weil er seit zwei Wochen an folgenden Symptomen leide: ausgeprägte Niedergeschlagenheit, Lustlosigkeit und einem Gefühl der Wertlosigkeit. Auch fühle er sich kraftlos und leide unter mäßig ausgeprägten Konzentrationsstörungen, sodass er sich in den letzten drei Tagen nicht mehr in der Lage gesehen habe, zu arbeiten. Seitens des Hausarztes sei er krankgeschrieben worden.
> Auf gezielte Nachfrage bestätigt er zudem eine deutliche Verminderung des Appetits und teilweise erhebliche Einschlafstörungen. Identische Symptome habe er in zwei vorangegangenen Episoden gehabt, damals sei eine Depression diagnostiziert worden. Manische oder hypomane Episoden seien niemals aufgetreten. Organische Ursachen seien in der Vergangenheit ausgeschlossen worden. Der Patient verneint die Einnahme von Alkohol, Nikotin oder Drogen jeglicher Art. Nach aktiver Exploration kann eine akute suizidale Gefährdung ausgeschlossen werden. In den beiden letzten Episoden sei er erfolgreich mit Amitriptylin behandelt worden und habe diese Medikamente nach neun Monaten absetzen können.
> Allerdings habe er sehr unter den Nebenwirkungen der Antidepressiva gelitten. Er habe oftmals Schwindelgefühle erlebt und eine immense Mundtrockenheit. Zudem habe er insgesamt eine Gewichtszunahme von mehr als zwölf Ki-

logramm verzeichnet, weshalb er fragt, ob es nicht eine besser verträgliche Therapiealternative gebe.

Depressionen zählen zu den häufigsten, hinsichtlich ihrer individuellen und gesellschaftlichen Bedeutung aber meistunterschätzten Erkrankungen. Das Risiko, im Laufe des Lebens an einer Depression zu erkranken (Lebenszeitprävalenz), liegt bei 16–20 % (2, 3). Abrechnungsdaten verschiedener Krankenkassen in Deutschland lassen sogar annehmen, dass die Häufigkeit in den letzten Jahren weiter angestiegen ist.

Depressionen sind psychische Störungen, die durch einen Zustand deutlich gedrückter Stimmung, Interesselosigkeit und Antriebsminderung über einen längeren Zeitraum gekennzeichnet sind. Damit verbunden treten häufig verschiedenste körperliche Beschwerden auf. Depressive Menschen sind durch ihre Erkrankung meist in ihrer gesamten Lebensführung beeinträchtigt. Es gelingt ihnen nicht oder nur schwer, alltägliche Aufgaben zu bewältigen, sie leiden unter starken Selbstzweifeln, Konzentrationsstörungen und Grübelneigung sowie Schlaf- und Appetitstörungen. Depressionen gehen wie kaum eine andere Erkrankung mit hohem Leidensdruck einher, da diese Erkrankung in zentraler Weise das Wohlbefinden und das Selbstwertgefühl von Patienten beeinträchtigt (3).

6.1 Klinische Symptomatik depressiver Störungen

Depressionen gehören zu den affektiven Störungen, deren Hauptsymptome in einer Veränderung der Stimmung oder der Affektivität bestehen. Dieser Stimmungswechsel wird meist von einer Veränderung des allgemeinen Aktivitätsniveaus begleitet. Die meisten anderen Symptome beruhen hierauf oder sind in Zusammenhang mit dem Stimmungs- und Aktivitätswechsel leicht zu verstehen. Rückfälle sind häufig.

Während einer depressiven Episode leiden Betroffene unter einer gedrückten Stimmung und einer Verminderung von Antrieb und Aktivität. Die Fähigkeit zur Freude, das Interesse und die Konzentration sind vermindert. Es kann ausgeprägte Müdigkeit nach jeder kleinsten Anstrengung auftreten. Der Schlaf ist meist gestört. Der Appetit ist meist vermindert. Selbstwertgefühl und Selbstvertrauen sind fast immer beeinträchtigt. Es kommen Schuldgefühle oder Gedanken über die eigene Wertlosigkeit bis hin zu Lebensüberdrüssigkeit und Suizid vor. Die gedrückte Stimmung verändert sich von Tag zu Tag wenig, reagiert nicht auf Lebensumstände und kann von so genannten »somatischen« Symptomen begleitet werden wie Früherwachen, Morgentief, deutlicher psychomotorischer Hemmung, Agitiertheit, Appetitverlust, Gewichtsverlust und Libidoverlust. Abhängig von Anzahl und Schwere der Symptome wird eine depressive Episode als leicht, mittelgradig oder schwergradig diagnostiziert (▶ Abb. 6.1). Gemäß den Diagnosevorgaben psychischer Störungen der Weltgesundheitsorganisation (ICD-10) handelt es sich dabei um ein kategoriales Diagnosesystem. Dies bedeutet, dass die Anzahl vorliegender Haupt- bzw. Zusatzsymptome den Schweregrad definiert. Dabei kann es bei dimensionaler Betrachtung jedoch durchaus vorkommen, dass eine mit einer schwergradigen Depressivität (z. B. in der Form einer tiefen Traurigkeit) einhergehende depressive Episode trotzdem nur als mittelgradig depressive Episode diagnostiziert wird, weil die Anzahl an Hauptsymptomen z. B. die Zahl »2« nicht übersteigt oder die Anzahl der Zusatzsymptome nur bei »3« liegt.

Bei einer schweren depressiven Episode sind fast alle der oben angegebenen Symptome vorhanden. Betroffene sind nicht mehr in der Lage, alltägliche Aktivitäten auszuüben.

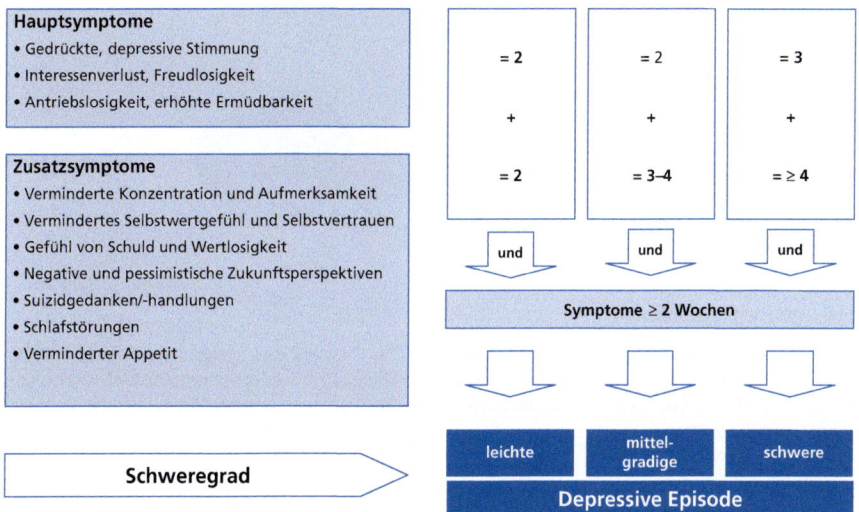

Abb. 6.1: Diagnosekriterien depressiver Störungen gemäß der Internationalen Klassifikation psychischer Störungen (ICD-10) (eigene Darstellung nach (3)).

6.2 Neurobiologische Grundlagen depressiver Störungen

Die Vielzahl der Symptome einer Depression deutet auf Beteiligung zahlreicher Hirnstrukturen hin: Präfrontaler Cortex, anteriorer cingulärer Cortex, Hippocampus, Striatum, Amygdala (Amy) und Thalamus. Hippocampus (HP) und frontale Regionen (FC) vermitteln kognitive Aspekte (Gedächtnislücken, Gefühl der Wertlosigkeit, Schuld, Hoffnungslosigkeit, Suizidalität). Das Striatum, insbesondere der Nucleus Accumbens (NAc), und die Amygdala vermitteln eine Reizantwort auf emotionale Stimuli (Anhedonie, Angst, Motivationsverlust). Der Hypothalamus ist für neurovegetative Symptome verantwortlich (Schlaflosigkeit, Appetit- und Energieverlust). Folgende monoaminerge Bahnen sind bedeutsam: der NAc erhält dopaminergen Input aus der ventralen tegmentalen Area (VTA). Noradrenerge Bahnen reichen vom Locus coeruleus (LC), serotonerge Bahnen vom dorsalen Raphekern (DR) in die Umgebung (▶ Abb. 6.2).

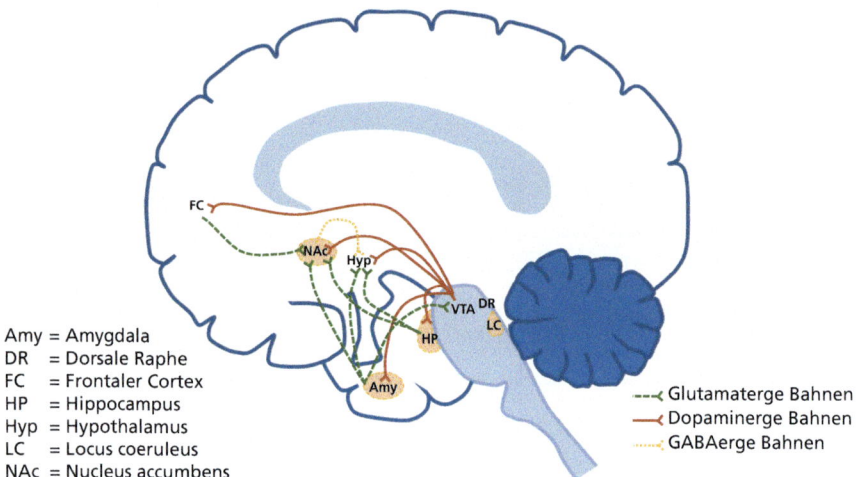

Amy = Amygdala
DR = Dorsale Raphe
FC = Frontaler Cortex
HP = Hippocampus
Hyp = Hypothalamus
LC = Locus coeruleus
NAc = Nucleus accumbens

--- Glutamaterge Bahnen
--- Dopaminerge Bahnen
····· GABAerge Bahnen

Abb. 6.2: Neuronale Kreisläufe der Stimmung. Die Vielzahl der Symptome depressiver Erkrankungen spiegelt sich auch in der Vielzahl beteiligter neuronaler Kreisläufe wider. Beteiligt sind unterschiedliche Neurotransmittersysteme (eigene Darstellung nach (4)).

Beim Versuch, depressive Störungen auf neurobiologischer Ebene zu erklären, bedient man sich unweigerlich verschiedener Hypothesen. Hierzu zählen einerseits die Monoaminhypothese, andererseits die sogenannte Netzwerkhypothese. Keine Hypothese allein ist dazu in der Lage, die neurobiologischen Grundlagen depressiver Störungen vollständig zu erklären, wenn man aber beide Hypothesen als ergänzendes Modell ansieht, lassen sich zumindest die neurobiologischen Grundlagen besser verstehen.

6.3 Monoaminhypothese/Netzwerkhypothese

Die Monoaminhypothese scheint grundsätzlich ein naheliegender Erklärungsansatz für die molekularen, pathophysiologischen Veränderungen, die einer Depression zu Grunde liegen, zu sein (4). Demnach besteht bei einer Depression ein relativer Mangel an Monoaminen (vor allem Noradrenalin und Serotonin) im synaptischen Spalt in betroffenen Hirnregionen, der größtenteils auf einer verminderten Synthese der genannten Neurotransmitter beruht (▶ Abb. 6.3). Die Monoaminhypothese beruht hauptsächlich auf pharmakologischen Beobachtungen: (i) Substanzen, die die Wiederaufnahme (Re-Uptake) oder den Abbau von Noradrenalin und Serotonin hemmen, wirken antidepressiv (unter anderem Selektive Serotonin-Rückaufnahme Inhibitoren (SSRI) und Monoaminooxidase-Hemmer, sog. MAO-Hemmer); (ii) Wirkstoffe, die zur Entleerung der Speichervesikel der Monoamine in den Neuronen führen (u.a. Reserpin) oder deren Biosynthese reduzieren, können Symptome einer Depression induzieren. Mittlerweile aber scheinen neue Erkenntnisse darauf hinzuweisen, dass es so einfach wie gedacht wohl doch nicht ist. Verschiedene Studien fanden mittlerweile teils gar keinen Zusammenhang z.B. zwischen der Serotoninkonzentration und einer depressiven Erkrankung, manchmal waren bei Depressiven sogar höhere Konzentrationen des Botenstoffs zu finden (5). Dennoch erlaubt die in ▶ Abb. 6.3 dargestellte Vereinfachung ein gutes Verständnis dafür, wie Serotonin-Rückaufnahme-Inhibitoren (SSRI) ihre Wirkung entfalten.

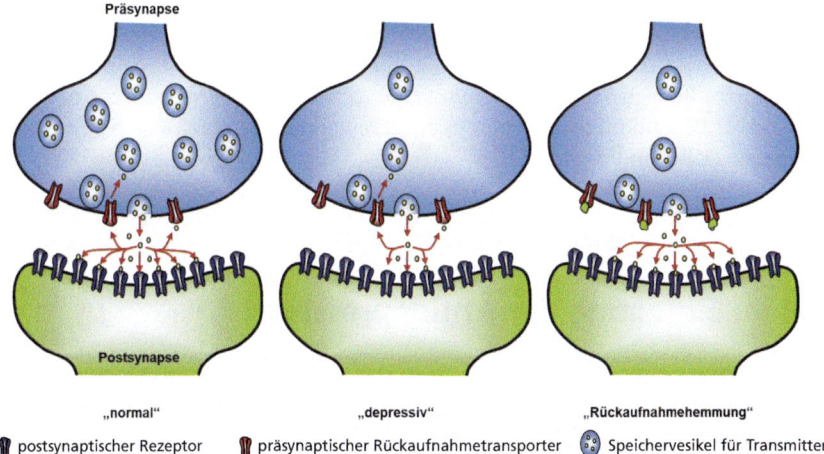

Abb. 6.3: Monoaminhypothese der Depression. Während im gesunden Zustand (links) ein Gleichgewicht zwischen Neurotransmittersynthese, Verfügbarkeit und Rückaufnahme besteht, besteht im depressiven Zustand ein Monoaminmangel, vornehmlich durch eine verminderte Synthese. Antidepressiv wirksame Medikamente (Rückaufnahmeinhibitoren), wie z.B. SSRI, verhindern die Rückaufnahme der Substanzen in die Präsynapse und erhöhen damit ihre Verfügbarkeit im synaptischen Spalt (eigene Darstellung nach (4)).

Limitationen der Monoaminhypothese sind unter anderem darin zu sehen, dass es bislang nicht gesichert ist, ob Veränderungen in den monoaminergen Systemen oder der Empfindlichkeit der entsprechenden Monoamin-Rezeptoren bzw. -Transportern kausal an der Pathophysiologie einer Depression beteiligt sind (4). Beispielsweise blockieren Antidepressiva wie SSRI sofort die Wiederaufnahme von Monoaminen, während die antidepressive Wirkung, also die Symptomverbesserung, erst nach einer Latenzzeit von einigen wenigen Wochen eintritt. Auch erhöhen Amphetamine und beispielsweise Kokain die Konzentration von Noradrenalin und Serotonin im synaptischen Spalt, wirken aber bei depressiven Patienten nicht symptomverbessernd. Die Deprivation der für die Monoaminsynthese essenziellen Aminosäure Tryptophan aus der Nahrung reduziert den Serotoningehalt im ZNS, löst jedoch keine Depression bzw. entsprechende Symptomatik aus. Die Monoaminhypothese, die aus vorgenannten Limitationen keine abschließende Erklärung für die Entstehung depressiver Störungen und auch keine allumfassende Erklärung für den Wirkmechanismus von Antidepressiva liefert, wird ergänzt um die Netzwerkhypothese depressiver Störungen. Demnach erfolgt bei Gesunden die Prozessierung von Informationen in teilweise überlappenden neuronalen Netzwerken. Im depressiven Zustand nun ist die Informationsprozessierung in den neuronalen Netzwerken aus welchem Grund auch immer gestört. Bei der Therapie mit Antidepressiva oder anderen antidepressiv wirksamen Behandlungsformen kommt es zu einer Induktion aktivitätsabhängiger neuronaler Plastizität und somit zu einer erhöhten Konnektivität der Netzwerke. Dadurch wird die Konnektivität, also die Verbindung untereinander in den betroffenen Netzwerken verbessert und es werden aktive Synapsen und Netzwerke stabilisiert, sodass eine Remission resultieren kann. Weitere molekulare Hypothesen umfassen ein Modell zellulärer Mechanismen der Regulation von Wachstumsfaktoren wie bspw. Brain Derived Neurotrophic Factor (BDNF). Im Bereich des Hippocampus, einer zentralen Struktur bei der Entstehung depressiver Erkrankungen, kommt es zu gegenteiligen Effekten von Stress und antidepressiver Behandlung (5).

6.4 Einteilung der Antidepressiva

Für die Behandlung depressiver Störungen ist eine große Zahl von Arzneistoffen verfügbar. Eine Einteilung erfolgt nach der Strukturformel oder nach dem spezifischen Wirkmechanismus. Fast alle Antidepressiva entfalten ihre Wirkung durch eine Erhöhung der Neurotransmitter Serotonin und/oder Noradrenalin im synaptischen Spalt (3).

6.4.1 Derzeit verfügbare antidepressive Wirkstoffe

Die nunmehr in der dritten Auflage verfügbare Nationale VersorgungsLeitlinie Unipolare Depression unterteilt die nachstehenden Substanzklassen (3):

- *Selektive Serotonin-Rückaufnahme-Inhibitoren (SSRI)* erhöhen die zentrale serotonerge Neurotransmission durch Hemmung der Rückaufnahme von Serotonin aus dem synaptischen Spalt. Hierzu gehören die Wirkstoffe Citalopram, Escitalopram, Fluoxetin, Fluvoxamin, Paroxetin und Sertralin.

6.4 Einteilung der Antidepressiva

- *Selektive Serotonin-/Noradrenalin-Rückaufnahme-Inhibitoren (SSNRI)* erhöhen die serotonerge Neurotransmission durch Hemmung der Rückaufnahme von Serotonin und Noradrenalin aus dem synaptischen Spalt. Verfügbare Wirkstoffe sind Venlafaxin, dessen aktiver Wirkmetabolit Desmethylvenlafaxin, Duloxetin und Milnacipran.
- *Alpha$_2$-Rezeptor-Antagonisten* erhöhen die Konzentration von Serotonin und Noradrenalin durch die Blockade von Alpha$_2$-Rezeptoren, was zu einer verstärkten Freisetzung der beiden Neurotransmitter führt. Durch eine Blockade von Histamin H$_1$-Rezeptoren kommt es zu einem sedierenden und gewichtssteigernden Effekt. Diese Medikamentengruppe bezeichnet man auch als noradrenerge und spezifisch serotonerge Antidepressiva (NaSSA), wichtigster Vertreter ist Mirtazapin.
- *Nichtselektive Monoamin-Rückaufnahme-Inhibitoren (NSMRI) bzw. Tri- und tetrazyklische Antidepressiva (TZA)* führen ebenfalls zu einer Hemmung der Wiederaufnahme von Serotonin und Noradrenalin aus dem synaptischen Spalt. Durch die Blockade einer Vielzahl unterschiedlicher Rezeptoren wie z. B. zentraler und peripherer cholinerger, histaminerger oder Alpha$_1$-adrenerger Rezeptoren erklärt sich die hohe Anzahl unterschiedlicher (Neben-)Wirkungen. Meist wird noch der Begriff TZA verwendet, da dies sowohl in der überwiegenden Zahl der Studien und auch in der deutschen Versorgungspraxis vorwiegend der Fall ist. Die zugehörigen Wirkstoffe sind Amitriptylin, Clomipramin, Doxepin, Imipramin, Nortriptylin und Trimipramin.
- *Monoaminooxidase-Inhibitoren (MAO-Hemmer)* hemmen ein zentrales Enzym (Monoaminooxidase), das den Abbau von Neurotransmittern wie Serotonin, Noradrenalin und Dopamin verantwortet. Dadurch stehen diese Transmitter in erhöhter Konzentration zur Verfügung. In Deutschland zugelassen sind Moclobemid, das reversibel nur die MAO-A hemmt, und Tranylcypromin, das beide MAO-Unterformen (A und B) irreversibel hemmt. Wegen der Hemmung beider MAO-Unterformen kann durch den Verzehr tyraminhaltiger Nahrungsmittel (z. B. reife Käsesorten u. v. a.) eine Bluthochdruckkrise ausgelöst werden, weshalb bei vor, während und eine gewisse Zeit nach der Behandlung mit Tranylcypromin bestimmte Diätvorschriften einzuhalten sind.
- Trazodon ist ein Antagonist an Serotonin-$_2$-Rezeptoren (5HT$_2$-Rezeptoren) und zusätzlich ein Serotonin-Rückaufnahme-Hemmer.
- Tianeptin verringert die zur Neurotransmission benötigte Serotoninkonzentration, indem es die Wiederaufnahme von Serotonin aus dem synaptischen Spalt in das präsynaptische Neuron fördert.
- Bupropion ist ein selektiver Rückaufnahmehemmer von Dopamin und Noradrenalin (SNDRI), wodurch die Konzentration der Neurotransmitter im synaptischen Spalt erhöht wird.
- Agomelatin ist ein Serotonin-5-HT$_{2C}$-Rezeptor-Antagonist und hat zudem eine stimulierende Wirkung auf Melatonin-Rezeptoren (MT$_1$/MT$_2$). Es kann auch schlafregulierende Eigenschaften haben, was seine Anwendung am Abend erklärt.
- Lithiumsalze zählen im engeren Sinne nicht zu den Antidepressiva. Die Wirkung erfolgt über eine komplexe Beeinflussung der intrazellulären Signaltransduktion.

In Wirkkaskaden verändern sich die Neurotransmitterregulation und die Genexpression.
- Esketamin ist das jüngste Antidepressivum. Durch eine Blockade des N-Methyl-D-Aspartat-Rezeptors (NMDAR) hemmt Esketamin die Glutamatfreisetzung.
- Verschiedene Inhaltsstoffe von Johanniskraut (Hypericum perforatum) bedingen die antidepressiven Effekte, ohne dass der Wirkmechanismus geklärt ist.

▶ Abb. 6.4 zeigt die unterschiedlichen molekularen Ansatzpunkte verschiedener Antidepressiva.

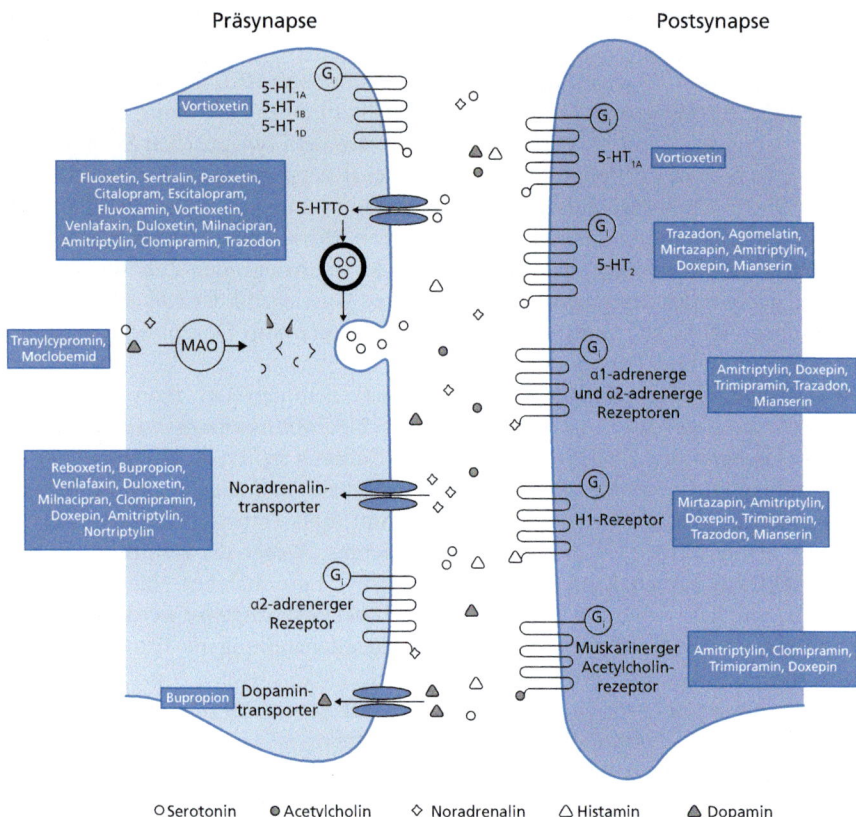

Abb. 6.4: Wirkorte und Wirkmechanismen verschiedener Antidepressiva im Bereich einer Synapse, die zu einer Veränderung der monoaminergen Neurotransmission durch Veränderung der Konzentrationen von Serotonin, Noradrenalin und Dopamin führen (modifiziert nach (6)).

Entsprechend der Angriffspunkte an ihrer Zielstruktur im Gehirn (Wirkmechanismen) werden die Antidepressiva auch in der aktuellen Neuroscience based Nomenclature (NbN2r, 2nd edition revised; https://nbn2r.com) eingeteilt, siehe ▶ Tab. 6.1.

6.4 Einteilung der Antidepressiva

Tab. 6.1: Einteilung der Antidepressiva entsprechend der Neuroscience-based Nomenclature (NbN2r, 2nd edition revised; https://nbn2r.com)

Wirkstoff	Einteilung nach der Neuroscience-based Nomenclature
Agomelatin	Melatonin receptor agonist (Mel_1, Mel_2), receptor antagonist ($5\text{-}HT_{2B}$, $5\text{-}HT_{2C}$)
Amitriptylin	Serotonin, norepinephrine reuptake inhibitor (SERT and NET), receptor antagonist ($5\text{-}HT_2$)
Bupropion	Norepinephrine, dopamine reuptake inhibitor (NET, DAT), releaser (NE, DA)
Citalopram	Serotonin reuptake inhibitor (SERT)
Clomipramin	Serotonin, norepinephrine reuptake inhibitor (SERT, NET [metabolite])
Doxepin	Norepinephrine, serotonin reuptake inhibitor (NET and SERT), receptor antagonist ($5\text{-}HT_2$)
Duloxetin	Serotonin, norepinephrine reuptake inhibitor (SERT and NET)
Escitalopram	Serotonin reuptake inhibitor (SERT)
Fluoxetin	Serotonin reuptake inhibitor (SERT)
Fluvoxamin	Serotonin reuptake inhibitor (SERT)
Imipramin	Serotonin, norepinephrine reuptake inhibitor (SERT and NET)
Johanniskraut	n. a.
Maprotilin	Norepinephrine reuptake inhibitor (NET)
Milnacipran	Serotonin, norepinephrine reuptake inhibitor (SERT, NET)
Mirtazapin	Norepinephrine, serotonin receptor antagonist (NE α_2, $5\text{-}HT_2$, $5\text{-}HT_3$)
Moclobemid	Serotonin, norepinephrine, dopamine reversible enzyme inhibitor (MAO-A)
Nortriptylin	Serotonin, norepinephrine reuptake inhibitor (SERT and NET)
Paroxetin	Serotonin reuptake inhibitor (SERT)
Reboxetin	Norepinephrine reuptake inhibitor (NET)
Sertralin	Serotonin reuptake inhibitor (SERT)
Tianeptin	Serotonin, norepinephrine reuptake inhibitor (SERT and NET)
Tranylcypromin	Serotonin, norepinephrine, dopamine enzyme inhibitor (MAO-A, -B), releaser (DA, NE)
Trazodon	Serotonin receptor antagonist ($5\text{-}HT_2$), receptor agonist ($5\text{-}HT_{1A}$)
Trimipramin	Serotonin, dopamine receptor antagonist ($5\text{-}HT_2$ and D_2)
Venlafaxin	Serotonin, norepinephrine reuptake inhibitor (SERT and NET)
Vortioxetin	Serotonin reuptake inhibitor (SERT), receptor partial agonist ($5\text{-}HT_{1A}$), receptor antagonist ($5\text{-}HT_3$)

6.4.2 Neue antidepressive Wirkstoffe

Bei der Therapie spielen folgende neue Wirkstoffe eine Rolle, wobei zum jetzigen Zeitpunkt ihr klinischer Nutzen und somit Stellenwert nicht valide beurteilbar ist. Daher werden sie nur kurz erläutert.

Die Arzneimittelzielstruktur von Rapastinel bzw. Apimostinel ist die Glycin-Bindestelle der NMDA-Glutamat-Rezeptoren. Die antidepressive Wirkung soll im Gegensatz zu den herkömmlichen Antidepressiva ohne längere Latenz eintreten, man spricht von Rapid Acting Antidepressants (7, 8). Rapastinel, welches intravenös injiziert werden muss, sollte als Add-on zu herkömmlichen Antidepressiva oder als Monotherapie eingesetzt werden und soll auch die kognitiven Fähigkeiten wie die Lernfähigkeit und das Erinnerungsvermögen verbessern. Eine Weiterentwicklung ist das oral bioverfügbare Apimostinel. In den bisherigen Phase-3-Studien unterschieden sich die Rapastinel-Behandlungsarme nicht von der Placebo-Behandlung hinsichtlich des primären und des wichtigsten sekundären Endpunkts. Inzwischen wurde die Entwicklung von Rapastinel als Antidepressivum eingestellt. Die klinische Entwicklung von Apimostinel ist aber (derzeit in Phase-2) noch laufend.

Esketamin wirkt an NMDA-Glutamat-Rezeptoren als Antagonist und ist ein als Injektionsnarkotikum mit analgetischer Eigenschaft bekannter Wirkstoff. Darüber hinaus ist Esketamin in Form eines Nasensprays, in Kombination mit einer oralen antidepressiven Therapie, seit 2019 auch zur Behandlung therapieresistenter Depressionen (nach Nichtansprechen unter zwei anderen Antidepressiva) und seit 2021 zur Akutbehandlung schwerer depressiver Symptome bei einem psychiatrischen Notfall zugelassen. Die nasale Anwendung erfolgt stets in der Klinik oder Praxis und es ist eine Überwachung erforderlich, bis alle Nebenwirkungen vom Esketamin-Nasenspray abgeklungen sind. Nebenwirkungen können gravierend sein. Blutdruckkrisen, Bewusstseinsstörungen (Verminderung der Wachheit, Benommenheit oder stärkere Schläfrigkeit bis hin zu Bewusstlosigkeit) oder Dissoziations- und Wahrnehmungsstörungen (Gefühl der Abspaltung von sich selbst, den eigenen Gedanken, Erinnerungen und Gefühlen, vom eigenen Körper oder der Umgebung oder Störungen der Sinneseindrücke bis hin zu optischen, olfaktorischen, akkustischen oder perzeptiven Halluzinationen) sind möglich. Für die sehr eingeschränkte Verwendung wurde aufgrund vorgenannter Risiken ein »Leitfaden für die sichere Anwendung für Patienten« vom Bundesinstitut für Arzneimittel und Medizinprodukte (BfArM) als behördlich genehmigtes Schulungsmaterial erstellt. Die Zulassung von Esketamin zur Behandlung von Depressionen wird nach wie vor kontrovers diskutiert (9, 10).

Brexanolon ist als neuroaktives Steroid der wichtigste Metabolit des Gestagens Progesteron und wirkt auch als positiv-allosterischer Modulator am $GABA_A$-Rezeptor. Es wurde mit positiven Ergebnissen in klinischen Prüfungen der Phase-3 zur Behandlung postpartaler Depressionen (»Wochenbettdepression«) untersucht. Es erfolgte in den USA für die Indikation postpartale Depressionen eine beschleunigte Zulassung, die aber in der EU aussteht. Der Wirkstoff muss intravenös infundiert werden und seine Wirkung bei schweren postpartalen Depressionen war nach 60 Stunden nachweisbar (11).

LSD/Psylocybin/Psilocin/DMT: Eine Atrophie von Nervenzellen im präfrontalen Kortex (PFC) hat eine Bedeutung bei der Pathophysiologie der Depression. Die Förderung der strukturellen und funktionellen Plastizität im PFC scheint antidepressive Eigenschaften zu haben. Serotonerge Psychedelika wie LSD, Psylocybin, Psilocin und DMT sind in der Lage, die Bildung von Neuriten und Dendriten von Nervenzellen sowohl in vitro als auch in vivo zu steigern. Diese Veränderungen in der neuronalen Struktur gehen mit einer erhöhten Anzahl und Funktion von Synapsen einher. Derzeit sind aber das therapeutische Potenzial wie auch die Risiken von Psychedelika zur schnell wirkenden Behandlung für Depressionen noch unklar (12).

6.4.3 Typische unerwünschte Arzneimittelwirkungen von Antidepressiva

Unerwünschte Arzneimittelwirkungen, auch als Nebenwirkungen bezeichnet, entstehen durch das Ausmaß der Wirkung eines Arzneistoffs an verschiedenen, meist postsynaptischen Rezeptoren, die (i) nicht der eigentlichen Arzneimittelzielstruktur (Target) entsprechen (»Off-Target Effects«), oder aber (ii) an der Arzneimittelzielstruktur, die neben dem gewünschten Ziel auch in anderen Organsystemen oder Geweben exprimiert wird. Anhand der Rezeptorwirkung und -selektivität von Arzneistoffen können typische Nebenwirkungen abgeleitet werden (13). Ein Beispiel für trizyklische Antidepressiva, TZA (NSMRI), ist in ▶ Abb. 6.5 dargestellt. Für eine besonders umfassende Darstellung und Illustration ist auf (8) zu verweisen.

Entsprechend den Wirkmechanismen (Rezeptor oder Transporterwirkung) können folgende typische Nebenwirkungen von Antidepressiva abgeleitet werden:

- Hemmung des Serotonintransporters (SERT): Durchfall, Übelkeit, Erbrechen, Appetitminderung, Kopfschmerzen, sexuelle Funktionsstörungen, Schlafstörungen, vermehrtes Schwitzen, erhöhtes Blutungsrisiko
- Hemmung des Noradrenalintransporters (NET): Anstieg von Blutdruck und Herzfrequenz, Unruhe, vermehrtes Schwitzen, Mundtrockenheit, Miktionsstörungen, Obstipation
- Hemmung des Dopamintransporters (DAT): Anstieg von Blutdruck und Herzfrequenz, Unruhe, Appetitminderung, Übelkeit, Obstipation
- Antagonismus am muskarinischen Acetylcholinrezeptor (mAChR): Anstieg der Herzfrequenz, Störung der Akkommodation (Sehstörungen), Mundtrockenheit, Störung der Kognition, Miktionsstörungen, Obstipation
- Antagonismus am Histamin-1-Rezeptor (H_1R) und teilweise Histamin-2-Rezeptor (H_2R): Sedierung, Gewichtszunahme, Störung der Kognition

Eine zusammenfassende Darstellung wesentlicher unerwünschter Arzneimittelwirkungen der Antidepressiva zeigt ▶ Tab. 6.2. Da die Erkennung der häufig substanzspezifischen Nebenwirkungen für Psychotherapeuten bei der Behandlung von Patienten essenziell ist, nicht zuletzt auch zur Abgrenzung von Nebenwirkungen

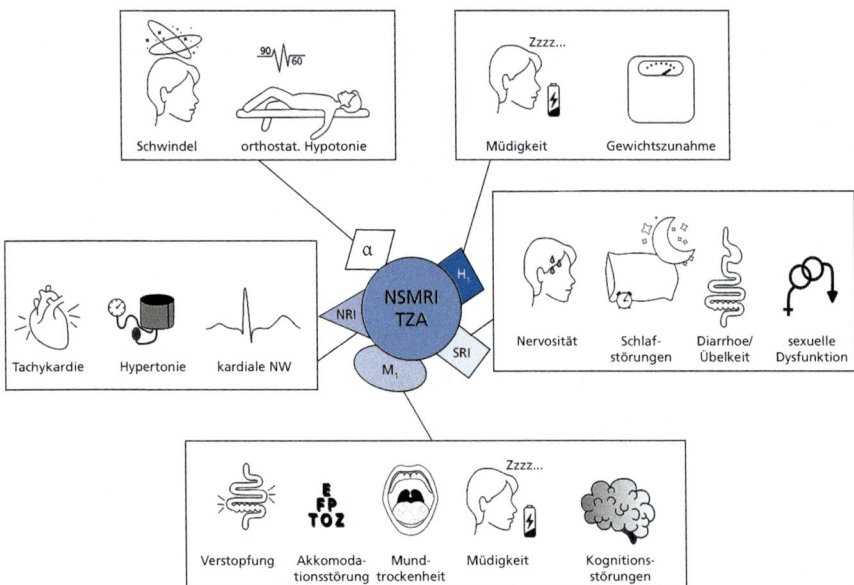

Abb. 6.5: Beispiel für die Wirkungen von trizyklischen Antidepressiva (TZA; Nichtselektive Monoamin-Rückaufnahme-Inhibitoren (NSMRI)) auf verschiedene Zielstrukturen und die dadurch verursachten Nebenwirkungen (NW). Die antidepressive Wirkung durch die nichtselektive Monoamin-Rückaufnahme-Inhibition ist nicht dargestellt, um hier auf die Nebenwirkungen fokussieren zu können (modifiziert nach (14)).
α = Alpha-Rezeptoren; NRI = Norepinephrine-Reuptake-Inhibition; SRI = Serotonin-Reuptake-Inhibition; M_1 = Muskarinischer Acetylcholinrezeptor; H_1 = Histamin-1-Rezeptor

und krankheitsspezifischen Symptomen, werden häufige Nebenwirkungen nachfolgend ausführlicher dargestellt. Grundsätzlich treten Nebenwirkungen bevorzugt zu Beginn einer Therapie, also üblicherweise bereits während der Aufdosierungsphase, auf. Zu diesem Zeitpunkt kann oftmals der antidepressive Effekt noch ausbleiben, so dass hierdurch die Einnahmetreue (Compliance) verschlechtert werden kann. Entsprechend ist zu Beginn der Therapie eine umfassende Aufklärung (sog. therapeutische Aufklärung) des Patienten über die zu erwartende Wirklatenz und mögliche Nebenwirkungen durch den Verordner unerlässlich. Nicht selten kommt es bei bestimmten Nebenwirkungen, die zu Therapiebeginn auftreten, zu einer »Toleranzentwicklung« und die empfundenen Nebenwirkungen, wie z. B. vegetative Symptome bei SSRI, bilden sich im Therapieverlauf zurück. Hingegen können andere Nebenwirkungen (z. B. anticholinerge Effekte von TZA) persistieren und eine Dosierungsanpassung oder eine Umstellung erfordern.

Wie auch bei vielen anderen, länger andauernden Arzneimittelbehandlungen sollten auch bei der Therapie mit Antidepressiva Blutbild- und Serumchemie-Kontrollen erfolgen, um beispielsweise Leber- und Nierenfunktionsstörungen, die möglicherweise auch einer Dosisanpassung bedürfen, oder Elektrolytverschiebungen zu erfassen.

6.4 Einteilung der Antidepressiva

Tab. 6.2: Übersicht über die typischen Nebenwirkungen häufig verordneter Antidepressiva (modifiziert nach (1))

Nebenwirkungen	Anticholinerge	Gastrointestinale	Kardiale/EKG-Veränderungen	Orthostatische Hypotonie	Sedierung	Schlafstörungen	Gewichtszunahme	Sexuelle Dysfunktion	Letalität bei Überdosierung
Nicht selektive Monoamin-Wiederaufnahme-Inhibitoren (NSMRI), trizyklische Antidepressiva (TZA)									
Amitriptylin	+++	0	++	+++	+++	0	+++	+++	+++
Trimipramin	+++	0	++	+++	+++	0	+++	+++	+++
Doxepin	+++	0	++	+++	+++	0	+++	+++	+++
Imipramin	++	0	++	++	+	++	++	++	+++
Clomipramin	++	+	++	++	+	+	++	+++	++
Nortriptylin	+	0	++	+	0	+	+	++	+++
Selektive Monoamin-Wiederaufnahme-Inhibitoren (SSRI)									
Citalopram	0	++	+	0	0	++	(+)	+++	+
Escitalopram	0	++	+	0	0	++	0	+++	0
Sertralin	0	++	(+)	0	0	++	0	+++	0
Fluvoxamin	0	++	0	0	(+)	++	0	+	0
Fluoxetin	0	++	(+)	0	0	++	0	+++	0
Paroxetin	(+)	++	(+)	0	0	++	+	+++	0
Selektive Monoamin-Wiederaufnahme-Inhibitoren (SSNRI)									
Duloxetin	0	+	(+)	0	0	++	0	++	+
Venlafaxin	0	++	(+)	0	0	++	0	++	+
Milnacipran	0	++	0	0	0	++	0	++	0

6 Antidepressive Wirkstoffe, Therapie von Angststörungen

Tab. 6.2: Übersicht über die typischen Nebenwirkungen häufig verordneter Antidepressiva (modifiziert nach (1)) – Fortsetzung

Nebenwirkungen	Anticholinerge	Gastrointestinale	Kardiale/EKG-Veränderungen	Orthostatische Hypotonie	Sedierung	Schlafstörungen	Gewichtszunahme	Sexuelle Dysfunktion	Letalität bei Überdosierung
Weitere Substanzen (SNDRI = selektiver Rückaufnahmehemmer von Dopamin und Noradrenalin; NaSSA = noradrenerge und spezifisch serotonerge Antidepressiva; MAOH = MAO-Hemmer)									
Bupropion (SNDRI)	0	+	0	0	0	++	0	+	+
Agomelatin	0	0	0	0	+	0	0	+	0
Mirtazapin (NaSSA)	0	0	(+)	+	++	0	++	+	+
Moclobemid (MAOH)	0	0	(+)	0	0	+	0	+	0
Tianeptin	0	++	0	0	0	++	0	+	0
Tranylcypromin	0	0	0	+++	0	++	0	+	+++
Trazodon	0	+	+	++	+++	0	0	+	+

+++: häufig bis regelmäßig; ++: mittelhäufig; +: selten; (+): sehr selten; 0: unbedeutend/nicht vorhanden

Fallbeispiel: Akute depressive Episode einer unipolaren Depression (Fortsetzung)

Aufgrund der schlechten Verträglichkeit von Amitriptylin bei den vergangenen Episoden erhält der Patient 20 mg Escitalopram in Form von Tabletten. Zunächst soll er für fünf Tage eine halbe Tablette, dann eine Tablette täglich einnehmen. Im Verlauf der Wiedervorstellungen nach zehn Tagen, drei Wochen und sechs Wochen zeigt sich eine zunehmende Besserung der o. g. Symptomatik und der Patient berichtet, dass er sich wieder arbeitsfähig fühle. Nach aktiver Rückfrage berichtet er allerdings, dass er seit drei Wochen Probleme habe, beim Geschlechtsverkehr mit seiner Frau zu ejakulieren oder einen Orgasmus zu erleben. Dies sei sehr frustran, gerade weil sein sexuelles Verlangen erst kürzlich mit der Symptombesserung wiedergekehrt sei.

Insbesondere trizyklische Antidepressiva führen zu vegetativen Nebenwirkungen, beispielsweise durch eine ausgeprägte antagonistische Wirkung am muskarinischen Acetylcholin-Rezeptor. Die hierdurch ausgelösten anticholinergen Arzneimittelnebenwirkungen (▶ Abb. 6.6) äußern sich in Form von Mundtrockenheit, Sehstörungen, Miktionsstörungen (bis hin zum Harnverhalt), Obstipation und Kognitionsstörungen bis hin zu Verwirrtheitszuständen im Sinne eines Delirs. Anticholinerge Nebenwirkungen sind auch im ▶ Kap. 5 »Alterspharmakologie« ausführlich thematisiert, weil sie insbesondere für ältere Patienten erhebliche Risiken bergen.

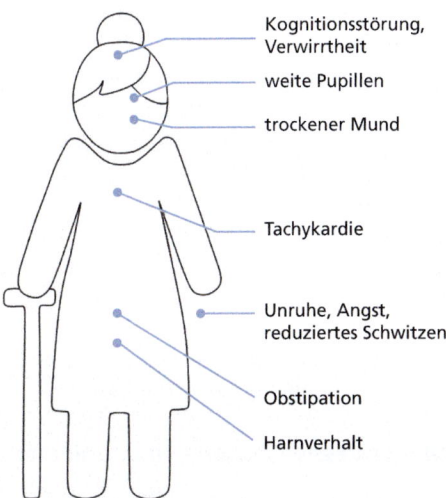

Abb. 6.6: Übersicht über durch antagonistische Wirksamkeit am muskarinischen Acetylcholin-Rezeptor verursachte, anticholinerge Nebenwirkungen einer Antidepressiva-Therapie (z. B. durch TZA).

SSRI zeigen häufig zu Beginn der Therapie (z. B. während der Aufdosierungsphase) vegetative und gastrointestinale Nebenwirkungen wie Schlaflosigkeit, Schwindelgefühl, Ejakulationsversagen, Übelkeit und Diarrhoe). Zeichen eines Serotoninsyndroms sind u. a. Fieber, Schwitzen, Tremor oder Bewusstseinsstörungen.

Kardiale und kardiovaskuläre Nebenwirkungen treten häufig als Nebenwirkungen einer Behandlung mit TZA auf. Sie entstehen häufig als Folge von noradrenergen Wirkungen an Adrenozeptoren und anticholinergen Wirkungen an muskarinischen Acetylcholin-Rezeptoren. Besonders wichtige, potenziell tödliche Nebenwirkungen treten in der Form von QT-Zeit-Verlängerungen auf, die sich bei gleichzeitiger Gabe weiterer Arzneimittel mit QT-Zeit verlängernder Wirkung summieren können. Dies ist bei der Indikationsstellung als Kontraindikation zu berücksichtigen. Daher ist es vor Erstgabe eines Antidepressivums stets empfehlenswert, insbesondere bei TZA oder MAO-Hemmern ein EKG abzuleiten, um bereits vorbestehende QT-Zeit-Verlängerungen zu erkennen. Bei Patienten mit kardialer Vorerkrankung sind TZA nur eingeschränkt zu empfehlen. Neben vorgenannten Herzrhythmusstörungen können ebenfalls Tachykardien, aber auch orthostatische Hypotonien auftreten. Bei MAO-Hemmern wie Tranylcypromin können auch hypertensive Krisen auftreten. Auch andere Antidepressiva mit noradrenerger Wirkkomponente, wie Duloxetin oder Venlafaxin, können Blutdrucksteigerungen verursachen. Diese sollten daher bei Patienten mit kardialen Vorerkrankungen nicht verordnet werden. Auch einige SSRI können QT-Zeit-Verlängerungen im EKG verursachen. Hierzu gehören beispielsweise Citalopram, in höherer Dosierung aber auch Paroxetin.

Sedierung und psychomotorische Dämpfung entstehen durch eine antagonistische Wirkung am 5-HT$_2$-Serotonin- oder H$_1$-Histamin-Rezeptor. Eine ausgeprägte Sedierung tritt beispielsweise bei Amitriptylin, Doxepin, Maprotilin, Mirtazapin, Trazodon und Trimipramin auf. Die sedierende Wirkung ist bei Patienten mit Agitation oder Schlafstörungen möglicherweise erwünscht, hingegen bei Patienten, die Maschinen bedienen oder am Straßenverkehr teilnehmen, als unerwünschte Wirkung zu betrachten. Zu beachten ist allerdings, dass sich die sedierende Wirkung im Behandlungsverlauf möglicherweise reduziert.

Metabolische Effekte und Gewichtszunahme treten insbesondere bei älteren TZA mit ausgeprägter antagonistischer Wirksamkeit am 5-HT$_2$-Serotonin- oder H$_1$-Histamin-Rezeptor, wie Amitriptylin, Doxepin, Nortriptylin, Trimipramin und Trazodon auf. Auch Mirtazapin kann eine Gewichtszunahme verursachen. Falls diese Wirkstoffe verordnet werden, sind verhaltenstherapeutische Interventionen häufig geeignet, um der Gewichtszunahme entgegenzuwirken.

Fallbeispiel: Akute depressive Episode einer unipolaren Depression (Fortsetzung)

Im Rahmen der unerwünschten Wirkung einer sexuellen Dysfunktion erfolgt seitens des behandelnden Psychiaters die Empfehlung, die antidepressive Therapie auf ein anderes Antidepressivum umzustellen. Folglich erhält der Patient 300 mg Bupropion, welches diese Nebenwirkung nicht verursacht. Nach Aufdosierung und 4-wöchiger Behandlung mit 300 mg/d berichtet der Patient, dass

> die Symptome der Depression weiterhin gut kontrolliert sind und auch beim Geschlechtsverkehr keine Probleme mehr bestehen. Neben der regelmäßigen psychotherapeutischen Begleitung erfolgt eine psychiatrische Wiedervorstellung in sechs Wochen. Dann wird der Patient zusammen mit dem behandelnden Psychiater die Einnahmedauer zur Rezidivprophylaxe besprechen.

Eine sexuelle Funktionsstörung kann bei Patienten mit Depressionen sowohl durch die Grunderkrankung als auch durch Antidepressiva verursacht werden. Das sexuelle Verhalten wird bei Menschen hauptsächlich durch die Neurotransmitter Dopamin und Serotonin moduliert. Im Allgemeinen führt Dopamin zu einer Förderung und Serotonin zu einer Hemmung der sexuellen Motivation und Performance. Insbesondere Antidepressiva, die in den Serotoninstoffwechsel eingreifen, hierzu zählen insbesondere SSRI, haben als Nebenwirkung eine Hemmung der Ejakulation und der Fähigkeit, einen Orgasmus zu erleben, sowie eine Abnahme der Libido. Die Häufigkeit von sexueller Dysfunktion durch Antidepressiva beträgt in verschiedenen Studien zwischen 30 und 60%, einige Kliniker gehen aber von bis zu 85% aus (15). Um die Compliance zu sichern, sollten die Patienten hinsichtlich dieser Nebenwirkungen aufgeklärt werden und diese sollte im Behandlungsverlauf weiter aktiv exploriert werden. Die Antidepressiva Bupropion, Mirtazapin und Nefazodon, die nur eine minimale Serotonin-Wiederaufnahmehemmung verursachen, zeigen keine klinisch relevante sexuelle Dysfunktion.

Suizidalität kann sowohl durch die Grunderkrankung selbst als auch durch die Antidepressiva-Therapie von Bedeutung sein. Bei Patienten mit depressiver Erkrankung, die eine Neigung zur Suizidalität aufweisen, kann durch die antriebssteigernde Wirkung vieler Antidepressiva die Suizidalität gefördert werden. Daher sollte Suizidalität aktiv exploriert werden und bei der Indikationsstellung zur Antidepressiva-Therapie Berücksichtigung finden. Patienten, die ein hohes Risiko für suizidales Verhalten haben, müssen engmaschig überwacht werden, möglicherweise auch stationär behandelt werden. Bei Patienten mit suizidaler Neigung sollten entweder Antidepressiva mit sedierender Wirkung (und dann meist wenig antriebssteigernder Wirkung) verordnet werden. Alternativ können Antidepressiva mit antriebssteigernder Wirkung für einige Wochen mit Sedativa (z. B. Benzodiazepine) kombiniert werden. Nach Ansprechen auf die Behandlung mit Besserung der Symptomatik, des suizidalen Verhaltens und Stimmungsaufhellung können die Sedativa dann reduziert und später abgesetzt werden.

Die Frage, ob Antidepressiva wie SSRI bei Jugendlichen und jungen Erwachsenen das Risiko für Suizidalität erhöhen, wird seit langem kontrovers diskutiert. Während einige Studien dies nahelegen, beschreibt die Mehrzahl der Studien aber kein erhöhtes Risiko. Jedoch bleibt hier ein kritischer Diskurs erforderlich, bis diese Frage sicher geklärt ist. Die Indikationsstellung zur Behandlung mit Antidepressiva sollte bei Jugendlichen und jungen Erwachsenen aber stets durch einen erfahrenen Facharzt für Kinder- und Jugend-Psychiatrie und Psychotherapie erfolgen. Auch kommt hier gerade in den ersten Wochen und Monaten der Therapie einer aktiven Exploration des suizidalen Verhaltens eine besondere Bedeutung zu.

Ein Serotoninsyndrom, oder zentrales Serotoninsyndrom, ist eine seltene, aber potenziell lebensbedrohliche Neben- und pharmakodynamische Wechselwirkung von Antidepressiva mit serotonergem Wirkmechanismus (z. B. SSRI, TZA, MAO-Hemmer, SSNRI). In der Regel tritt dies bei einer Kombinationsbehandlung mit verschiedenen Wirkstoffen (oder Psychostimulanzien, Amphetaminderivaten oder Drogen (Kokain)) auf, die den Serotonin-Spiegel erhöhen können. Typische Symptome eines zentralen Serotoninsyndroms sind Fieber, Verwirrtheit, Delir, Erregungszustände, Tremor oder andere neuromuskuläre Symptome. Bei Verdacht auf ein Serotoninsyndrom sollte stets eine Notfallabklärung und -behandlung erfolgen.

Bei Patienten mit bipolaren Störungen kann durch die Therapie mit Antidepressiva ein Phasenwechsel im Sinne einer Induktion einer manischen Episode auftreten, man spricht von einem behandlungsimmanenten affektiven Switch (engl. Treatment-Emergent Affective Switch). Dies ist insbesondere für TZA und Venlafaxin bekannt, weshalb die Substanzen bei bipolaren Patienten nicht indiziert sind.

Insbesondere bei längerer Therapie mit TZA, Venlafaxin, Mirtazapin und SSRI sind bei abruptem Therapieende Absetzsymptome häufig. Weil das Absetzen von Antidepressiva einen sehr wichtigen Stellenwert einnimmt, erfolgt eine kurze Darstellung in ▶ Kap. 6.5.6.

6.4.4 Kontraindikationen und Wechselwirkungen

Die Indikationsstellung zur Verordnung von Antidepressiva stellt eine ärztliche Aufgabe dar, weswegen hier auf die Kontraindikationen und Wechselwirkungen nur in aller Kürze eingegangen werden soll. Für eine ausführliche Darstellung siehe (1, 14).

Unerwünschte Arzneimittelwirkungen/Nebenwirkungen wie Sedierung können einerseits therapeutisch gewünscht sein, andererseits aber auch eine Kontraindikation bei Personen darstellen, die Fahrzeuge im Straßenverkehr führen oder laufende Maschinen bedienen. Kardiale Vorerkrankungen können ebenso Kontraindikationen für Antidepressiva darstellen, wenn diese beispielsweise die Reizleitung am Herzen verlängern. Besonders problematisch sind hier beispielsweise trizyklische Antidepressiva oder auch manche SSRI. Auch eine bereits erfolgende Therapie mit Arzneimitteln, die zu einer Erhöhung der Serotoninkonzentration führen können oder die zu einer Verlängerung der QT-Zeit führen, muss berücksichtigt werden. All diese Zusammenhänge sind auch hinsichtlich Kontraindikation und Wechselwirkung zu beachten. Bei älteren Patienten mit ohnehin eingeschränkter kognitiver Funktion sollten Wirkstoffe mit anticholinerger Wirkung möglichst vermieden werden. Auch ist bei Patienten mit Krampfneigung, Epilepsie oder Störungen der kardialen Reizleitung die Verordnung von Antidepressiva möglicherweise kontraindiziert bzw. muss unter strengster Indikationsstellung erfolgen. Auch sind stets Begleiterkrankungen zu berücksichtigen, zum Beispiel Blasenentleerungsstörungen durch Prostatahypertrophie oder Psychosen, die u. a. die Schwelle für Nebenwirkungen herabsetzen können.

Darüber hinaus sind bei der Verordnung auch pharmakokinetische Wechselwirkungen von Bedeutung, die unbedingt vom verordnenden Arzt beachtet werden müssen. Hierbei handelt es sich um Wechselwirkungen, die im Bereich der Prozessierung eines Arzneistoffs im Körper entstehen, also beispielsweise beim Abbau einzelner Arzneistoffe in der Leber. So hemmen die SSRI Fluoxetin und Paroxetin stark das in der Leber am Abbau vieler Arzneistoffe beteiligte Cytochrom CYP2D6, sodass Arzneimittel, die durch dieses Enzym metabolisiert werden, in ihrem Plasmaspiegel erheblich ansteigen können. Dies trifft z. B. auf die häufig bei älteren Patienten mit koronarer Herzerkrankung oder Herzinsuffizienz verordneten Betablocker Metoprolol, Carvedilol oder Nebivolol zu, die bei starker CYP2D6-Hemmung dann akkumulieren und lebensbedrohliche Herzrhythmusstörungen auslösen können. Besonders gefährdet sind Patienten mit Multimedikation (Polypharmazie) oder genetischen Varianten von Arzneimittel-metabolisierenden Enzymen. Hier können klinische Werkzeuge wie ein therapeutisches Drug Monitoring (TDM) oder Untersuchungen genetischer Polymorphismen von Cytochrom P450-Isoenzymen die Arzneimitteltherapiesicherheit erheblich verbessern.

6.4.5 Antidepressiva bei Älteren

Besonderheiten bei der Pharmakotherapie von Älteren spielen natürlich auch bei der Anwendung von Antidepressiva eine Rolle. Andererseits ist aber zu bedenken, dass Antidepressiva bei behandlungsbedürftigen depressiven Erkrankungen häufig die Lebensqualität bei Älteren erheblich verbessern können. Daher sollte eine Therapie mit Antidepressiva stets auch bei älteren Patienten mit mittelschwerer oder schwerer depressiver Episode in Betracht gezogen werden.

Bei der Auswahl des Antidepressivums sollte bei älteren Patienten aufgrund der häufig bereits vorhandenen kognitiven Einschränkungen auf anticholinerg wirkende Substanzen möglichst verzichtet werden (► Kap. 5 »Alterspharmakologie«). Auch sollten Wirkstoffe mit ausgeprägten kardialen oder kardiovaskulären Nebenwirkungen vermieden werden, da ältere Patienten häufig bereits kardial vorerkrankt oder vulnerabler sind. Somit sollten in der Regel TZA, die häufig sowohl anticholinerg als auch kardial nebenwirkungsreich sind, vermieden werden. Regelhaft wird in Leitlinien bei älteren Patienten mit mittelschwerer oder schwerer depressiver Episode eine Verordnung eines SSRI, gegebenenfalls mit Dosisanpassung, als erste Wahl betrachtet. Insbesondere die hochselektiven Substanzen Escitalopram, Citalopram und Sertralin sollten bevorzugt werden. Paroxetin, welches anticholinerge Wirkungen zeigt, sollte vermieden werden. Des Weiteren sind Mirtazapin (insbesondere bei Schlafstörungen) und Venlafaxin (unter Kontrolle des Blutdrucks) ebenfalls geeignet, da diese nicht anticholinerg und hinsichtlich kardialer Effekte als eher sicher gelten.

Auch ist bei älteren Patienten zu beachten, dass die Wirklatenz deutlich länger sein kann als bei jüngeren Patienten. Somit sollte der Therapieerfolg bzw. das Ansprechen erst nach einigen Wochen nach Erreichen der Standarddosis eruiert werden.

6.5 Pharmakotherapie von depressiven Störungen und Angststörungen

6.5.1 Eine kurze Geschichte der Behandlung depressiver Störungen

Weder der akademischen noch der industriellen Forschung ist es bislang gelungen, antidepressiv wirksame Medikamente zu entwickeln, die sich grundsätzlich von den in den 1950er Jahren entdeckten TZA vom Imipramin-Typ unterscheiden. Mitte der 1950er Jahre hatten die Schweizer Psychiater Roland Kuhn und Jules Angst in ersten klinischen Studien die antidepressive Wirkung von Imipramin entdeckt. Dabei konnte gezeigt werden, dass die Substanz in die Neurotransmission der biogenen Amine, v. a. von Noradrenalin und Serotonin, eingreift. Durch diese Erkenntnis entstand die Monoaminhypothese der Depression. Nahezu alle heute auf dem Markt gebräuchlichen Antidepressiva folgen dem aus der sog. »Monoaminmangelhypothese der Depression« abgeleiteten Wirkmodell, wonach durch Hemmung der Wiederaufnahme am jeweiligen Transportermolekül (z. B. SSRI), durch Hemmung des abbauenden Enzyms (Monoaminoxidasehemmer; MAOH) oder indirekt (z. B. bei Mirtazapin) eine Verstärkung der serotonergen, noradrenergen und/oder dopaminergen Neurotransmission erfolgt (1). Aufgrund der zusätzlichen Beeinflussung anderer Neurotransmittersysteme (z. B. acetylcholinerger oder histaminerger Systeme) ergeben sich trotz dieser grundsätzlichen Ähnlichkeit der klinischen Wirkprofile substanzspezifische Eigenschaften. Der eigentliche Wirkmechanismus von Antidepressiva ist noch unbekannt; für die antidepressive Wirkung werden vielfältige Prozesse angenommen, die den durch eine Beeinflussung verschiedener Neurotransmittersysteme entstehenden Effekten auf Rezeptorebene nachgeschaltet sind. Dabei scheinen Antidepressiva wie auch Placebo letztlich einen Heilungsprozess anzustoßen, der bei einer Gabe von Antidepressiva eine größere Anzahl an Patienten betrifft als bei einer Gabe von Placebo.

6.5.2 Behandlungsphasen depressiver Störungen

Die Behandlung einer Depression, insbesondere wenn es sich um eine rezidivierende Depression handelt, lässt sich grundsätzlich in drei Phasen gliedern: die Akuttherapie, die Erhaltungstherapie und die Rückfallprophylaxe (▶ Abb. 6.7). Die Behandlung in der Akutphase hat vornehmlich zur Aufgabe, den Leidensdruck der Betroffenen lindern. Dabei sollen die Symptome der aktuellen depressiven Episode behandelt und eine möglichst weitgehende Remission, also Genesung, erreicht werden. Ein sehr wichtiges Ziel der Akutphasenbehandlung ist zudem die Verhinderung der Mortalität, d. h. der Sterblichkeit beispielweise durch vollendete Suizide. Die Behandlung der Akutphase wird fortgeführt, bis die Depressionssymptome nicht mehr vorhanden oder zumindest stark zurückgegangen sind. Bei der medikamentösen Therapie umfasst die Akutphase die Aufdosierung und ggf. Anpassung der Medikation und ihre Fortführung bis zur weitgehenden Remission. In der

6.5 Pharmakotherapie von depressiven Störungen und Angststörungen

Psychotherapie liegt in der Akutphase der Schwerpunkt auf der Linderung der Symptomatik der Betroffenen durch Entlastung, Strukturierung, Aktivierung und Empowerment (3). Die unmittelbare Beendigung einer Therapie nach Abklingen der akuten Symptomatik ist mit einer sehr hohen Rückfallgefahr verbunden.

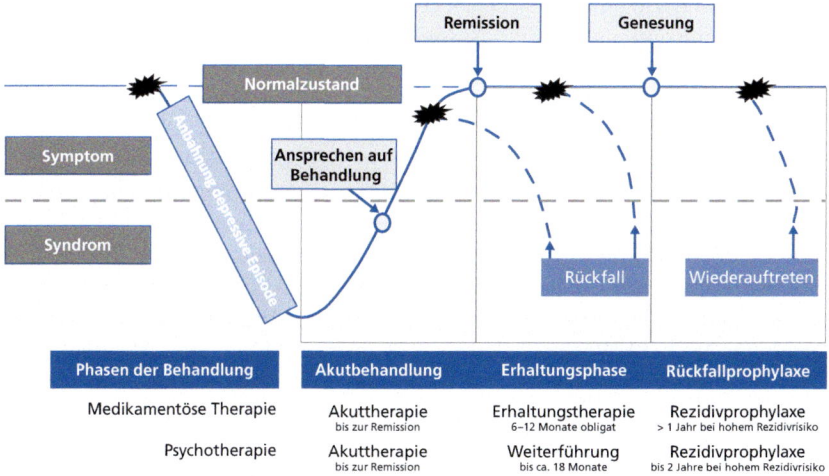

Abb. 6.7: Erkrankungs- und Behandlungsphasen depressiver Erkrankungen. Grundsätzlich entsteht eine Depression aus einem affektiven Normalzustand. Es folgt die Akutbehandlung, die idealerweise zu einem Verschwinden der Symptome (Remission) führt. Es besteht aber eine Rückfallgefahr auch nach Ansprechen auf die Behandlung oder nach Remission. Sollte die Remission dauerhaft sein, spricht man von Genesung, aber auch hiernach kann die Erkrankung wieder auftreten. Dann ist es aber kein Rückfall in dieselbe Episode, sondern das Auftreten einer neuen Episode (modifiziert nach (3, 16)).

6.5.3 Studien zur Wirksamkeit von Antidepressiva

In der wissenschaftlichen Literatur gibt es nach wie vor sehr kontroverse Diskussionen über die generelle Wirksamkeit von Antidepressiva sowie über mögliche Unterschiede in der Wirksamkeit und Verträglichkeit der einzelnen Wirkstoffe. Eine valide Bewertung der Wirksamkeit und Sicherheit von Arzneimitteln erfordert eine Evidenzbasis, die frei von Verzerrungen in der Berichterstattung (»Publication Bias«) ist (5, 17, 18). Um diese Verzerrung bei der Beurteilung der Wirksamkeit zu reduzieren, wurden beispielsweise Studienberichte in Zulassungsunterlagen der US-amerikanischen Food and Drug Administration (FDA) ausgewertet und festgestellt, dass die veröffentlichte Literatur die scheinbare Wirksamkeit von Antidepressiva möglicherweise zu positiv berichtet (17, 18). Allerdings scheint für neuere Antidepressiva dieser Publication Bias geringer zu sein als für ältere (18).

Beispielhaft soll zunächst die STAR*D (Sequenced Treatment Alternatives to Relieve Depression)-Studie zur Behandlung von Depressionen, die öffentlich vom National Institute of Mental Health (USA) und nicht durch die Pharmaindustrie finanziert wurde, dargestellt werden (19–21). Die Studie umfasste vier verschiedene Behandlungsstufen (Level 1–4) und die Patienten wurden ermutigt, in die nächste Stufe der Behandlung einzusteigen, wenn sie nach einer bestimmten Anzahl von Wochen keine Remission oder kein Ansprechen (50 %ige Verringerung der Symptome) erreicht hatten. In der ersten Stufe erhielten die Patienten durch ihre behandelnden Ärzte bis zu 14 Wochen lang den SSRI Citalopram. Hier zeigten 28–33 % eine Remission und 47 % ein Ansprechen auf die Therapie (19). In der zweiten Stufe wurden Patienten, die in Stufe 1 keine Remission erreicht hatten oder eine Unverträglichkeit der Medikation zeigten, für 14 Wochen mit einem der Antidepressiva Bupropion, Sertralin oder Venlafaxin behandelt. Hier zeigte sich eine Remissionsrate von im Mittel 20 % (21). Es zeigte sich, dass eine Umstellung auf ein anderes Antidepressivum aus der gleichen Substanzklasse (Sertralin) oder aus einer anderen Substanzklasse (Bupropion oder Venlafaxin) als denkbare Alternative nach erfolgloser Behandlung mit dem SSRI Citalopram angesehen werden kann (21). In der dritten Stufe wurden Patienten mit fehlendem Ansprechen in Stufe 2 noch einmal auf ein Antidepressivum einer anderen Klasse (Mirtazapin oder Nortriptylin) umgestellt. Nach 14 Wochen zeigten etwas mehr als 12 % unter Mirtazapin und knapp 20 % unter Nortriptylin eine Remission (20). Stufe vier bestand aus dem Monoaminoxidase-Hemmer Tranylcypromin oder einer Kombination aus Venlafaxin und Mirtazapin (22). Hier lag die durchschnittliche Remissionsrate bei 13 % und es zeigte sich kein statistisch signifikanter Unterschied zwischen Tranylcypromin und der Kombination aus Venlafaxin und Mirtazapin, wobei die Behandlung mit Tranylcypromin aber wegen schlechterer Verträglichkeit häufiger abgebrochen wurde.

Insgesamt deuten die STAR*D-Studienergebnisse darauf hin, dass Patienten, die unter einer Citalopram-Behandlung nach 14 Wochen keine Remission oder kein Ansprechen erreichen, von einer Umstellung auf andere Wirkstoffe profitieren können. Allerdings sinken die Erfolgsaussichten, je mehr zusätzliche Behandlungsstrategien erforderlich sind. Insbesondere sanken die Chancen, wenn Stufe 2 erfolglos blieb.

In einer großen und recht aktuellen Netzwerk-Meta-Analyse aus dem Jahr 2018 wurde die derzeit verfügbare Evidenzbasis für die Wirksamkeit von Antidepressiva zur Behandlung von Erwachsenen mit akuter schwerer depressiver Störung bewertet (23). Eine Liste von 21 Antidepressiva und Placebo wurde hinsichtlich klinischer Effekte und potenzieller Effektmodifikatoren analysiert. Alle Antidepressiva waren bei Erwachsenen mit einer schweren depressiven Störung wirksamer als Placebo. Wenn placebokontrollierte Studien in die Analyse einbezogen wurden, wurden geringere Unterschiede zwischen den Wirkstoffen festgestellt, während die Wirksamkeit und Akzeptanz in Studien mit direktem Vergleich (Head-to-Head Trials) stärker schwankte (23).

6.5.4 Pharmakologische Therapieprinzipien bei depressiven Störungen

Bei einer leichten depressiven Episode kann unter einer aktiv abwartenden Begleitung und Symptomexploration zunächst von einer depressionsspezifischen Pharmakotherapie abgesehen werden. Hält die Symptomatik einer leichten depressiven Episode nach einer Wiedervorstellung nach spätestens 14 Tagen noch an oder hat sich die Symptomatik verstärkt, kann mit dem Patienten eine Intensivierung der Behandlung erörtert werden. Diese können eine Beratung, psychoedukativ-supportive Gespräche, qualifizierte und angeleitete Selbsthilfe, Problemlösungsansätze oder psychiatrisch-psychotherapeutische Basisbehandlung bzw. psychosomatische Grundversorgung umfassen. Antidepressiva sollten nicht generell zur Erstbehandlung bei leichten depressiven Episoden eingesetzt werden, sondern allenfalls unter besonders kritischer Abwägung des Nutzen-Risiko-Verhältnisses (3).

Zur Behandlung einer akuten mittelgradigen depressiven Episode sollte Patienten eine medikamentöse Therapie mit einem Antidepressivum angeboten werden. Wenn hierbei eine Pharmakotherapie erwogen wird, kann bei Beachtung der spezifischen Nebenwirkungen und Wechselwirkungen gemäß der S3-Leitlinie/NVL Unipolare Depression ein erster Therapieversuch mit Johanniskraut erfolgen. Patienten, die Johanniskraut einnehmen, sollten über die unterschiedliche Wirkstärke der verfügbaren Präparate und die sich daraus ergebenden Unsicherheiten informiert werden. Des Weiteren sollten sie über mögliche Wechselwirkungen von Johanniskraut mit anderen Medikamenten (einschließlich oraler Kontrazeptiva, Antikoagulantien und Antiepileptika, Immunsuppressiva) umfassend aufgeklärt werden (3).

Bei akuten schweren depressiven Episoden sollte eine Kombinationsbehandlung mit medikamentöser Therapie und Psychotherapie angeboten werden. Die Auswahl eines geeigneten Antidepressivums sollte entsprechend der S3-Leitlinie/NVL Unipolare Depression anhand folgender Kriterien erfolgen (3):

- *Verträglichkeit*
  Anderes Nebenwirkungsprofil von SSRI im Vergleich zu TZA, insbesondere bei ambulanten Patienten und im Vergleich zu klassischen, älteren TZA wie Amitriptylin.
- *Überdosierungssicherheit*
  Einnahme einer Wochenration von TZA kann bei suizidalen Patienten letal sein; im ambulanten Bereich daher nur Verschreibung kleiner Packungsgrößen.
- *Ansprechen in einer früheren Krankheitsepisode*
  Wirksamkeit und Verträglichkeit einer früheren Antidepressivagabe sollte in die erneute Indikationsstellung einbezogen werden.
- *Handhabbarkeit*
  TZA verlangen eher eine individuelle Auftitrierung und Kontrolle als die SSRI oder neuere Antidepressiva (schrittweises Aufdosieren, Plasmaspiegel, EKG-Kontrollen); schrittweises Aufdosieren ist auch bei SSRI und neueren Antidepressiva wie Venlafaxin und Mirtazapin sinnvoll.

- *Anwendungserfahrung*
  Individuelle Anwendungserfahrung des Arztes mit einzelnen Antidepressiva ist für die Wirkstoffauswahl bedeutsam.
- *Möglichkeiten bei Nichtansprechen*
  Bei TZA, aber inzwischen auch für die meisten selektiven Antidepressiva ist eine Serumspiegelbestimmung sinnvoll, da für diese ein therapeutischer Serumspiegelbereich etabliert ist. Für TZA ist eine Hochdosisbehandlung effektiv, da eine Dosis-Wirkungs-Beziehung besteht.
- *Komorbidität und Komedikation*
  Pharmakotherapie bei besonderen Patientengruppen (z. B. Ältere; ▶ Kap. 5 »Alterspharmakologie«); Komorbidität Zwangsstörung: SSRI oder Clomipramin/ ADHS: SNRI.
- *Patientenpräferenzen*
  Patienten reagieren physisch und psychisch unterschiedlich hinsichtlich Wirkung und Nebenwirkung von Antidepressiva, weswegen die individuelle Gewichtung der unerwünschten Wirkungen bei der Stoffauswahl eine Rolle spielt.

In der klinischen Praxis wird unter Berücksichtigung der vorgenannten Kriterien aufgrund der guten Verträglichkeit, einer recht großen therapeutischen Breite und Überdosierungssicherheit sowie vergleichsweise guter Sicherheit bei vielen kardiovaskulären und metabolischen Komorbiditäten und weniger Arzneimittelinteraktionen als bei Alternativen bei den meisten Patienten mit Depression oder Angststörung und einer Indikation zur Pharmakotherapie ein SSRI das Mittel der ersten Wahl sein. Auch wird die Patientenpräferenz für diese gut verträglichen Wirkstoffe sprechen. Als erste Wahl kommen somit meist und insbesondere bei Älteren aufgrund der höchsten Selektivität Escitalopram, Citalopram oder Sertralin in Frage. Sollte nach einigen Wochen kein Ansprechen evident sein, ist ein Wechsel des Antidepressivums (»Switching«) indiziert. In der Regel sollten dann eine andere Klasse von Antidepressiva Verwendung finden, so dass nach Nichtansprechen eines SSRI in der Regel SSNRI, SNRI, Mirtazapin oder Bupropion in Frage kommen. In Einzelfällen kann auch ein Wechsel innerhalb der Klasse erwogen werden. In Deutschland werden bei Nichtansprechen eines SSRI häufig Venlafaxin oder Mirtazapin verordnet. Bei schlechter Verträglichkeit eines SSRI und Auftreten von sexuellen Dysfunktionen (aktiv explorieren!) kommen Bupropion oder Mirtazapin in Frage. Mirtazapin ist gerade bei Schlafstörungen gut geeignet, führt allerdings unter Umständen aufgrund seiner langen Halbwertszeit auch zu Tagesmüdigkeit oder dem Problem »morgens nicht in Gang zu kommen«. TZA werden häufig erst dann indiziert, wenn vorgenannte Wirkstoffe nicht ansprechen oder aus anderen Gründen nicht geeignet sind. Weitere Kriterien zur Wirkstoffauswahl ergeben sich aus den teilweise spezifischen Neben- und Wechselwirkungen oder spezifischen Indikationen (z. B. Clomipramin bei Panik- oder Zwangsstörungen).

Zu Therapiebeginn hat es sich bei den meisten Antidepressiva bewährt, mit einer niedrigen, als »Anfangsdosis« bezeichneten Tagesdosis zu beginnen. Bei älteren Patienten sollte bei Verordnung von TZA diese Anfangsdosis halbiert werden und langsamer aufdosiert werden. Insbesondere zu Beginn der Aufdosierung und Therapie ist eine sorgfältige Überwachung bezüglich Nebenwirkungen und Wirkungen wichtig. Die Aufdosierungsphase sollte nicht länger sein, als es aufgrund der Verträglichkeit erforderlich ist. Sollte sich die Symptomatik des Patienten bereits in der Aufdosierungsphase deutlich verbessern, ist eine weitere Dosierungssteigerung ggf. nicht notwendig. Ansonsten sollte die Standarddosierung angestrebt werden. Ab Erreichen der Standarddosierung sollte wenige Wochen lang (bei älteren Patienten ggfs. etwas länger) aufgrund der Wirklatenz das Eintreten der Wirkung abgewartet, aber stets der psychische Zustand der Betroffenen aktiv exploriert werden.

Eine regelmäßige Therapieüberwachung dient der Wirkungsprüfung besonders während der Akutbehandlung, um zu erfassen, ob der Patient auf die Behandlung anspricht, die Medikation einnimmt und der gewünschte therapeutische Effekt erreicht wird oder mögliche Komplikationen und Nebenwirkungen auftreten, die eine Dosisanpassung oder einen Substanzwechsel erfordern. Hauptkriterium der Wirksamkeit der Behandlung und die Entscheidung über das weitere therapeutische Vorgehen ist der Grad der Symptomreduktion bei den Betroffenen.

Im Rahmen der Erhaltungstherapie und Rezidivprophylaxe wird bei Patienten mit unipolarer Depression nach erfolgreicher Akuttherapie das hierbei eingesetzte Antidepressivum in unveränderter Dosierung über den Zeitraum von sechs bis zwölf Monaten weiter verordnet (▶ Abb. 6.7). Eine Dosisreduktion kann ein erhöhtes Rückfallrisiko darstellen und sollte deshalb vermieden werden. Zur Beendigung der remissionsstabilisierenden Behandlung hat es sich bewährt, Antidepressiva zur Vermeidung von Absetzsymptomen auszuschleichen. Patienten mit zwei oder mehr mittelgradigen oder schweren depressiven Episoden sollte empfohlen werden, das Antidepressivum mindestens ein Jahr lang zur Langzeitprophylaxe einzunehmen (3).

Ist nach einer angemessenen Behandlungsdauer keine Verbesserung erkennbar, sollte die Compliance (Einnahmetreue) des Patienten eruiert werden. Hierzu können auch Plasmaspiegelbestimmungen im Sinne eines TDM erfolgen. Bei zahlreichen Antidepressiva (z. B. TZA, Venlafaxin, Tranylcypromin) kann bei fehlendem Ansprechen eine Aufdosierung der Substanz unter Beachtung der Anwendungsempfehlungen des Herstellers erwogen werden. Falls diese Maßnahme allein nicht ausreichen sollte, können folgende Strategien erwogen werden:

- Verstärkung der antidepressiven Wirkung eines Antidepressivums durch die zusätzliche Gabe einer weiteren Substanz, die selbst kein Antidepressivum ist (z. B. Lithium oder Quetiapin). Diese Maßnahme wird als »Augmentation« bezeichnet und sollte von einem erfahrenen Psychiater betreut werden.
- Umstellung von einem Antidepressivum auf ein anderes Antidepressivum. Diese Maßnahme wird als Wechsel oder »Switch« bezeichnet. Hierbei sollte wegen möglicher Wechselwirkungen zwischen den Wirkstoffen eine schrittweise Aufdosierung des neuen und ein ausschleichendes Absetzen des alten Antidepressivums erfolgen.
- Zusätzliche Gabe eines weiteren Antidepressivums zu einer bestehenden, aber nicht ausreichend ansprechenden Medikation mit einem Antidepressivum. Diese Maßnahme wird als »Kombination« bezeichnet. Die Kombination von zwei Antidepressiva kann bei Patienten sinnvoll sein, deren Depression sich als therapieresistent erweist und daher mögliche Nebenwirkungen eher akzeptabel er-

scheinen. Besonderes Augenmerk sollte auf die Erkennung eines Serotoninsyndroms gelegt werden. Eine Kombinationsbehandlung sollte von einem erfahrenen Psychiater indiziert und betreut werden. Für den therapeutischen Nutzen der Einnahme von mehr als zwei Antidepressiva gibt es keine Evidenzgrundlage.
- Kombination mit einer Psychotherapie bzw. der Wechsel zu einer Psychotherapie sollte in Betracht gezogen werden. In der Behandlung depressiver Erkrankungen hat sich Psychotherapie heute vielfach mittels unterschiedlicher Verfahren etabliert. Eine große Zahl von Studien belegt die psychotherapeutische Behandlung depressiver Störungen als generell wirksam, wobei jedoch die Effektivität mit Schweregrad, Chronizität und Symptomkonstellation der Depression variiert. Bei schweren und rezidivierenden sowie chronischen Depressionen sollte die Indikation zur kombinierten Behandlung mittels Pharmakotherapie und geeigneter Psychotherapie vor einer alleinigen Psychotherapie oder Pharmakotherapie bevorzugt werden.

6.5.5 Pharmakologische Therapieprinzipien bei Angststörungen

Die pharmakologischen Therapieprinzipien bei Angststörungen finden sich in umfassender Darstellung in der aktualisierten 2. Auflage der S3-Leitlinie Behandlung von Angststörungen (24). Sowohl bei Panikstörungen und Agoraphobie als auch generalisierten Angststörungen
oder sozialer Phobie soll Patienten eine Psychotherapie (z. B. kognitive Verhaltenstherapie, psychodynamische Psychotherapie) oder Pharmakotherapie angeboten werden. Dies soll nach Aufklärung der Patienten entsprechend individueller Präferenzen erfolgen. In Fällen, in denen die Psycho- oder Pharmakotherapie nicht ausreichend wirksam ist, soll die jeweils andere Therapieform angeboten werden oder es sollte eine kombinierte Psychotherapie und Pharmakotherapie erfolgen (24).
Typische Behandlungsziele sind:

- Angstsymptome und Vermeidungsverhalten zu reduzieren
- Rückfälle zu vermeiden
- Einschränkung der Bewegungsfähigkeit zu reduzieren
- Soziale Integration zu verbessern
- Berufliche Leistungsfähigkeit wiederherzustellen
- Lebensqualität zu verbessern

Die Auswahl eines Wirkstoffes zur Pharmakotherapie der Angststörung erfolgt nach Alter, Kontraindikationen, Nebenwirkungsprofil einschl. Absetzphänomenen, Wechselwirkungen, Überdosierungssicherheit, Suizidrisiko, notwendigen Untersuchungen im Behandlungsverlauf (EKG, Labor) und – falls zutreffend – früheren Erfahrungen des Patienten mit bestimmten Medikamenten (insbesondere Einnahmezuverlässigkeit, Wirksamkeit, unerwünschte Wirkungen und Absetzphänomene und Präferenz).

Im Allgemeinen gilt entsprechend (24), dass bei Patienten mit einer Panikstörung mit und ohne Agoraphobie eine pharmakologische Behandlung mit Citalopram, Escitalopram, Paroxetin, Sertralin oder Venlafaxin erfolgen soll. Falls SSRI oder der SSNRI Venlafaxin nicht wirksam sind oder nicht vertragen werden, sollte das trizyklische Antidepressivum Clomipramin zur Behandlung angeboten werden. Benzodiazepine sind bei Angststörungen wirksam, sollten bei Patienten mit einer Angststörung aufgrund der erheblichen und ggf. kritischen Nebenwirkungen (Abhängigkeitsentwicklung, Sturzgefahr bei Älteren etc.) jedoch nicht angeboten werden. Unter strengster fachärztlicher Indikationsstellung können Benzodiazepine in Ausnahmefällen (z. B. schwere kardiale Erkrankungen, Kontraindikationen für Standardmedikamente, Suizidalität u. a.) unter sorgfältiger Risiko-Nutzen-Abwägung zeitlich beschränkt verordnet werden.

Bei Patienten mit einer generalisierten Angststörung soll entsprechend die pharmakologische Behandlung mit Escitalopram, Paroxetin, Venlafaxin, Duloxetin oder Pregabalin (letztgenanntes nicht bei bestehender Suchterkrankung gegenwärtig oder in der Vergangenheit) erfolgen. Sollten diese Wirkstoffe der ersten Wahl unwirksam sein oder nicht vertragen werden, können z. B. Buspiron oder Opipramol in Betracht kommen. Benzodiazepine sollten mit gleicher Begründung wie bei den Panikstörungen nur in Ausnahmefällen verordnet werden. Quetiapin ist in Deutschland nicht für die Behandlung der generalisierten Angststörung zugelassen, kann aber, wenn Wirkstoffe der ersten Wahl unwirksam sind oder nicht vertragen werden, im Rahmen eines fachärztlichen Therapieversuchs bei Patienten mit einer generalisierten Angststörung angeboten werden. Falls – wie häufig der Fall – bei Patienten mit generalisierter Angststörung erhebliche depressive Symptome bestehen, sollte ein Antidepressivum verwendet werden (wie auch erste Wahl) oder aber die anxiolytische Therapie mit einem Nicht-Antidepressivum durch ein Antidepressivum ergänzt werden (24).

Patienten mit einer sozialen Phobie sollten als erste Wahl mit einem der SSRI Paroxetin, Sertralin oder Escitalopram oder dem SSNRI Venlafaxin behandelt werden.

6.5.6 Absetzen von Antidepressiva

Die S3-Leitlinie/NVL Unipolare Depression empfiehlt bereits bei Beginn einer antidepressiven Pharmakotherapie eine Aufklärung über die anzustrebende Behandlungsdauer und mögliche Absetzphänomene bei Beendigung der Medikation (3).

Nur ein geringer Prozentsatz der Patienten nimmt die einmal verordnete Medikation vom Zeitpunkt der Eindosierung an ununterbrochen für den Rest des Lebens ein, weil dies auch dem Grundsatz einer Start-Stop-Strategie bei der Behandlung mit Antidepressiva widerspricht (25). Wesentlich häufiger erfolgt zu einem bestimmten Behandlungszeitpunkt ein Absetzen bzw. Umstellen der Medikation – entweder in Begleitung des behandelnden Arztes oder in Eigenregie der Patienten. Für Behandler und Patienten kann zu verschiedenen Zeitpunkten der Behandlung aus unterschiedlichen Gründen der Wunsch nach Beendigung oder Umstellung der Medikation entstehen. Gründe hierfür sind bspw. eine Unverträglichkeit der Medikation, nicht tolerierbare unerwünschte Arzneimittelwirkungen, unerwünschte Wechselwirkungen mit anderen Substanzen, ein fehlendes Ansprechen bzw. eine unzureichende Wirksamkeit auf die Ziel-Symptomatik oder eine zufriedenstellende dauerhafte Remission der Symptome und der damit verbundene Wunsch nach Beendigung der Medikation (26).

Bei einem Großteil der verordneten Substanzen lassen sich Absetzphänomene unterschiedlicher Art, Ausprägung und Dauer beobachten. Diese sind bei unzureichendem Kenntnisstand oft nicht von einem »Rebound« oder einer Rückkehr (oder einem Rezidiv) der Erkrankung zu unterscheiden, was zu einer Wiederaufnahme oder Umstellung einer eventuell nicht mehr notwendigen Medikation, aber auch zu einer zunehmenden Skepsis gegenüber den Substanzen von Seiten der Patienten führen kann. Eine genaue Kenntnis und Aufklärung über Absetzphänomene und das praktische Vorgehen bei Beendigung der Medikation ist daher auch bzgl. der weiteren Therapieentscheidung von hoher Relevanz (26).

Fallbeispiel: 15 Jahre Antidepressivum nach einer Panikattacke (adaptiert nach (27), S. 160)

Der 45-jährige Herr S. erhielt vor 15 Jahren in der Folge einer Panikattacke kurzerhand Venlafaxin in einer Tagesdosierung von bis zu 150 mg. Passager wiederkehrende Symptome von Angst und Panik seien im Verlauf rückläufig gewesen. Schließlich sei die Dosierung schrittweise reduziert worden. Angst- und Paniksymptome traten nicht weiter auf.

Herr S. wünschte in der Folge ein vollständiges Absetzen der Medikation. Nach Reduktion auf 37,5 mg (kleinste verfügbare Tagesdosierung) erfolgten multiple Versuche eines vollständigen Absetzens, die jedoch allesamt scheiterten. Auch mit Hilfe eines Pendelschemas (tageweiser Wechsel der Einnahme von 37,5 mg und Nicht-Einnahme) gelang das Absetzen nicht. Herr S. bemerkte regelmäßig ca. 24 Stunden nach der letzten Einnahme subjektiv erheblich belastende Symptome in Form von stromschlagartigen Missempfindungen, Schwindel und Imbalancen, grippeartigen Ganzkörperschmerzen, Übelkeit und Schlafstörungen. Die Symptome zeigten sich bei erneuter Einnahme von Venlafaxin rasch rückläufig. Das vollständige Absetzen der Medikation gelang über Jahre nicht. Im Verlauf der folgenden 15 Jahre entwickelte Herr S. eine Alkoholabhängigkeit, welche teilweise mit dem Auftreten der Absetzphänomene, insbesondere der Schlaflosigkeit, in Zusammenhang stand.

Nach der Aufnahme zur qualifizierten Entgiftung von Alkohol erfolgte ein neuerlicher Absetzversuch unter Nutzung von therapeutischem Drug Monitoring, also einer Wirkstoffspiegel gesteuerten Pharmakotherapie.

Nach Aufklärung des Patienten erfolgte eine viertägige parallele Eindosierung von Escitalopram in Tropfenform (5 mg). Nach vier Tagen konnte die Medikation mit Venlafaxin unter Weiterführung der Medikation mit Escitalopram beendet werden. Der Patient beschrieb einzig ein leichtes Schwindelgefühl, das vorher beschriebene Vollbild der Absetzerscheinungen trat nicht mehr auf. Es erfolgte eine wochenweise Reduktion der Medikation mit Escitalopram um 1 mg. Nach

▌ Fortführung des letzten Reduktionsschrittes von 1 mg über einen Zeitraum von vier Wochen konnte die Medikation vollständig abgesetzt werden.

In der klinischen Praxis sind umfassende Kenntnisse zu einem konkreten Vorgehen und möglichen Konsequenzen des Absetzens von Psychopharmaka erforderlich. Durch die zunehmend größere mediale Aufmerksamkeit hinsichtlich einer Langzeittherapie mit Antidepressiva und die breitere Diskussion möglicher Absetzphänomene besteht diesbezüglich eine höhere Aufmerksamkeit bei Patienten mit Psychopharmakotherapie. Praktisch bieten sich auch hier unterschiedliche Konzepte an: zum einen das Konzept des »Micro-Tapering«, bei dem täglich minimale Dosisreduktionen erfolgen, zum anderen das Konzept des »Mini-Tapering«, bei dem etwas größere Reduktionsschritte mit »Plateaus« (Tagen mit gleicher Dosierung) erfolgen. Vorteil von Zweiterem ist die klarere Zuordnung von etwaigen Entzugssymptomen zum jeweiligen Reduktionsschritt im Vergleich zum »Micro-Tapering«.

6.5.7 Vielfältigkeit von Absetzsymptomen

Mögliche Absetzsymptome von SSRI- und SSNRI-Antidepressiva sind nachfolgend aufgeführt (nach 28). Zu beachten ist, dass Absetznebenwirkungen wie Depressivität, Affektdurchlässigkeit, Ängste oder Suizidideen sind oftmals schwierig von einem Rebound der Grunderkrankungen zu differenzieren.

- Grippeähnliche Symptome wie Kopfschmerzen, Lethargie, Schwitzen, Schüttelfrost, Müdigkeit, Appetitlosigkeit, Muskelschmerzen
- Schlafstörungen wie schlechter Schlaf und Alpträume
- Magen-Darm-Symptome wie Übelkeit, Erbrechen, Durchfall und Inappetenz
- Gleichgewichtsstörungen wie Schwindel und Koordinationsstörungen, Tinnitus
- Sensorische Symptome wie das Gefühl von Ameisenlaufen oder »stromschlagartige« Missempfindungen, Parästhesien (anomale Körperempfindungen) und Palinopsien
- Psychische Beschwerden wie Ängste, gedrückte Stimmung und Reizbarkeit/Gereiztheit oder das Auftreten von (Hypo-)Manien (Enthemmung); Antriebslosigkeit und Adynamie; Unruhe
- Extrapyramidalmotorische Symptome wie Bewegungsstörungen und Zittern
- Andere Symptome wie kognitive Beeinträchtigungen oder Herzrhythmusstörungen

Unter Absatzphänomenen, einem Antidepressiva-Entzugssyndrom oder einem sogenannten »Antidepressant Discontinuation Syndrome« versteht man Symptome, die zeitlich im unmittelbaren Zusammenhang mit der Reduktion, dem Absetzen oder einem Präparatewechsel von Antidepressiva (meist innerhalb weniger Tage) auftreten. Je nach Halbwertszeit der jeweiligen Substanz und der damit zu erwartenden abfallenden Konzentration ergeben sich für verschiedene Substanzen unterschiedliche Zeitpunkte, wann Absetzphänomene auftreten können und wie lange diese anhalten. ▶ Abb. 6.8 gibt einen Überblick über die vielschichtigen

Symptome, wie sie häufig nach dem Absetzen von Antidepressiva vom SSRI-Typ beobachtet werden.

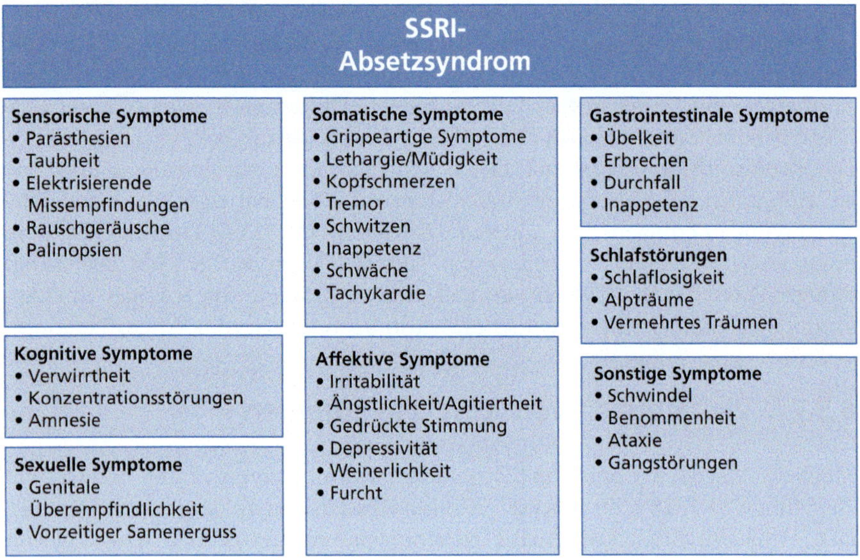

SSRI-Absetzsyndrom

Sensorische Symptome
- Parästhesien
- Taubheit
- Elektrisierende Missempfindungen
- Rauschgeräusche
- Palinopsien

Somatische Symptome
- Grippeartige Symptome
- Lethargie/Müdigkeit
- Kopfschmerzen
- Tremor
- Schwitzen
- Inappetenz
- Schwäche
- Tachykardie

Gastrointestinale Symptome
- Übelkeit
- Erbrechen
- Durchfall
- Inappetenz

Schlafstörungen
- Schlaflosigkeit
- Alpträume
- Vermehrtes Träumen

Kognitive Symptome
- Verwirrtheit
- Konzentrationsstörungen
- Amnesie

Affektive Symptome
- Irritabilität
- Ängstlichkeit/Agitiertheit
- Gedrückte Stimmung
- Depressivität
- Weinerlichkeit
- Furcht

Sonstige Symptome
- Schwindel
- Benommenheit
- Ataxie
- Gangstörungen

Sexuelle Symptome
- Genitale Überempfindlichkeit
- Vorzeitiger Samenerguss

Abb. 6.8: SSRI-Absetzsymptome (modifiziert nach (26), entnommen aus (27)).

Take-Home-Message

- Bei mittelschweren bis schweren depressiven Episoden sollte eine Behandlung mit einem Antidepressivum angeboten werden, optimalerweise bei schweren Episoden in Kombination mit einer Psychotherapie.
- Die Auswahl des Wirkstoffes richtet sich nach Wirk- und Nebenwirkungsprofil, regelhaft sind bei der Erstbehandlung selektive Serotonin-Wiederaufnahmehemmer wie (Es-)Citalopram oder Sertralin Mittel der ersten Wahl, auch wenn die neue S3-Leitlinie/NVL Unipolare Depression den Einsatz von Johanniskraut präferiert.
- Die Behandlung sollte überwacht und ggf. optimiert werden und bei Ansprechen für 6–12 Monate fortgeführt werden.
- Typische Nebenwirkungen treten insgesamt häufig auf und sind wirkstoffspezifisch und gerade zu Therapiebeginn stärker ausgeprägt. Die Kenntnis der Nebenwirkungen ist bedeutsam, da diese von Symptomen der Grunderkrankung abgegrenzt werden müssen.

Literatur

1. Regen F, Benkert O. Antidepressiva. Kompendium der Psychiatrischen Pharmakotherapie: Springer; 2021. p. 1–186.
2. Ebmeier KP, Donaghey C, Steele JD. Recent developments and current controversies in depression. Lancet. 2006;367:153–167.
3. Bundesärztekammer (BÄK) KBK, Arbeitsgemeinschaft der Wissenschaftli-chen Medizinischen Fachgesellschaften (AWMF). Nationale VersorgungsLeitlinie Unipolare Depression – Langfassung, Version 3.0. 2022 2022 [Available from: http://www.leitlinien.de, www.awmf.org/leitlinien/detail/ll/nvl-005.html. [Accessed 24.11.2022 2022]
4. Castrén E. Is mood chemistry? Nature Reviews Neuroscience. 2005;6:241–246.
5. Moncrieff J, Cooper RE, Stockmann T, et al. The serotonin theory of depression: a systematic umbrella review of the evidence. Molecular Psychiatry. 2022.
6. Otte C, Gold SM, Penninx BW, et al. Major depressive disorder. Nature Reviews Disease Primers. 2016;2:16065.
7. Duman RS, Shinohara R, Fogaça MV, et al. Neurobiology of rapid-acting antidepressants: convergent effects on GluA1-synaptic function. Mol Psychiatry. 2019;24:1816–1832.
8. Henter ID, Park LT, Zarate CA, Jr. Novel Glutamatergic Modulators for the Treatment of Mood Disorders: Current Status. CNS Drugs. 2021;35:527–543.
9. Ionescu DF, Fu DJ, Qiu X, et al. Esketamine Nasal Spray for Rapid Reduction of Depressive Symptoms in Patients With Major Depressive Disorder Who Have Active Suicide Ideation With Intent: Results of a Phase 3, Double-Blind, Randomized Study (ASPIRE II). Int J Neuropsychopharmacol. 2021;24:22–31.
10. Fu DJ, Ionescu DF, Li X, et al. Esketamine Nasal Spray for Rapid Reduction of Major Depressive Disorder Symptoms in Patients Who Have Active Suicidal Ideation With Intent: Double-Blind, Randomized Study (ASPIRE I). J Clin Psychiatry. 2020;81.
11. Meltzer-Brody S, Colquhoun H, Riesenberg R, et al. Brexanolone injection in post-partum depression: two multicentre, double-blind, randomised, placebo-controlled, phase 3 trials. Lancet. 2018;392:1058–1070.
12. Goodwin GM, Aaronson ST, Alvarez O, et al. Single-Dose Psilocybin for a Treatment-Resistant Episode of Major Depression. N Engl J Med. 2022;387:1637–1648.
13. Benkert O, Hippius H. Kompendium der Psychiatrischen Pharmakotherapie. : Springer, Berlin, Heidelberg. ; 2021.
14. Stahl SM. Stahl's essential psychopharmacology: neuroscientific basis and practical applications: Cambridge university press; 2021.
15. Shankar G. Serotonin and sexual dysfunction. J Autacoids Horm. 2015;5:e129.
16. Messer T, Hermann MJ. Diagnostik und Therapie der unipolaren Depression. CME. 2018;15:9–21.
17. Kirsch I, Deacon BJ, Huedo-Medina TB, et al. Initial severity and antidepressant benefits: a meta-analysis of data submitted to the Food and Drug Administration. PLoS Med. 2008;5: e45.
18. Turner EH, Cipriani A, Furukawa TA, et al. Selective publication of antidepressant trials and its influence on apparent efficacy: Updated comparisons and meta-analyses of newer versus older trials. PLoS Med. 2022;19:e1003886.
19. Trivedi MH, Rush AJ, Wisniewski SR, et al. Evaluation of outcomes with citalopram for depression using measurement-based care in STAR*D: implications for clinical practice. Am J Psychiatry. 2006;163:28–40.
20. Fava M, Rush AJ, Wisniewski SR, et al. A comparison of mirtazapine and nortriptyline following two consecutive failed medication treatments for depressed outpatients: a STAR*D report. Am J Psychiatry. 2006;163:1161–1172.
21. Rush AJ, Trivedi MH, Wisniewski SR, et al. Bupropion-SR, sertraline, or venlafaxine-XR after failure of SSRIs for depression. N Engl J Med. 2006;354:1231–1242.

22. McGrath PJ, Stewart JW, Fava M, et al. Tranylcypromine versus venlafaxine plus mirtazapine following three failed antidepressant medication trials for depression: a STAR*D report. Am J Psychiatry. 2006;163:1531–1541; quiz 1666.
23. Cipriani A, Furukawa TA, Salanti G, et al. Comparative efficacy and acceptability of 21 antidepressant drugs for the acute treatment of adults with major depressive disorder: a systematic review and network meta-analysis. Lancet. 2018;391:1357–1366.
24. Bandelow B, Aden I, Alpers GW, et al. S3-Leitlinie Behandlung von Angststörungen: Version 2. 2021.
25. Hotopf M, Hardy R, Lewis G. Discontinuation rates of SSRIs and tricyclic antidepressants: a meta-analysis and investigation of heterogeneity. Br J Psychiatry. 1997;170:120–127.
26. Horowitz MA, Taylor D. Tapering of SSRI treatment to mitigate withdrawal symptoms. Lancet Psychiatry. 2019;6:538–546.
27. Paulzen M, Schreckenbach T, Kirchner M. Absetzen von Psychopharmaka. Psychopharmakotherapie. 2021;28:155–167.
28. Groot PC, van Os J. Outcome of antidepressant drug discontinuation with taperingstrips after 1–5 years. 2020;10:2045125320954609.

7 Antipsychotische Pharmakotherapie

Michael Paulzen und Ralf Hausmann

7.1 Einleitung

Fallbeispiel: Akute Psychose

Der 26-jährige Herr G. wurde notfallmäßig auf die geschützte Akutstation in Begleitung von Rettungsdienst und Polizei gebracht. Zuvor hatte er eine Passantin in einer Kirche angegriffen, war danach geflüchtet, zerschlug eine Scheibe und versuchte gewaltsam, in einen Hausflur einzudringen.

In der Aufnahmesituation war er wach, bewusstseinsklar, zu allen Qualitäten orientiert. Er zeigte ausgeprägtes Misstrauen, die Stimmung wirkte gedrückt, der Affekt verflacht. Psychomotorisch war er unruhig, angespannt, der Antrieb gesteigert. Der Patient berichtete von Gedankenkreisen und Gedankenflucht, es zeigten sich deutliche Hinweise auf Beeinträchtigungs- und Beziehungserleben, akustische Halluzinationen in Form von Stimmenhören, keine Ich-Störung, von akuter Suizidalität war er glaubhaft distanziert. Es erfolgte bei hoher Anspannung eine pharmakologische »Rapid Tranquilization«, der Einsatz eines sedierenden Antipsychotikums (Olanzapin) in Kombination mit dem angstlösenden Benzodiazepin Lorazepam. Nach einigen Tagen konnte unter der Behandlung eine Entaktualisierung erreicht werden, jedoch berichtete der Patient über eine Kieferklemme, er könne den Mund nicht mehr richtig schließen. Mittels Bildgebung konnte gezeigt werden, dass es zu einer beidseitigen Kiefergelenksluxation gekommen war, deren Ursache unklar blieb. Im Rahmen einer zwar gebesserten Symptomatik, aber immer noch vorhandenen Beziehungsideen, der Patient gab an, man könne mittels Telepathie wahrnehmen, was er denke, kam es unter diesem Aspekt und unter der Einschätzung, nie mehr gesund zu werden, zu einem unvermittelten Suizidversuch durch Pulsaderschnitt, der chirurgisch versorgt werden musste. Nach medikamentöser Umstellung auf ein weniger stark sedierendes Präparat konnte nach einigen Wochen bei guter Verträglichkeit eine weitergehende Symptomreduktion erreicht werden.

Antipsychotika sind Arzneistoffe, die eine antipsychotische Wirkung besitzen, d. h. gegen psychotische Symptome wirken, ohne dabei das Bewusstsein und die intellektuellen Fähigkeiten wesentlich zu beeinflussen. Die Patienten gelangen in einen Zustand von relativer Indifferenz gegenüber ihrer Umwelt, die psychomotorische Erregung, die innere Spannung und Angst werden verringert und der Antrieb reduziert. Akute psychotische Episoden werden vom Patienten als weniger quälend erlebt. Der häufig synonym verwendete Begriff Neuroleptika beschreibt indes die Wirkung nicht ausreichend korrekt, da mit Neurolepsie im engeren Sinne die Dämpfung oder Blockierung vegetativer Reflexe und psychischer Spannungen durch Arzneimittel gemeint ist, die tatsächliche Wirkung der Antipsychotika jedoch deutlich umfänglicher ist.

7.1.1 Eine kurze Geschichte der Behandlung psychotischer Störungen

In der Geschichte der Psychiatrie gelang es ab Mitte der 1950er Jahre, mit der Entdeckung der Psychopharmaka die bisherigen Behandlungsarten psychischer Erkrankungen ganz wesentlich zu ergänzen. Zuvor stellten sogenannte »Schockbehandlungen« wie die Insulinkomatherapie, eine Schocktherapie mittels Pentetrazol (Handelsname: Cardiazol) oder eine Elektrokonvulsionsbehandlung die wesentlichen Behandlungsformen von schizophrenen Erkrankungen dar, die noch im 19. Jahrhundert eher als von Gott gegebene, unheilbare Störungen der Seele angesehen wurden und damit nicht im Zuständigkeitsbereich medizinischer Heilkunst lagen.

Insbesondere erfuhr die Behandlung von Psychosen, vor allem also von Erkrankungen aus dem schizophrenen Formenkreis, mit der Einführung der ersten Antipsychotika einen deutlichen therapeutischen Wandel. Der französische Psychiater Jean Delay entdeckte mit der Wirkung von Chlorpromazin eine Alternative zum bisherigen »lytischen Cocktail«, ohne die Komplikation einer Abhängigkeitsentwicklung, die zuvor bei der Anwendung von Barbituraten eine große Problematik darstellte (1). Sein Assistent Pierre G. Deniker konnte zeigen, dass die längerfristige Behandlung mit Chlorpromazin Behandlungserfolge bei schizophrenen Psychosen zeigte, vor allem durch die Dämpfung von Wahngedanken, eine Minderung von Aggressivität und eine positive Verhaltensmodifikation. Mit Chlorpromazin, bekannt unter dem Handelsnamen Megaphen®, wurde dann am 01. Juli 1953 in Deutschland das erste Antipsychotikum zugelassen, ehe es 1955 in den USA unter dem Handelsnamen Thorazin® eingeführt wurde (1).

Mit der Einführung von antipsychotisch wirksamen Pharmaka gelang ein immenser Fortschritt in der Behandlung schizophrener Psychosen. Bis dahin war es kaum möglich, der hohen Krankheitslast wirksam zu begegnen. Bis zu diesem Zeitpunkt existierte keine pharmakologische Therapie, die einen direkten Eingriff in ein dysfunktionales Dopaminsystem erlaubte.

7.2 Klinische Symptomatik schizophrener Störungen

Charakteristisch für eine Schizophrenie sind sogenannte Positivsymptome, Negativsymptome sowie kognitive Symptome, wobei die Symptomatik individuell sehr unterschiedlich ausgeprägt sein kann. Hinzukommen können Stimmungsveränderungen und Agitiertheit. Schizophrene Störungen sind im Allgemeinen durch grundlegende und charakteristische Störungen von Denken und Wahrnehmung sowie inadäquate oder verflachte Affekte gekennzeichnet. Die Bewusstseinsklarheit und intellektuellen Fähigkeiten sind in der Regel nicht beeinträchtigt, obwohl sich im Laufe der Zeit gewisse kognitive Defizite entwickeln können. Die wichtigsten psychopathologischen Phänomene sind die Positivsymptome Gedankenlautwerden, Gedankeneingebung oder Gedankenentzug, Gedankenausbreitung, Wahnwahrnehmung, Kontrollwahn, Beeinflussungswahn oder das Gefühl des Gemachten, das Hören von Stimmen, die in der dritten Person den Patienten oder sein Verhalten kommentieren oder über ihn sprechen. Zu den Denkstörungen zählen Störungen des formalen Gedankengangs (»wie« denkt ein Betroffener) und des inhaltlichen Gedankengangs (»was« denkt ein Betroffener), wobei zu letztgenannten Störungen des Denkens der Wahn gehört. Negativsymptome umfassen beispielsweise eine Teilnahmslosigkeit, Affektverflachung oder eine verminderte Leistungsfähigkeit. Schließlich verbirgt sich hinter den sogenannten kognitiven Störungen eine allgemeine Abnahme des intellektuellen Leistungsniveaus, was sich oft auch in der Problematik zeigt, dass viele an einer schizophrenen Störung erkrankte Personen beispielsweise nicht in der Lage sind, einer Berufstätigkeit dauerhaft nachzukommen.

Die entsprechende Diagnosekategorie der Internationalen Klassifikation psychischer Störungen der Weltgesundheitsorganisation »F20–F29« umfasst dabei die Krankheitsbilder »Schizophrenie, schizotype und wahnhafte Störungen«. In diesem Abschnitt der Klassifikation findet man mit der Schizophrenie als wichtigstem Krankheitsbild dieser Gruppe auch die anhaltenden wahnhaften Störungen und eine größere Gruppe akuter vorübergehender psychotischer Störungen.

Gemäß den diagnostischen Vorgaben psychischer Störungen der Weltgesundheitsorganisation (ICD-10) für die Feststellung der Diagnose einer Schizophrenie bedarf es mindestens eines eindeutigen Symptoms aus den Gruppen 1a–1d (2):

- 1a) Gedankenlautwerden, Gedankeneingebung oder Gedankenentzug, Gedankenausbreitung
- 1b) Kontrollwahn, Beeinflussungswahn, Gefühl des Gemachten, deutlich auf Körper- oder Gliederbewegung oder bestimmte Gedanken, Tätigkeiten oder Empfindungen, Wahnwahrnehmungen
- 1c) kommentierende oder dialogische Stimmen, die über den Patienten und sein Verhalten sprechen, oder andere Stimmen, die aus einem Teil des Körpers kommen
- 1d) anhaltender, kulturell unangemessener oder völlig unrealistischer (bizarrer) Wahn

oder es bedarf mindestens zweier Symptome aus den Gruppen 2a–2d:

- 2a) anhaltende Halluzinationen jeder Sinnesmodalität, begleitend entweder von flüchtigen oder undeutlich ausgebildeten Wahngedanken ohne deutliche affektive Beteiligung

- 2b) Gedankenabreißen oder Einschiebungen in den Gedankenfluss, was zu Zerfahrenheit, Danebenreden oder Neologismen führt
- 2c) katatone Symptome wie Erregung, Haltungsstereotypien oder wächserne Biegsamkeit, Negativismus, Mutismus und Stupor
- 2d) Negativsymptome wie auffällige Apathie, Sprachverarmung, verflachte oder inadäquate Affekte, zumeist mit sozialem Rückzug und verminderter sozialer Leistungsfähigkeit

7.2.1 Neurobiologische Grundlagen schizophrener Störungen

Die genauen neurobiologischen Ursachen von Erkrankungen aus dem schizophrenen Formenkreis sind bislang nur in Teilaspekten bekannt. Es handelt sich um ein sehr komplexes Geschehen, bei dem es zu Störungen verschiedener Neurotransmittersysteme in unterschiedlichen Hirnregionen kommt. Allgemein akzeptiert ist dabei die Erkenntnis, dass eine Störung des Dopaminsystems in der Pathophysiologie schizophrener Erkrankungen von großer Bedeutung ist. Betroffen sind dabei unterschiedliche dopaminerge Bahnsysteme im Gehirn (▶ Abb. 7.1).

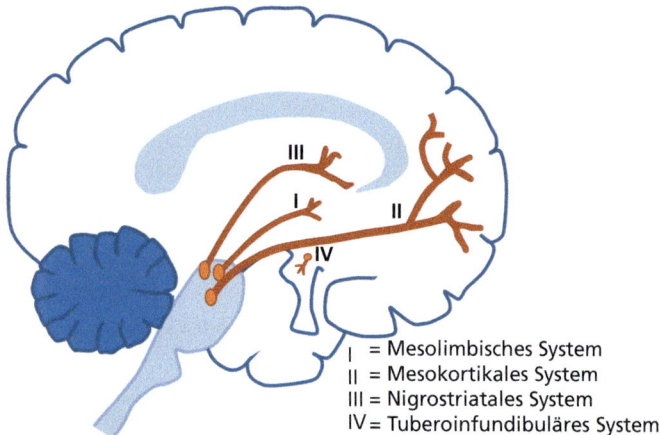

Abb. 7.1: Dopaminerge Bahnsysteme des menschlichen Gehirns, die bei der Entstehung schizophrener Störungen eine wesentliche Rolle spielen (mesolimbisches System (I), mesokortikales System (II)). Das nigrostriatale System (III) und das tuberoinfundibuläre System (IV) spielen eine bedeutende Rolle bei Nebenwirkungen, wie sie durch Antipsychotika erzeugt werden (eigene Darstellung nach (3)).

Dopaminerge Neurone projizieren dabei aus der sogenannten ventralen tegmentalen Area, VTA, einem Bereich des Mittelhirns, in verschiedene Hirnregionen mit unterschiedlichen Aufgaben. Während es im mesolimbischen System (I) zu einer überschießenden Dopamin-D_2-Rezeptor-Stimulation, wahrscheinlich über eine vermehrte präsynaptische Dopaminfreisetzung, kommt, wird im mesokortikalen System (II) eine dopaminerge Hypofunktion angenommen. Dopaminerge Neurone aus der Substantia nigra im Mittelhirn projizieren zudem in die Basalganglien, sog. nigrostriatales System (III), eine Verbindung, die für die Entstehung extrapyramidalmotorischer Störungen (EPMS) als typische Nebenwirkung verschiedener Antipsychotika eine bedeutsame Rolle spielt. Schließlich existiert mit dem tuberoinfundibulären Bahnsystem (IV) eine dopaminerge Projektion zwischen Hypothalamus und Hypophysenstiel (der Hirnanhangdrüse, Hypophyse), die für das Auftreten typischer Arzneimittelwirkungen bei einer Antipsychotikatherapie verantwortlich ist.

▶ Abb. 7.2 zeigt modellartig das Verständnis einer dopaminergen Dysbalance in verschiedenen Bahnsystemen des Gehirns (links). So führt eine Überaktivität dopaminerger Neurone im mesolimbischen System (Verbindung ventrale Mittelhirnhaube – limbisches System) zur Entstehung der Positivsymptome, während ein dopaminerges Defizit im mesokortikalen System (ventrale Mittelhirnhaube – präfrontaler Kortex) für die Negativsymptome verantwortlich zu sein scheint. Grundsätzlich ist die dopaminerge Neurotransmission im nigrostriatalen System ungestört, was sich klinisch in einer intakten Motorik zeigt.

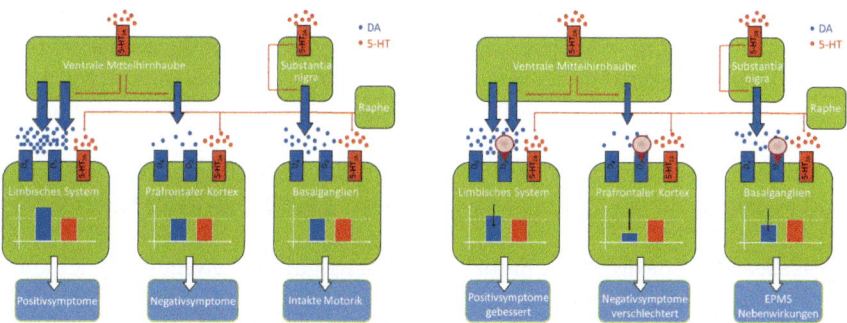

Abb. 7.2: Dargestellt ist eine dopaminerge Dysbalance in verschiedenen Bahnsystemen und der Eingriff eines Antipsychotikums (roter Kreis) durch eine Blockade dopaminerger D$_2$-Rezeptoren. DA: Dopamin; 5-HT: 5-Hydroxytryptamin (Serotonin); EPMS: extrapyramidalmotorische Störung. Erläuterungen sind im Text zu finden.

Der rechte Teil von ▶ Abb. 7.2 zeigt nun die Veränderung des Systems nach Hinzugabe eines (prototypischen) Antipsychotikums. Durch dessen Blockade von D$_2$-artigen Dopaminrezeptoren kommt es zu einer Herabregulierung der dopaminergen Überaktivität (symbolisiert durch die Verkleinerung der dunklen Säule). Durch eine negative Rückkopplungsschleife vergrößert sich jedoch das dopaminerge Defizit im Bereich des präfrontalen Kortex, wodurch sich Negativsymptome verschlechtern. Schließlich führt die Blockade von D$_2$-artigen Dopaminrezeptoren im nigrostriatalen System zum Auftreten von EPMS-Nebenwirkungen, also Störungen des Bewegungsablaufs, wie man ihn von Patienten mit einer Parkinsonerkrankung kennt.

7.3 Antipsychotika

7.3.1 Einteilung der Antipsychotika

Antipsychotika liegen als Tabletten, als Dragées, als Saft, als Lösungen für die intravenöse Gabe und als kurz- oder langwirkende Präparate für die intramuskuläre Verabreichung vor. Der Wirkmechanismus der Antipsychotika ist trotz ihres langen Einsatzes nicht vollends geklärt. Die Substanzen greifen in verschiedenen Hirnregionen in die Erregungsübertragung unterschiedlicher Neurotransmitter-Systeme, vor allem dopaminerger Bahnsysteme, ein und modulieren damit deren Zusammenspiel. Neuere Therapieansätze adressieren aber auch andere Neurotransmittersysteme (▶ Kap. 7.5.1), deren klinische Erprobung steht aber weitgehend noch aus.

Grundsätzlich existieren verschiedene Möglichkeiten, Antipsychotika, bei denen es sich um eine chemisch heterogene Gruppe von Pharmaka mit antipsychotischem Wirksamkeitsschwerpunkt und unterschiedlichem Nebenwirkungsprofil handelt, einzuteilen. Die gegenwärtige Einteilung ist historisch bedingt und erfolgt nach verschiedenen Gesichtspunkten (4). So kann man Antipsychotika z. B. nach ihrer chemischen Struktur einteilen, nach ihrer antipsychotischen Wirksamkeit, man spricht von der sogenannten »neuroleptischen Potenz«. Ebenso kann der Versuch unternommen werden, Antipsychotika nach deren »atypischen« Eigenschaften zu klassifizieren.

Gemäß ihrer antipsychotischen Wirksamkeit unterscheidet man zwischen hochpotenten, mittelpotenten und niederpotenten Antipsychotika. Hierbei gilt:

- *hochpotent:* In niedriger bis mittlerer Dosierung gute antipsychotische Wirkung ohne Sedierung.
- *mittelpotent:* Dosisabhängig gute antipsychotische Wirkung mit mäßiger Sedierung.
- *niederpotent:* In niedriger bis mittlerer Dosierung geringe antipsychotische Wirkung bei deutlicher bis ausgeprägter Sedierung.

Eine Einteilung nach den »atypischen« Eigenschaften erfolgt aufgrund unterschiedlicher Substanzeigenschaften. Hierzu zählen:

- weniger extrapyramidalmotorische Störungen (EPS oder EPMS) und Spätdyskinesien,
- bessere antipsychotische Wirksamkeit,
- bessere Wirksamkeit bei Therapieresistenz,
- geringere Prolaktinerhöhungen sowie
- bessere Wirksamkeit bei Negativsymptomatik.

Bei der Einteilung nach den atypischen Eigenschaften wird grundsätzlich unterschieden zwischen den klassischen Antipsychotika oder auch First Generation Antipsychotics (FGA) und den atypischen Antipsychotika, neueren Antipsychotika, auch als Antipsychotika der zweiten Generation, sog. Second Generation Antipsychotics (SGA), bezeichnet. Antipsychotika am Übergang von der zweiten zur dritten Generation sind diejenigen, die nicht mehr nur über einen reinen Antagonismus an dopaminergen D_2-Rezeptoren ihre Wirkung entfalten, sondern die dort einen partiellen Agonismus aufweisen, was bedeutet, dass trotz der Blockade der Rezeptoren noch eine endogene Neurotransmission erfolgen kann.

Die Neuroscience-based Nomenclature (NbN) (http://nbnomenclature.org/) unternimmt den Versuch, Antipsychotika nach der jeweils individuellen Rezeptorphysiologie einzuteilen. So bezeichnet man gemäß der NbN z. B. Haloperidol als »Dopamine receptor antagonist (D_2)«, während beispielsweise das neuere Antipsychotikum Cariprazin, ein sogenannter partieller Dopaminrezeptor-Agonist, gemäß NbN als »Dopamine, serotonin receptor, partial agonist (D_2/D_3, 5-HT_{1A}), receptor antagonist (5-HT_{2B})« bezeichnet wird. Diese Einteilung zeigt, dass zwei antipsychotisch wirksame Pharmaka (Haloperidol und Cariprazin) zwar die gleiche Zielsymptomatik adressieren, dabei aber völlig unterschiedliche Rezeptoren blockieren oder eben nur partiell antagonisieren, was bedeutet, dass die (endogene) Neurotransmission nicht gänzlich durch das Pharmakon verhindert wird. Antipsychotika binden ausnahmslos nicht nur an einen Rezeptortyp nur eines Neurotransmittersystems. Sie zeigen ein Bindungsverhalten an ganz vielen unterschiedlichen Rezeptoren aus unterschiedlichen Neurotransmittersystemen. Aufgrund ihres jeweiligen Bindungsverhaltens an unterschiedliche Rezeptorsysteme kann der Versuch einer Überblicksgewinnung erfolgen, wie sie in ▶ Tab. 7.1 unternommen wird. Mit Rezeptoraffinität bezeichnet man dabei die Bindungsstärke eines Medikaments an einen jeweiligen Rezeptor. Dargestellt sind dabei die verschiedenen Dopaminrezeptoren D_1, D_2 und D_3, der $5HT_2$-Serotoninrezeptor, der M_1-muskarinerge Acetylcholinrezeptor, der α_1-adrenerge Rezeptor sowie der histaminerge H_1-Rezeptor.

Die Bindung an unterschiedliche Rezeptoren erzeugt dabei eine jeweils unterschiedliche Wirkung oder Nebenwirkung. So wird der antipsychotische Effekt der Dopamin D_2-Blockade zugeordnet, die Blockade von 5-HT_2-Serotoninrezeptoren könnte ebenso antipsychotische Wirkungen und Wirkungen bei Bewegungsstörungen nach sich ziehen, währen eine Blockade von M_1-muskarinergen Acetylcholinrezeptoren z. B. für Mundtrockenheit, Akkomodationsstörungen, also Probleme beim Scharfsehen, ebenso verantwortlich ist wie für Stuhlgangsprobleme wie Verstopfung. Schließlich führt die Blockade von H_1-Histaminrezeptoren einerseits zu einer Gewichtszunahme, andererseits aber zu einer durchaus willkommenen Sedierung und Schlafförderung.

7.3.2 Indikationen für den Einsatz von Antipsychotika

Antipsychotika sind krankheits- und diagnoseübergreifend wirksam. Der Einsatz der Antipsychotika erfolgt nach den entsprechenden Zielsymptomen und -syndromen. Hauptindikationen sind schizophrene sowie schizotype und wahnhafte Störungen und zunehmend für Antipsychotika der zweiten Generation auch affektive Störungen. Eine klinisch gesicherte Wirksamkeit von Antipsychotika besteht bei folgenden, auszugsweise dargestellten psychiatrischen Indikationen (4):

7 Antipsychotische Pharmakotherapie

Tab. 7.1: Relative In-vitro-Rezeptoraffinität von Antipsychotika (modifiziert nach (4))

Antipsychotikum	Rezeptor						
	D_1	D_2	D_3	$5-HT_2$	M_1	α_1	H_1
Antipsychotika der ersten Generation (FGA)							
Chlorprothixen	++	+	+	++	+	+	+++
Fluphenazin	++	+++	+++	++	0	++	++
Fluspirilen	+	+++	++	+	0	0	0
Haloperidol	++	+++	++	+	0	++	0
Perazin	0	++	++	++	+	++	+++
Pimozid	0	+++	+++	++	0	0	0
Antipsychotika der zweiten Generation (SGA)							
Amisulprid	0	+++	+++	0	0	0	0
Clozapin	++	+	++	+++	+++	+	+++
Olanzapin	++	+++	++	+++	++	++	+++
Quetiapin	+	+	+	+	0	+	++
Risperidon	++	+++	++	+++	0	+++	+
Ziprasidon	+	++	++	+++	0	+	++
Antipsychotika der dritten Generation (TGA)							
Aripiprazol	0	+++	+++	++	0	+	+
Cariprazin	0	++	+++	++	0	+	+

+, ++, +++: schwache, mittelstarke oder hohe Rezeptoraffinität;
0: keine Rezeptoraffinität

- Schizophrene Störungen
- Schizoaffektive Störungen
- Andere organische Psychosen (z. B. Alkoholpsychosen)
- Bipolare Störungen (mittelschwere bis schwere manische Episode einer bipolaren Störung, bipolare Depression, Rezidivprophylaxe)
- Tiefgreifende Entwicklungsstörungen
- Depressionen mit psychotischen Symptomen (in Kombination mit Antidepressiva)
- Augmentationstherapie bei unipolarer Depression
- Augmentationstherapie bei therapierefraktären Angst- und Zwangsstörungen
- Syndromorientierte Therapie bei Persönlichkeitsstörungen
- Schmerzsyndrome
- Schlafstörungen
- Unruhe und Erregungszustände, auch im Rahmen von Notfallsituationen

Hierbei ist zu beachten, dass Antipsychotika nicht für alle Indikationen auch zugelassen sind, weshalb man im Falle des Einsatzes bei einer Indikation ohne entsprechende Zulassung von einer Off-Label-Verordnung spricht. Beim Einsatz der Substanzen sollten – losgelöst vom Zulassungsstatus – natürlich auch immer das Nebenwirkungsspektrum sowie möglicherweise auftretende unerwünschte Arzneimittelwirkungen vom Behandler beobachtet werden und ggfs. rechtzeitig gegengesteuert werden, da insbesondere Zweitgenerationsantipsychotika oftmals mit ausgeprägten metabolischen Nebenwirkungen verbunden sind, zu denen vor allem Übergewicht, Fettstoffwechselstörungen oder Störungen des Zuckerstoffwechsels zählen.

7.4 Pharmakologische Therapieprinzipien bei der Behandlung schizophrener Störungen

Schizophrene Störungen sind Erkrankungen, die durch psychotische Rezidive gekennzeichnet sind. Der typische Verlauf entwickelt sich meist im späteren Jugendalter oder frühen Erwachsenenalter aus einem sogenannten Prodromalstadium mit oftmals auftretenden vorübergehenden (»Brief Limited Psychotic Symptoms«, BLIPS) oder abgeschwächten, attenuierten psychotischen Symptomen (APS) heraus. Mit dem ersten Beginn einer »echten« psychotischen Episode beginnt dann meist die Erkrankung und zeichnet sich im weiteren Verlauf durch häufige Rezidive aus. Viele der Betroffenen erholen sich nach einem Rückfall, also einer erneuten psychotischen Episode, nicht vollständig. Es kommt häufig zu einer Verschlechterung des allgemeinen Funktionsniveaus bis hin zu einem teilweise chronischen Zustand oder einem Funktionszustand, der als residual bezeichnet wird, weil ein ursprüngliches Funktionsniveau nicht mehr erreicht wird. Doch obwohl sich das Funktionsniveau der meisten Patienten mit einer Erkrankung aus dem schizophrenen Formenkreis im Zeitverlauf verschlechtert, beobachtet man verschiedene Schweregrade und zeitliche Verläufe.

Grundsätzlich gilt dabei gemäß der S3-Leitlinie Schizophrenie, dass Menschen mit erhöhtem Psychoserisiko zunächst eine kognitive Verhaltenstherapie zur Verminderung des Risikos eines Übergangs oder zur Verzögerung des Übergangs in eine Psychose angeboten werden sollte (5). Dann, wenn sich dieses Vorgehen als nicht ausreichend erwiesen hat und wenn attenuierte psychotische Symptome mit zunehmender Schwere oder kurze psychotische Episoden mit steigender Frequenz auftreten, sollten Antipsychotika der zweiten Generation in geringer Dosierung nach ausführlicher Risiko-Nutzen-Evaluation vorübergehend zusätzlich zur Symptomreduktion angeboten werden.

Bei der Behandlung akuter Krankheitszustände stellt die Pharmakotherapie, also die Anwendung von Antipsychotika, einen wichtigen Baustein dar. Sie sollte dabei gemäß Leitlinie in ein Gesamtbehandlungskonzept unter Einschluss allgemeiner und spezieller psychotherapeutischer und psychosozialer Maßnahmen und psychiatrischer Behandlungspflege in Abhängigkeit von einer differenziellen Indikation eingebettet sein.

Die Auswahl des geeigneten Antipsychotikums sowie der Verabreichungsform (z. B. Tablette oder Depot) sollte im Idealfall gemeinsam im Sinne eines partizipativen Entscheidungsprozesses zwischen der erkrankten Person und dem behandelnden Arzt abgestimmt werden. Dabei sollten folgende Aspekte besonders berücksichtigt werden (5):

- das klinische Zielsyndrom
- Vorerfahrungen bzgl. Wirkungen und Nebenwirkungen mit einem oder mehreren Präparat/en im bisherigen Behandlungsverlauf
- Vor- und Nachteile des jeweiligen Präparats
- metabolische, motorische, kardiovaskuläre oder hormonelle/sexuelle unerwünschte Arzneimittelwirkungen
- Nutzen und Risiken bei Verzicht auf eine Behandlung mit Antipsychotika
- Präferenzen des Betroffenen
- Geschlechtsspezifische Aspekte, Alter der Patienten
- Komorbiditäten

Im Verlauf einer Behandlung sollte die Risiko-Nutzen-Bewertung kontinuierlich überprüft und bei Änderungen entsprechende Maßnahmen ergriffen werden. ▶ Tab. 7.2 zeigt dabei empfohlene orale Dosierungen verschiedener Antipsychotika, das Konzept der minimal effektiven Dosierung und die gewöhnlichen Dosierungsbereiche häufig eingesetzter Antipsychotika.

Grundsätzlich gilt auch in der Akutbehandlung das Konzept der »minimal effektiven Dosis«, wonach die Behandlung in einem gewissen Dosisbereich erfolgt, der oftmals auch durch Besonderheiten in der Verstoffwechselung einzelner Antipsychotika begründet ist. Die antipsychotische Dosierung sollte dabei jedoch so niedrig wie möglich und so hoch wie nötig angeboten werden (niedrigst mögliche Dosierung), da mit steigender Dosierung viele Nebenwirkungen mit einer höheren Wahrscheinlichkeit auftreten und auch die antipsychotische Wirksamkeit mit steigenden Dosierungen nicht zwingend verbessert wird (6).

Klinisch unterscheidet man dabei die Akuttherapie von der Erhaltungstherapie und der Rezidivprophylaxe. Grundsätzlich differenziert man in der Langzeittherapie eine kontinuierliche von einer intermittierenden Behandlung. Regelhaft wird im Nachgang zur Akuttherapie die Dosis reduziert, wobei dies sehr langsam und in enger Abstimmung mit den Erkrankten erfolgen sollte. Menschen in der Ersterkrankung benötigen oftmals zum Erreichen der Therapieziele geringere Dosierungen als Patienten nach einem Erkrankungsrezidiv. Sowohl der Wunsch der Patienten nach Absetzen der Medikation als auch eine Reihe von Nebenwirkungen, welche die Teilnahme am sozialen Leben beeinträchtigen, schränken in vielen Fällen die Durchführung einer Erhaltungstherapie mit Antipsychotika ein (5). Bei einer intermittierenden Therapie vollzieht man eine schrittweise Reduktion der Dosis bis hin zum Absetzen unter sorgfältiger Beobachtung des klinischen Zustands und frühzeitigem Wiederaufdosieren bei Auftreten von Frühzeichen der Erkrankung. Dieses Vorgehen zeigte sich allerdings unter »Real-Life«-Bedingungen insbesondere

7.4 Pharmakologische Therapieprinzipien bei der Behandlung schizophrener Störungen

Tab. 7.2: Empfohlene orale Dosierungen verschiedener Antipsychotika in der Akutbehandlung schizophrener Erkrankungen. Mit Dosisintervall ist die Häufigkeit der Gaben pro Tag gemeint, die Minimal effektive Dosis wird in mg angegeben (eigene Darstellung nach (5)).

Antipsychotikum	Dosisintervall	Minimal effektive Dosis	Startdosis (mg/Tag)	Ø Dosisbereich (mg/Tag)	Empfohlene Höchstdosis (mg/Tag)	Zugelassene Höchstdosis (mg/Tag)
Antipsychotika der ersten Generation (FGA)						
Flupentixol	1–(2)	–	3	5–12	18	60
Haloperidol	1–(2)	4	3	1–10	10	20
Melperon	1–2	–	50	25–100	200	400
Zuclopenthixol	1–3	–	20	20–60	75	75
Antipsychotika der zweiten Generation (SGA)						
Amisulprid	(1)–2	–	100	200–800	1.000	1.200
Clozapin	2–(4)	300	12,5	150–500	800	900
Olanzapin	1	7,5	5	5–20	20	20
Paliperidon	1	3	3	3–9	12	12
Quetiapin	2	150	100	150–750	750	750
Risperidon	1–(2)	2	2	2–6	8	16
Ziprasidon	2	40	40	120–160	160	160
Antipsychotika der dritten Generation (TGA)						
Aripiprazol	1	10	5–10	7,5–30	30	30
Cariprazin	1	1,5	1,5	1,5–6	6	6

bei Mehrfacherkrankten grundsätzlich mit einem hohen Risiko verbunden, da die Wiedererkrankungsraten und Krankenhauseinweisungen deutlich höher waren als bei denjenigen Patienten, die kontinuierlich mit einem Antipsychotikum behandelt wurden (7).

Die konkrete Vorgehensweise bei der Langzeitbehandlung bleibt Gegenstand der Forschung, nach den aktuellen Empfehlungen der S3-Leitlinie Schizophrenie mit dem höchsten Empfehlungsgrad sollten Antipsychotika innerhalb des empfohlenen Dosierungsbereiches so niedrig wie möglich und so hoch wie nötig angeboten werden (niedrigst mögliche Dosierung). Mit niedrigerem Evidenzgrad wird dabei die Empfehlung ausgesprochen, dass eine antipsychotische Pharmakotherapie zur Rezidivprophylaxe im Sinne einer kontinuierlichen Strategie angeboten werden sollte (5).

Sollte eine Dosisreduktionsstrategie verfolgt werden, formuliert die S3-Leitlinie Schizophrenie die folgenden Voraussetzungen für eine Dosisreduktion zur Ermittlung der individuell niedrigst möglichen Dosierung sowie für Absetzversuche:

- Gute Vorbereitung des Reduktionsprozesses und der einzelnen Reduktionsschritte sowie eine engmaschige psychiatrisch-psychotherapeutische Begleitung
- Prüfen, ob es in früheren Phasen (nicht bei Ersterkrankung) bereits erfolgreiche oder erfolglose begleitete Dosisreduktionsversuche gab
- Definition klarer Ziele (z. B. Reduktion unerwünschter Arzneimittelwirkungen, Zukunftsziele, Verträglichkeit, unabhängigere Lebensführung) der Dosisreduktion jenseits des Reduktionswunschs der Medikation an sich
- Erstellung eines Krisenplans, der Frühwarnzeichen und therapeutische Strategien definiert. Konkretisierung von Maßnahmen der Vorsorgeplanung.
- Behandlung in einem multiprofessionellen Team und, falls gewünscht, Unterstützung durch sogenannte Peers und Teilnahme an Selbsthilfegruppen
- Mit Einverständnis der Betroffenen Einbeziehung möglichst aller wichtigen professionellen und privaten Bezugspersonen
- Aufklärung über Absetzphänomene und Frühwarnzeichen
- Sicherung einer guten sozialen Unterstützung mit stabilem sozialem Umfeld
- Berücksichtigung der Krankheitsschwere und der individuellen Symptomlast durch die psychotische Erkrankung

7.5 Typische unerwünschte Arzneimittelwirkungen von Antipsychotika

Nach der Einführung der Antipsychotika zeigte sich bald, dass die erfolgreiche antipsychotische Therapie mit teilweise erheblichen Nebenwirkungen einherging, besonders den Störungen der unwillkürlichen Motorik (EPS). Beginnend mit der Einführung von Clozapin in den deutschsprachigen Ländern 1972 wurden neue Antipsychotika entwickelt, die die typischen extrapyramidalen Nebenwirkungen der Antipsychotika der ersten Generation deutlich weniger oder nicht zeigten. Doch auch unter den atypischen Antipsychotika oder Antipsychotika der zweiten Generation traten, wenn auch andere, so doch relevante Nebenwirkungen auf. Mittlerweile liegen weitreichende Erfahrungen im therapeutischen Einsatz der zahlreichen Antipsychotika vor. Heute haben die Erstgenerationsantipsychotika, besonders aber die Zweitgenerationsantipsychotika und mittlerweile auch die Antipsychotika der sog. dritten Generation, ihren besonderen Stellenwert in der Behandlung von Erkrankungen aus dem schizophrenen Formenkreis, mittlerweile aber auch bei einer Reihe anderer Erkrankungen.

Der Einsatz eines Antipsychotikums erfolgt immer unter der Berücksichtigung möglicher unerwünschter Arzneimittelwirkungen. Aufgrund der strukturellen

7.5 Typische unerwünschte Arzneimittelwirkungen von Antipsychotika

Unterschiede der beinahe 30 in Deutschland verfügbaren Antipsychotika und des unterschiedlichen Bindungsverhaltens an unterschiedlichen Rezeptorsysteme zeigen Antipsychotika eine Vielzahl möglicher Nebenwirkungen. Grundsätzlich lassen sich, wie ▶ Abb. 7.3 zeigt, typische Nebenwirkungen den einzelnen »Generationen« der Antipsychotika zuordnen. So zeigen klassische oder Erstgenerationsantipsychotika als Hauptnebenwirkung EPS sowie tardive Dyskinesien sowie persistierende Bewegungsstörungen, oftmals der Gesichts- oder Schlundmuskulatur. Andere Nebenwirkungen sind auch Gewichtszunahme, Störungen des Fett- und Zuckerstoffwechsels oder auch kardiovaskuläre Erkrankungen (Cardiovascular Diseases, CVD).

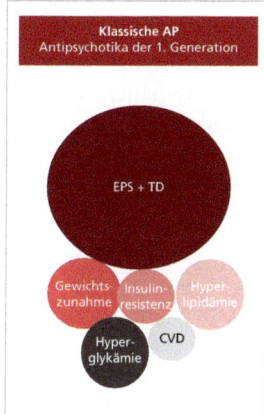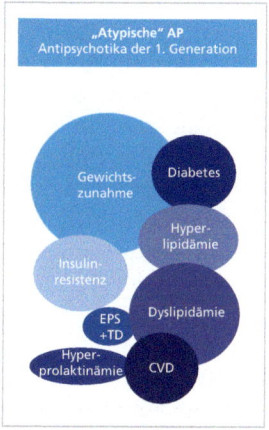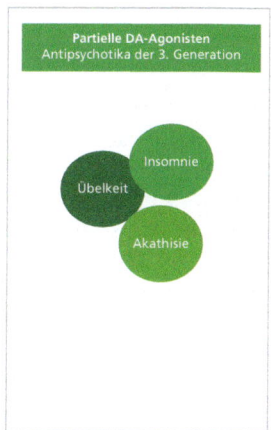

Abb. 7.3: Typische unerwünschte Wirkungen von Antipsychotika (AP) der verschiedenen Substanzklassen. CVD: Cardiovascular Diseases (kardiovaskuläre Erkrankungen); EPS: extrapyramidalmotorische Störungen; TD: tardive Dyskinesien; DA: Dopamin.

Antipsychotika der zweiten Generation oder atypische Antipsychotika sind in der Mehrzahl dadurch gekennzeichnet, dass sie teils zu massiven Gewichtszunahmen führen, die dann in der Folge zu den typischen »Wohlstandserkrankungen« wie Diabetes, Insulinresistenz, Fettstoffwechselstörungen (Hyperlipidämie, Dyslipidämie) und schließlich zu kardiovaskulären Erkrankungen führen. Als Hyperprolaktinämie bezeichnet man die Erhöhung des in der Hypophyse (Hirnanhangdrüse) gebildeten Hormons Prolaktin. Prolaktin wird vermehrt in der Schwangerschaft und Stillzeit produziert, das Hormon fördert das Wachstum und die Reifung der Brust. Hyperprolaktinämien führen aber auch zu wohlbekannten Nebenwirkungen wie Libidostörungen, Potenzstörungen, Fertilitätsstörungen oder Knochenmineralisationsstörungen. In jüngster Vergangenheit werden erhöhte Prolaktinkonzentrationen unter einer antipsychotischen Pharmakotherapie mit prolaktinsteigernden Antipsychotika, aber auch mit einem vermehrten Auftreten von Brustkrebserkrankungen in Verbindung gebracht (8). Partielle Dopaminagonisten, hierzu zählen die in Deutschland zugelassenen Substanzen Aripiprazol und Cariprazin, zeigen als Antipsychotika der dritten Generation ebenfalls gruppentypische

Nebenwirkungen wie Schlafstörungen (Insomnie), Akathisie (Bewegungsunruhe) oder Übelkeit, vgl. ▶ Abb. 7.3 rechts.

7.5.1 Neue Wirkstoffe abseits der klassischen Dopaminrezeptorblockade

Trotz grundsätzlich guter Behandlungsergebnisse schizophrener Störungen durch den Einsatz von Antipsychotika bleiben »Unmet Needs«, nach wie vor besteht ein ungedeckter Bedarf bei der (pharmakologischen) Behandlung. Viele Betroffene leiden neben den oftmals gut in ihrer Symptomausprägung pharmakologisch kontrollierbaren Positivsymptomen unter prägnanten Negativsymptomen und kognitiven Störungen. Weil bislang kaum ein Antipsychotikum in der Lage ist, hier Abhilfe zu schaffen, zielen Forschungstätigkeiten auf diese Zieldomänen. Schließlich treten Negativsymptome oftmals schon in frühen Krankheitsstadien auf, persistieren dann im Krankheitsverlauf und beeinflussen diesen insgesamt stärker als Positivsymptome. Bis zu 60 % der Patientinnen und Patienten mit chronisch verlaufender schizophrener Erkrankung berichten Negativsymptome und/oder kognitive Störungen. Kognitive Störungen prognostizieren dabei ein schlechteres soziales Funktionsniveau und schlechtere berufliche Chancen, weshalb viele Anstrengungen in der Entwicklung neuer pharmakologischer Therapieansätze hierauf abzielen (9).

Gegenwärtig befinden sich neue antipsychotisch wirksame Pharmaka in der klinischen Erprobung, die auf andere Rezeptorsysteme wirken als die bislang etablierten Substanzen. So fokussiert eine neue pharmakologische Klasse beispielsweise auf $TAAR_1$-Rezeptoren (»Trace
Amine-Associated Receptor 1«), zu deren Funktion die Modulation der dopaminergen, serotonergen und glutamatergen Neurotransmission gehört. So zeigte beispielsweise das Medikament Uloratont, ein Agonist am $TAAR_1$-Rezeptor, positive Wirkungen sowohl in Bezug auf Positivsymptome als auch auf Negativsymptome schizophrener Störungen (10). Andere in der Entwicklung befindliche Pharmaka entfalten ihre Wirkung ebenso außerhalb der klassischen Einflussnahme auf die dopaminerge Signalübertragung. So agiert der Wirkstoff Pimavanserin als inverser Agonist am $5\text{-}HT_{2A}$-Serotonin-Rezeptor. Inverse Agonisten rufen dabei eine pharmakologische Wirkung hervor, die der eines Agonisten, also einer pharmakologisch den Rezeptor aktivierenden Substanz, entgegengesetzt ist. Pimavanserin ist mittlerweile in den USA zur Behandlung von psychotischen Symptomen bei Patienten mit einer Parkinsonerkrankung zugelassen (11). Insgesamt bleibt abzuwarten, wie sich diese Medikamente, die ihre Wirkung abseits der nunmehr seit knapp 70 Jahren fokussierten Blockade von D_2-artigen Dopaminrezeptoren erzielen, zukünftig im klinischen Alltag etablieren.

> **Take-Home-Message**
>
> - Schizophrene Störungen sind gekennzeichnet durch charakteristische Störungen des Denkens, Fühlens, Handelns und Wollens.
> - Verschiedene dopaminerge Bahnsysteme im menschlichen Gehirn spielen bei der Entstehung schizophrener Störungen eine wesentliche Rolle.
> - Antipsychotika entfalten im Wesentlichen ihre Wirkung durch eine Blockade dopaminerger Rezeptoren.
> - Mittlerweile unterscheidet man Antipsychotika der ersten (FGA), zweiten (SGA) und dritten Generation (TGA).
> - Die Bindung an verschiedene Rezeptoren begründet das jeweilige Spektrum unerwünschter Arzneimittelwirkungen.
> - Neuere Arzneistoffe mit antipsychotischer Wirksamkeit entfalten ihre Wirkung außerhalb der klassischen Einflussnahme auf die dopaminerge Signalübertragung.

Literatur

1. Oeser C, Steinberg H. Die Einführung der Antipsychotika an der Neurologisch-Psychiatrischen Klinik der Universität Leipzig und ihre Auswirkungen auf andere Therapieformen sowie auf die Verweildauern und Verlegungen. Der Nervenarzt. 2021;92:69–80.
2. Dilling H. MW, Schmidt M.H. Internationale Klassifikation psychischer Störungen: ICD–10 Kapitel V (F) – Klinisch–diagnostische Leitlinien. : Hogrefe AG; 2015.
3. Stahl SM. Stahl's Essential Psychopharmacology: Neuroscientific Basis and Practical Applications. 5 ed. Cambridge: Cambridge University Press; 2021.
4. Müller MJ, Benkert O. Antipsychotika. Kompendium der Psychiatrischen Pharmakotherapie: Springer; 2021. p. 255–449.
5. Gaebel W, Hasan A, Falkai P. S3-Leitlinie Schizophrenie: Springer-Verlag; 2019.
6. Leucht S, Crippa A, Siafis S, et al. Dose-Response Meta-Analysis of Antipsychotic Drugs for Acute Schizophrenia. Am J Psychiatry. 2020;177:342–353.
7. Leucht S, Davis JM. Do antipsychotic drugs lose their efficacy for relapse prevention over time? Br J Psychiatry. 2017;211:127–129.
8. Taipale H, Solmi M, Lähteenvuo M, et al. Antipsychotic use and risk of breast cancer in women with schizophrenia: a nationwide nested case-control study in Finland. Lancet Psychiatry. 2021;8:883–891.
9. Cowman M, Holleran L, Lonergan E, et al. Cognitive Predictors of Social and Occupational Functioning in Early Psychosis: A Systematic Review and Meta-analysis of Cross-Sectional and Longitudinal Data. Schizophr Bull. 2021;47:1243–1253.
10. Correll CU, Koblan KS, Hopkins SC, et al. Safety and effectiveness of ulotaront (SEP-363856) in schizophrenia: results of a 6-month, open-label extension study. NPJ Schizophr. 2021;7:63.
11. Tariot PN, Cummings JL, Soto-Martin ME, et al. Trial of Pimavanserin in Dementia-Related Psychosis. N Engl J Med. 2021;385:309–319.

8 Pharmakologische Aspekte im Rahmen von Suizidalität

Julia Carolin Stingl und Justyna Wozniak

Im Rahmen ihrer beruflichen Tätigkeit werden Psychotherapeuten und Psychotherapeutinnen häufig mit dem Thema Suizidalität konfrontiert. Auch hier besteht ein Bezug zur Pharmakologie, da zum einen – leider eine häufige Tatsache – Arzneimittel im Rahmen von Suizidvorhaben eingesetzt werden, und zum anderen Arzneimittel als Nebenwirkung gelegentlich suizidale Ideen verstärken oder Hemmungen vermindern können und somit im Zusammenhang mit suizidalen Handlungen stehen. Umgekehrt schützt eine wirksame pharmakologische Therapie bei allen psychischen Erkrankungen vor Suizidalität als Krankheitssymptom. In diesem Kapitel sollen daher die wichtigsten Zusammenhänge zwischen Arzneimitteln und Therapiewirkung in Bezug auf Suizidalität erläutert werden, die womöglich in der psychotherapeutischen Praxis eine Rolle spielen können.

Die Anzahl der Sterbefälle durch Suizide in Deutschland ist in den letzten Jahrzehnten deutlich, d. h. fast um ein Drittel, zurückgegangen. Während in den 1980er Jahren noch deutlich über 15.000 Suizide pro Jahr zu verzeichnen waren, sind es seit den letzten zehn Jahren durchgehend unter 10.000 Fälle pro Jahr (im Jahr 2020 starben in Deutschland insgesamt 9.206 Personen durch Suizid). Wenn man sich die Altersverteilung bei vollendeten Suiziden anschaut, so wird deutlich, dass Suizidalität insbesondere im höheren Alter und beim männlichen Geschlecht eine Rolle spielt. Die Suizidrate bei über 60-jährigen Männern (wie auch Frauen) ist verglichen mit der Gesamtbevölkerung knapp doppelt so hoch. Unter den vollendeten Suiziden machen Frauen etwa ein Drittel der Fälle aus, Männer zwei Drittel.

Sogenannte »harte« Methoden wie Erhängen/Ersticken oder Sturz in die Tiefe stellen die häufigsten Todesursachen dar. Direkt danach reiht sich jedoch in der Häufigkeitsskala die Methode der Intoxikation mit Arzneimitteln und die dadurch bedingte Arzneimittelvergiftung ein (▶ Abb. 8.1). Gemeldete Fälle von Selbstvergiftung mit Arzneimitteln werden auch in der europäischen Nebenwirkungsdatenbank EudraVigilance verzeichnet.

Bei ärztlichen Berufen besteht für unerwünschte Arzneimittelwirkungen (UAW), die bei Gebrauch oder Missbrauch außerhalb einer therapeutischen Indikation auftreten, eine Meldepflicht. Daher werden besonders Fälle von intentionaler Einnahme von Arzneimitteln, die zum Tod geführt haben, dort aufgezeichnet. Häufig sind die zum Tode führenden Arzneimittelnebenwirkungen für die Betreffenden äußerst unangenehm und entsprechen damit wahrscheinlich nicht dem vorgestellten Wunsch des Betroffenen, sich schmerzlos das Leben zu nehmen. Arzneimittel, die zu potenziell tödlichen unerwünschten Arzneimittelwirkungen führen, eignen sich nicht zur Eigenanwendung, da der angestrebte Effekt und weitere Nebenwirkungen nicht vorhersagbar sind und vorwiegend zu Organschädigungen und

8 Pharmakologische Aspekte im Rahmen von Suizidalität

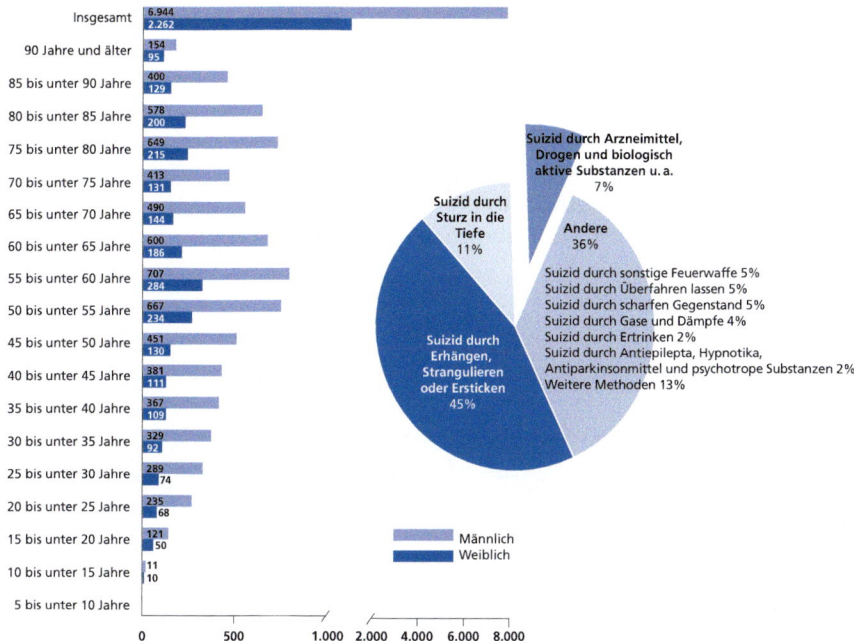

Abb. 8.1: Absolute Anzahl der Suizide, aufgeschlüsselt nach Alter und Geschlecht, in Deutschland im Jahr 2020 sowie prozentuale Angaben zur Wahl der Suizidmethode in Deutschland im Jahr 2020 (1).

Krankheiten führen. Dies entspricht jedoch nicht den suizidalen Ideen oder Gedanken, die Betroffene haben.

Das Recht des Einzelnen in Bezug auf selbstbestimmtes Sterben unter Einschluss von Selbsttötung ist jedoch nicht gleichzusetzen mit dem Recht auf eine Arzneimitteltherapie bei Krankheiten. Aus diesem Grund werden Arzneimittel in Deutschland nicht zum Zwecke der Anwendung im Rahmen eines Suizidvorhabens verschrieben. Auch existieren keine Untersuchungen zur Wirksamkeit von Arzneimitteln für den Zweck der Selbsttötung. Tod durch Suizid im Rahmen einer diesbezüglich zweckgerichteten Einnahme von Arzneimitteln ist immer eine Folge von körperlichen Symptomen und unerwünschten Wirkungen der eingenommenen Arzneimittel. Insgesamt ist die Zahl der durch Arzneimittel verhinderten Suizide um ein Vielfaches höher als die Zahl der unter Verwendung von Arzneimitteln herbeigeführten Suizide. Suizidalität gehört als wesentliches Symptom zu einer Vielzahl psychischer und neurologischer Erkrankungen. Wenn die Grunderkrankung mit einer Arzneimitteltherapie wirksam behandelt wird, so bessert dies auch suizidale Ideen oder Handlungsimpulse. Dadurch lässt sich Suizidalität wirksam verringern. Der Rückgang der jährlichen Suizidfälle in Deutschland über die letzten 40 Jahre korreliert am ehesten mit einer verbesserten medikamentösen Therapie der meisten psychischen Erkrankungen einerseits, andererseits damit, dass die Toxizität und damit die Gefährlichkeit der Psychopharmaka abgenommen hat. Dies bedeutet, dass von neueren Medikamenten zur Behandlung psychischer Störungen weniger

Gefahr ausgeht, dass diese bei einer überdosierten Einnahme im Rahmen suizidaler Handlungen so toxisch wirken, dass das intendierte Ergebnis eintritt. Damit trägt eine wirksame Arzneimitteltherapie von Erkrankungen wie Depressionen, Psychosen, neurodegenerativen Erkrankungen und anderen neurologischen Krankheitsbildern mit affektiver Symptomatik deutlich zu einer Verminderung von Suizidalität als Krankheitssymptom bei. Wenn bei Patienten Suizidalität im Laufe der Erkrankung auftritt, sollte zunächst alles versucht werden, um die Therapie wirksam und sicher zu gestalten. Dazu gehört auch eine individuell auf die Patienten zugeschnittene Arzneimitteltherapie.

8.1 Ausbleibende Arzneimittelwirksamkeit sowie Nebenwirkungen als Ursache für Suizidalität

Ein ausbleibender Therapieerfolg einer Pharmakotherapie zur Behandlung psychischer Erkrankungen kann hingegen zu einer Erhöhung der Suizidalität führen. Wie auch bei vielen internistischen und neurologischen Erkrankungen liegt die Effektstärke einer Psychopharmakotherapie oftmals bei einem ersten Therapieversuch nur bei 20–30 %. Daher ist eine Arzneimitteltherapie psychischer Erkrankungen immer individuell unter Beachtung des suizidalen Risikos zu gestalten.

Auch bei Patienten ohne psychische Erkrankungen und ohne bisher bekannte Suizidalität können plötzlich und unerwartet suizidale Impulse auftreten, die mit Arzneimitteln in Zusammenhang stehen.

Suizidalität als Nebenwirkung wird in zahlreichen Fachinformationen von Arzneimitteln erwähnt. Interessanterweise taucht Suizidalität insbesondere bei Arzneimitteln auf, die eigentlich zur Bekämpfung von Suizidalität eingesetzt werden, wie Antidepressiva und Antipsychotika. Dies liegt daran, dass man im Einzelfall nicht unterscheiden kann, ob Suizidalität als Krankheitssymptom therapieresistent geblieben ist, oder ob eine unerwünschte Arzneimittelwirkung auf die Psyche die Suizidalität verstärkt oder ausgelöst hat. Da auch bei den Grunderkrankungen wie Depressionen oder Erkrankungen aus dem schizophrenen Formenkreis, bei denen Antidepressiva und Antipsychotika angewendet werden, Suizidalität zu den Krankheitssymptomen zählt, kann Suizidalität sowohl Zeichen von Therapieresistenz sein (wenn dieses Krankheitssymptom bestehen bleibt) als auch als unerwünschte Arzneimittelwirkung auftreten. Daher ist Suizidalität auch als Nebenwirkung in der Fachinformation der therapeutisch eingesetzten Medikamente gelistet.

Auch Arzneimittel, die nicht zur Behandlung psychischer Erkrankungen eingesetzt werden, können Nebenwirkungen auslösen, die sich im Bereich des zentralen Nervensystems abspielen. So ist zum Beispiel bekannt, dass Medikamente, die zur Malariaprophylaxe (Mefloquin) eingesetzt werden, häufig zu Psychosen, aber auch zu depressiven Symptomen bis hin zu Suizidalität führen können. Gleiches gilt auch

8.1 Ausbleibende Arzneimittelwirksamkeit sowie Nebenwirkungen und Suizidalität

für Antibiotika (insbesondere Fluorchinolone). Auch bei Hormontherapien mit sogenannten Glukokortikoiden ist das Auftreten von Psychosen als Nebenwirkung beschrieben. Interferone, wie sie bei der Behandlung der Multiplen Sklerose (MS) oder Lebererkrankungen eingesetzt werden, führen häufig zu depressiven Symptomen und Verstimmungen, die mit Suizidalität einhergehen können. Da Arzneimittel unabhängig von ihrer Wirksamkeit über ihr Nebenwirkungsprofil zu suizidalen Ideen oder Handlungsimpulsen führen können, ist es wichtig, die Patienten über diese Risiken aufzuklären.

Ein beispielhafter Fallbericht soll illustrieren, wie sich bei einem Patienten plötzliche Suizidalität als Nebenwirkung entwickelt hat.

Fallbeispiel: Suizidalität als Arzneimittelnebenwirkung

Ein Patient, der aufgrund einer schweren Prostatitis das Antibiotikum Ciprofloxacin über acht Tage dreimal täglich verschrieben bekommen hat, entwickelte unter dieser in normaler Dosierung eingesetzten Medikation eine depressive Verstimmung. Sechs Tage nach Ende der Therapie wachte er nachts auf, getrieben von dem imperativen Drang, sich das Leben zu nehmen. Er wurde in letzter Sekunde, bereits bei begonnenem Strangulationsversuch, von der Ehefrau gerettet. Ein anderer Fall beschreibt eine 55-jährige Patientin bei einer Therapie mit Moxifloxacin. Sie klagte infolge der Einnahme über eine depressiv-aggressive Verstimmung, Suizidideen sowie Albträume.

Diese Fälle entstammen der UAW-Meldedatenbank der AkdÄ (Arzneimittelkommission der deutschen Ärzteschaft). Eine Analyse des Vorhandenseins psychischer Erkrankungen unter Patienten, bei denen erstmalig Suizidalität beobachtet wurde, ergab, dass in zwei Dritteln aller Fälle keinerlei depressive Symptomatik oder psychische Erkrankung vorlag. Das Arzneimittel hatte also sowohl die depressive Symptomatik als auch die Suizidalität in diesen Fällen neu hervorgerufen. Für Patienten und Angehörige ist es daher wichtig, bei überraschend und völlig neu auftretender Suizidalität, einer möglichen Folge unerwünschter Arzneimittelwirkungen auf den Grund zu gehen. Aufgrund der dokumentierten Fälle von akuter Suizidalität unter Antibiotikatherapie mit Fluorchinolonen in der UAW-Datenbank EudraVigilance hatte die Europäische Arzneimittelagentur (EMA) 2019 Warnhinweise zu der gesamten Wirkstoffgruppe gegeben und empfiehlt nun, diese Substanzen nicht bei potenziell selbstlimitierenden Infektionen einzusetzen. Damit wäre die Behandlung einer unkomplizierten Prostatitis mit Fluorchinolonen aufgrund der Gefahr von psychischen Nebenwirkungen heute nicht mehr gerechtfertigt.

Auch hormonelle Kontrazeptiva haben einen Warnhinweis zu Suizidalität als mögliche Folge einer depressiven Entwicklung im Rahmen ihrer Anwendung in der Arzneimittelinformation. Patientinnen, die hormonelle Kontrazeptiva verschrieben bekommen, müssen darüber aufgeklärt werden, dass depressive Verstimmungen und Depression bei der Anwendung eine allgemein bekannte Nebenwirkung darstellen. Die Nebenwirkung kann so stark sein, dass durch Depressionen suizidales Verhalten und Suizidhandlungen hervorgerufen werden können. Den Frauen sollte geraten werden, sich im Falle von Stimmungsschwankungen und depressiven Symptomen, insbesondere wenn diese kurz nach Beginn der Behandlung auftreten, sich mit ihrem Arzt oder ihrer Ärztin in Verbindung zu setzen.

Auch für eine bestimmte Gruppe von Antidepressiva wurde eine Warnung vor Verstärkung von Suizidalität ausgesprochen: Im Jahr 2004 wurde das Antidepressivum Fluoxetin von der U.S. Food and Drug Administration (FDA) mit einer sogenannten Black-Box-Warnung versehen, was die Behandlung von Jugendlichen und jungen Erwachsenen mit Fluoxetin stark eingeschränkt hat. Der Grund für diese Warnung war, dass zu Beginn einer antidepressiven Behandlung mit Fluoxetin der Antrieb gesteigert sein kann, während die Stimmung noch im Depressiven verhaftet ist. Diese Antriebssteigerung stand im Verdacht, die Ursache für suizidale Impulshandlungen, die in einigen Fällen unter Fluoxetin zu Behandlungsbeginn gemeldet worden waren, gewesen zu sein. Infolge dieser Warnung ging die Verschreibung von Fluoxetin bei Kindern und Jugendlichen stark zurück. Da aber kein anderes Antidepressivum für diese Altersgruppe zugelassen war, fehlte es an Therapiemöglichkeiten. Dies könnte die Ursache für den in den Folgejahren beobachteten Anstieg an Suiziden bei Kindern und Jugendlichen gewesen sein. Inzwischen betrachtet man die Suizidgefahr durch antriebssteigernde Antidepressiva als ein geringeres Problem im Vergleich zu einer unbehandelten depressiven Symptomatik. Die Therapieentscheidung sollte individuell getroffen werden und besonders zu Beginn einer antidepressiven medikamentösen Behandlung sollten suizidale Impulse oder ein gesteigerter Antrieb im Blick behalten werden. Eine wirksame Therapie sollte auch Kindern und Jugendlichen nicht vorenthalten werden, es besteht keine Kontraindikation für den Einsatz von Antidepressiva auch in dieser Patientengruppe.

> **Definition**
>
> Eine *Black-Box-Warnung*, manchmal auch Black-Label-Warnung (englisch: Boxed Warning, gerahmte Warnung) genannt, ist ein von der Arzneimittelaufsichtsbehörde FDA in den USA praktizierter Weg, um bei verschreibungspflichtigen Arzneimitteln vor schwerwiegenden Nebenwirkungen zu warnen. Der Name rührt von dem schwarzen Rahmen, der den Text der Warnung umgibt. Bei uns in Deutschland entspricht dies dem Rote-Hand-Brief, der von den Behörden an Ärztinnen und Ärzte verschickt wird, wenn bei einem Arzneimittel vor Nebenwirkungen gewarnt wird.

8.2 Therapierbarkeit von Suizidalität

Bei Patienten mit psychischen Erkrankungen, bei denen Suizidalität zu den Grundsymptomen zählt, besteht das vorrangige Ziel einer wirksamen Therapie in der Vermeidung von Suiziden. Spezielle Studien zur Wirksamkeit gegen Suizidalität als Krankheitssymptom wurden unter anderem für Lithium bei bipolaren Erkrankungen durchgeführt. Hier zeigte sich eine besondere Wirksamkeit auf suizidale Symptome (2).

Zur Behandlung von akuten suizidalen Impulsen bei Patienten in der Notfallsituation werden vorübergehend auch sedierende Arzneimittel, angstlösende Mittel wie Benzodiazepine oder schlafanstoßende Antidepressiva wie Mirtazapin eingesetzt. Der Einsatz von Medikamenten bei akuten suizidalen Impulsen ist in jedem Fall dem Arzt oder der Ärztin vorbehalten.

Die Therapierbarkeit von Suizidalität als isoliertes Symptom wurde ebenfalls in klinischen Studien untersucht. Diese Studien wurden diagnoseübergreifend durchgeführt und haben Patienten mit unterschiedlichen psychischen Grunderkrankungen, bei denen als Gemeinsamkeit Suizidalität vorlag, untersucht. Unter anderem wurde die Wirksamkeit von Opiaten in niedriger Dosierung getestet (3). Der Wirkung liegt zugrunde, dass Suizidalität und Depression auch als Trennungsschmerz neurobiologisch mit dem Opiatsystem verbunden sind. Aus Tierversuchen ist bekannt, dass bei Trennung von Jungtieren von der Mutter Trennungsschmerz auftritt, der mit einer Depressivität einhergeht. Bei den Tieren werden diese Symptome durch Opiate gebessert. Bezüglich Arzneimitteltherapie beim Menschen ist jedoch zu sagen, dass grundsätzlich keine Arzneimittel zur Behandlung von einzelnen Symptomen eingesetzt werden, sondern nur zur Behandlung der zugrundeliegenden Grunderkrankung. Damit wäre eine Arzneimittelzulassung zur Behandlung von Suizidalität nur dann möglich, wenn Suizidalität als eigenständige Erkrankung betrachtet würde, was jedoch nicht der Fall ist. Allerdings werden z. B. beim antidepressiv wirksamen Medikament Esketamin rasche Effekte bei akuter Suizidalität beobachtet, die zu einer Zulassung des Medikaments zur akuten Kurzzeitbehandlung zur schnellen Reduktion depressiver Symptome, die nach ärztlichem Ermessen einem psychiatrischen Notfall entsprechen, geführt haben.

8.3 Arzneimittelmissbrauch für suizidale Zwecke

Aus Analysen der gemeldeten Suizidfälle durch Arzneimittelanwendung geht hervor, dass die häufigsten zur Selbsttötung eingesetzten Substanzen zu den Wirkstoffgruppen der Benzodiazepine, Opiate, Barbiturate, Schlafmittel, Antidepressiva, Antihypertensiva und Antiemetika zählen. Daneben wird auch Paracetamol zu diesem Zweck verwendet. Viele dieser Wirkstoffe haben sedierende bzw. den Atemantrieb hemmende Wirkungen. Darüber hinaus können sie zu schwerwiegenden und als leidvoll erlebten Organschädigungen führen. Als Beispiele wären hier eine Leberschädigung durch Paracetamol (teilweise mit akutem Leberversagen, das eine Transplantationsnotwendigkeit nach sich zieht) oder das Entstehen von

Herzrhythmusstörungen bzw. Herzversagen durch Antidepressiva zu nennen. Eine schematische Zusammenfassung zeigt ▶ Abb. 8.2.

Tod durch Atemdepression	Tod durch Leberversagen	Tod durch Herzversagen
• Benzodiazepine • Opiate • Barbiturate • Schlafmittel	• Antidepressiva • Paracetamol	• Antihypertensiva (Betablocker, Calciumkanalantagonisten, ACE-Hemmer) • Antiemetika

Abb. 8.2: Mögliche Todesursachen bei Missbrauch von Arzneimitteln zu suizidalen Zwecken

Einige der genannten Wirkstoffe unterliegen dem Betäubungsmittelgesetz (BtMG). Das BtMG reguliert den Umgang und die Verschreibung mit Arzneimitteln, bei denen die Gefahr besteht, eine Abhängigkeit hervorzurufen, die in erheblichem Ausmaß missbräuchlich verwendet werden und/oder im Verdacht stehen, eine unmittelbare oder mittelbare Gefährdung der Gesundheit hervorzurufen. In einer Anlage zum BtMG werden sämtliche in Deutschland dem BtMG unterliegende Arzneimittel aufgelistet. Arzneimittel, die dem BtMG unterliegen, müssen in einer besonderen Form verschrieben werden. Ein Betäubungsmittel-Rezept darf nur eine maximale Höchstmenge an Arzneimitteln enthalten und nur für einen individuellen Patienten verschrieben werden. Der das Betäubungsmittel verschreibende Arzt muss das Rezept unterschreiben. Zudem müssen der Name und die Anschrift des verschreibenden Arztes auf dem Rezept vermerkt sein. Ein Betäubungsmittelrezept darf nicht zur freiwilligen Selbsttötung ausgestellt werden. Dies wurde im Februar 2022 unter anderem vom Oberverwaltungsgericht in Münster bestätigt. Im Rahmen der palliativmedizinischen Behandlung darf jedoch eine pharmakologische Unterstützung zur Linderung des Leidens während des Sterbeprozesses verschrieben werden und dafür auch Betäubungsmittel eingesetzt werden. Zur Linderung des Leidens während des Sterbeprozesses kommen Arzneimittel zum Einsatz, die bewusst den Atemantrieb herabsetzen und Schmerzen lindern.

8.4 Einfluss sozioökonomischer Faktoren auf Suizidalität

Dass Suizidalität auch außerhalb von Erkrankungen entstehen kann, ist bereits seit Goethe bekannt. Damals hat der Roman »Die Leiden des jungen Werther« bei jungen Menschen eine Welle von suizidalen Ideen und Handlungen ausgelöst, die man unter dem Werther-Effekt subsumiert. Ein aktuelleres Beispiel ist die Ausstrahlung der Netflix-Serie »13 Reasons Why« aus dem Jahre 2017. Nach Ausstrahlung der sich mit dem Thema Suizidalität und Suizid beschäftigenden Serie war es in

Internetsuchmaschinen zu einem erhöhten Suchaufkommen von Begriffen im Zusammenhang mit dieser Thematik gekommen. Manche Studien gehen davon aus, dass ein möglicher Zusammenhang zwischen der Ausstrahlung der Serie und einem Anstieg der Suizidrate im Jahr 2017 innerhalb der USA existiert (4).

> **Take-Home-Message**
>
> - Arzneimittel werden als dritthäufigste Methode bei Suizid eingesetzt.
> - Suizidalität kann als schwere Nebenwirkung verstärkt werden oder auch neu auftreten.
> - Behandlung von Suizidalität: Medikamentöse Therapie der zugrundeliegenden Erkrankung.

Literatur

1. Statistisches Bundesamt. 2020.
2. Lewitzka U, Severus E, Bauer R, Ritter P, Muller-Oerlinghausen B, Bauer M. The suicide prevention effect of lithium: more than 20 years of evidence-a narrative review. Int J Bipolar Disord. 2015;3(1):32.
3. Yovell Y, Bar G, Mashiah M, Baruch Y, Briskman I, Asherov J, et al. Ultra-Low-Dose Buprenorphine as a Time-Limited Treatment for Severe Suicidal Ideation: A Randomized Controlled Trial. The American journal of psychiatry. 2016;173(5):491–8.
4. Niederkrotenthaler T, Stack S, Till B, Sinyor M, Pirkis J, Garcia D, et al. Association of Increased Youth Suicides in the United States With the Release of 13 Reasons Why. JAMA Psychiatry. 2019;76(9):933–40.

9 Pharmakologie im Rahmen von Abhängigkeitserkrankungen

Katja Susanne Just

Abhängigkeitserkrankungen, egal ob von Alkohol, Medikamenten oder illegalen Substanzen, stellen ein immenses gesundheitspolitisches Problem dar. So konsumieren 6,7 Millionen Menschen der 18- bis 64-jährigen Bevölkerung in Deutschland Alkohol in gesundheitlich riskanter Form. Etwa 3 Millionen Menschen in dieser Altersgruppe erfüllen die Kriterien für Missbrauch oder Abhängigkeit von Alkohol (1). Zudem existieren recht große Überschneidungen von Abhängigkeiten mit anderen psychischen Erkrankungen. In diesem Kapitel soll es in erster Linie darum gehen, welche Auswirkungen ein missbräuchlicher Substanzkonsum oder eine Abhängigkeit auf die Therapie mit Arzneimitteln haben kann – also die pharmakologischen Implikationen, die ein Substanzkonsum wie z. B. Alkohol auf die Einnahme und die Sicherheit der Arzneimitteltherapie haben kann und wie diese Auswirkungen zustande kommen. Ferner wird die pharmakologische Therapie im Rahmen von Entzug und Abhängigkeit kurz umrissen. Dabei wird sowohl der Missbrauch legaler als auch illegaler Substanzen thematisiert.

Generell teilt man in den meisten Abhängigkeitserkrankungen die Behandlung in eine erste Phase des körperlichen Entzugs und in eine sich dann idealerweise anschließende Phase der multimodalen Abhängigkeitsbehandlung ein. Besonders in der Phase des körperlichen Entzugs können Arzneimittel zur Reduktion der Entzugssymptome zum Einsatz kommen. In manchen Fällen, wie beim Alkoholkonsum (▶ Kap. 9.1), kann die körperliche Entgiftung lebensgefährlich sein, sodass Arzneimittel zur Verringerung einer Entzugssymptomatik obligat sind. Die anschließende Abhängigkeitsbehandlung sollte idealerweise multimodal mit einer Kombination unterschiedlichster Behandlungsansätze (z. B. Psychotherapie, Ergotherapie) durchgeführt werden. In diesem Kontext kann eine Pharmakotherapie unterstützend eingesetzt werden, ist aber oft deutlich weniger relevant für den Behandlungserfolg.

9.1 Alkohol

Alkoholgebrauch kann hinsichtlich der pharmakologischen Wirkweise in einen akuten und einen chronischen Gebrauch unterteilt werden, wobei keine klaren Definitionen existieren. Klarer definiert sind jedoch der schädliche Gebrauch von

Alkohol und die Abhängigkeit, die sich nach Trinkverhalten bzw. definierten Diagnosekriterien identifizieren lassen.

9.1.1 Wechselwirkungen mit akutem Alkoholkonsum

Im Rahmen eines akuten Alkoholgebrauchs können Wechselwirkungen (Interaktionen) mit Arzneimitteln auftreten. Hierzu zählen sowohl Interaktionen, die die Alkoholwirkung verstärken, also (pharmakodynamische) Wechselwirkungen am Wirkort, als auch Wechselwirkungen, die im Rahmen des Prozessierens der Arzneistoffe, z. B. beim Abbau beziehungsweise der Ausscheidung, auftreten (sogenannte pharmakokinetische Wechselwirkungen).

Alkohol selbst hat oftmals eine sedierende Wirkung. Konsumenten erleben in Abhängigkeit vom Intoxikationsgrad eine Abnahme der Konzentrationsfähigkeit, Benommenheit, aber auch Amnesien oder Bewusstseinsverlust sind möglich. Viele Psychopharmaka, wie beispielsweise klassische Antipsychotika oder manche Antidepressiva (z. B. Mirtazapin), verfügen ebenfalls über sedierende Eigenschaften und können dadurch eine ausgeprägte Müdigkeit hervorrufen (▶ Kap. 6 »Antidepressive Wirkstoffe, Therapie von Angststörungen«, ▶ Kap. 7 »Antipsychotische Pharmakotherapie«). Daher können im Rahmen von Alkoholkonsum oftmals additive pharmakodynamische Interaktionen mit vielen Psychopharmaka auftreten. Die Addition von Effekten kann dazu führen, dass die Wirkung zu stark wird und statt einer ausgewogenen Wirkung Nebenwirkungen zutage treten. So kann unter Alkoholeinfluss eine leichte sedierende Wirkung schnell zu einer Veränderung der quantitativen Bewusstseinslage bis hin zur Bewusstlosigkeit führen (z. B. Benzodiazepine, Z-Substanzen, ▶ Kap. 10 »Pharmakologische Beeinflussung von Schlafstörungen«). Im selben Kontext können atemdepressive Arzneimittel, also solche, die die Spontanatmung hemmen, wie zum Beispiel Opioide, bei gemeinsamem Gebrauch mit Alkohol eine deutlich stärkere Wirkung haben. Dies erhöht das Risiko eines Atemstillstands (1).

Zusätzlich sind pharmakokinetische Interaktionen mit Alkohol möglich, also Interaktionen, die bei Absorption, Distribution, Metabolisierung oder Elimination entstehen (▶ Kap. 2 »Pharmakokinetik und Metabolismus«).

Alkohol (Ethanol) wird zu großen Teilen in der Leber abgebaut, wobei das Enzym Alkohol-Dehydrogenase (ADH) Ethanol zu Acetaldehyd verstoffwechselt (▶ Abb. 9.1). Dieses wird wiederum durch das Enzym Aldehyd-Dehydrogenase (ALDH) weiter zu Essigsäure abgebaut, die dann über die Nieren ausgeschieden (renal eliminiert) werden kann. In der Aktivität beider Enzyme können individuelle Unterschiede beobachtet werden. Beispielsweise ist die ADH, die ebenfalls im Magen vorkommt und auch schon hier einen Teil des Alkohols abbauen kann, im Magen bei Männern deutlich aktiver als bei Frauen. Hierdurch lassen sich Geschlechtsunterschiede im Abbau von Alkohol und unterschiedliche Grenzwerte für den schädlichen Alkoholkonsum erklären (1). Für ALDH hingegen sind interethnische Aktivitätsunterschiede bekannt. So führen vererbte Varianten, die zu einer verminderten Aktivität oder gar Inaktivität des Enzyms führen (Defizienz), dazu, dass Alkohol weniger gut vertragen wird. Beispielsweise wird in Europa eine Defizienz der ALDH bei ca. 4–12% der Bevölkerung erwartet, in der ostasiatischen Bevölkerung hingegen in ca. 60–85%. Wenn ALDH weniger aktiv ist, fällt vermehrt Acetaldehyd, das Zwischenprodukt aus dem Abbauweg, an. Dieses ist insbesondere für die »Kater«-typischen Symptome verantwortlich (▶ Abb. 9.1).

Die ALDH kann durch Interaktion mit verschiedenen Substanzen gehemmt werden, sodass mehr Acetaldehyd anfällt und Alkohol schlechter vertragen wird. Dies geschieht zum Beispiel durch Zucker, weshalb zuckerhaltige Getränke oft schneller beziehungsweise mehr »Kater«-Symptome verursachen können. Aber auch bestimmte Antibiotika wie Sulfonamide oder Metronidazol hemmen die ALDH, weshalb generell geraten wird, bei Antibiotikaeinnahme keinen Alkohol zu konsumieren.

Die Hemmung der ALDH kann man sich jedoch auch in der pharmakologischen Abhängigkeitsbehandlung mittels des Wirkstoffs Disulfiram (Antabus®) zunutze machen. Disulfiram hemmt die ALDH, sodass vermehrt Acetaldehyd bei Alkoholkonsum anfällt. Disulfiram führt somit zu einem starken »Kater«, aber auch zur Gefahr sehr schwerer Nebenwirkungen, wie starkes Erbrechen und Kreislaufversagen, wenn Alkohol konsumiert wird. Acetaldehyd kann in hohen Dosen (also bei starkem Alkoholkonsum) potenziell lebensbedrohlich sein. Aufgrund der schlechten Einschätzbarkeit der Auswirkung von Disulfiram beim einzelnen Patienten ist es in Deutschland nur durch den direkten Bezug aus dem Ausland verfügbar, da die anbietende Firma für den deutschen Markt seit 2011 das Präparat nicht mehr herstellt. Die Kosten werden nicht mehr von den Krankenkassen erstattet und für die Anwendung von Disulfiram gelten andere Aufklärungs- und Haftungskonstellationen als üblicherweise für Arzneimittel, die regulär zugelassen sind. Den Einsatz eines Wirkstoffs für die Behandlung einer Erkrankung, für die keine Zulassung vorliegt, nennt man Off-Label-Use (▶ Kap. 10 »Pharmakologische Beeinflussung von Schlafstörungen«) (2).

Neben dem Abbauweg über ADH und ALDH wird Alkohol noch zusätzlich über ein in der Leber vorhandenes mikrosomales Ethanol-oxidierendes System, das im Wesentlichen durch das Enzym Cytochrom P450 (CYP) 2E1 präsentiert wird, verstoffwechselt (▶ Abb. 9.1). Dieses Enzymsystem spielt im Abbau bei akutem Alkoholgebrauch zwar eine untergeordnete Rolle, kann aber für Wechselwirkungen mit Medikamenten und insbesondere mit Psychopharmaka relevant sein. So wird vorhandenes CYP2E1 beim akuten Alkoholgebrauch gehemmt. Hierdurch wird der Abbau anderer Arzneimittel, die über CYP2E1 abgebaut werden, in dieser Akutsituation vermindert und damit deren Wirkungszeit verlängert. Dies betrifft viele Narkosemittel, aber auch Arzneimittel, die zur Beruhigung oder als Schlafmittel eingesetzt werden, wie manche Benzodiazepine sowie verschiedene Antidepressiva (z. B. Sertralin, Atomoxetin) (3, 4). In der Regel werden Arzneimittel über mehrere Abbauwege und mehrere CYP-Enzyme gleichzeitig abgebaut. Insbesondere, wenn ein Teil des Abbauwegs zum Beispiel durch andere Arzneimittel gehemmt ist, bekommen andere Abbauwege mehr Gewicht. Daher ist nicht komplett absehbar, wie bedeutsam der Abbau über ein bestimmtes Enzym im klinischen Alltag wird. Wichtig ist die Besonderheit, dass sich die Auswirkungen von Alkohol auf die Verstoffwechslung über CYP2E1 zwischen akutem und chronischem Alkoholgebrauch gegensinnig unterscheidet.

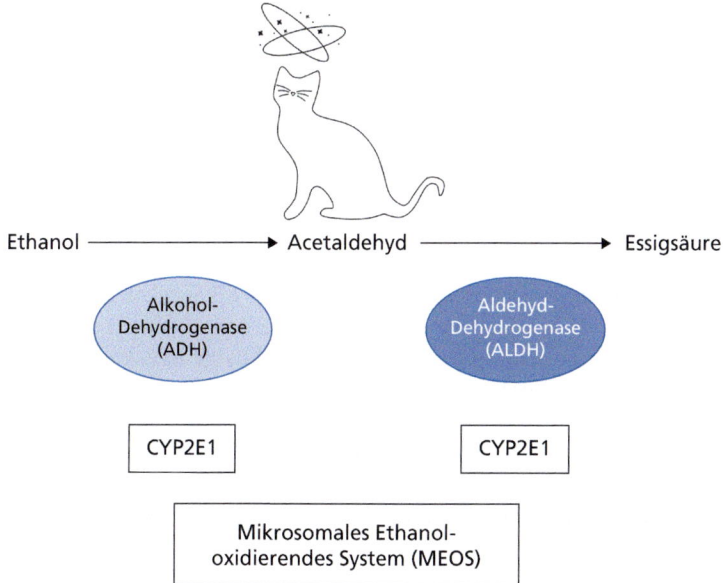

Abb. 9.1: Stilisierter Abbauweg von Trinkalkohol (Ethanol) über Acetaldehyd zu Essigsäure

9.1.2 Wechselwirkungen bei chronischem Alkoholkonsum

Bei chronischem Alkoholkonsum treten Gewöhnungseffekte auf, sodass im Verlauf größere Mengen an Alkohol vertragen beziehungsweise benötigt werden. Dies liegt unter anderem daran, dass das Enzymsystem CYP2E1, welches der Körper generell zur Abwehr von toxischen Fremdstoffen, sogenannten Xenobiotika, einsetzt und das unter erhöhtem Aufkommen von toxischen Fremdstoffen sehr schnell hochgefahren werden kann, bei chronischem Alkoholgebrauch induziert ist. Induziert heißt, dass mehr Enzym durch die vermehrte Anwesenheit von Alkohol gebildet wird. Wenn mehr Enzymsystem vorhanden ist, kann es wieder mehr abbauen. Mit einer Steigerung der Verfügbarkeit von aktivem CYP2E1 auf das 2- bis 10-fache kann Alkohol wieder schneller abgebaut werden. Das erklärt die Tatsache, dass Menschen mit chronischem Alkoholkonsum sehr große Mengen an alkoholischen Getränken »vertragen« und wieder abzubauen imstande sind, aber auch Gewöhnungseffekte in der Wirkung des Alkohols auftreten und deshalb immer größere Mengen notwendig sind, um einen »Rausch« zu haben.

Die dauerhafte Induktion des Enzymsystems CYP2E1 unter chronischem Alkoholeinfluss hat zur Folge, dass es zu möglichen Wechselwirkungen mit anderen Arzneimitteln kommt. So werden die oben bei der Hemmung des Enzyms unter akutem Alkoholeinfluss genannten Arzneimittel (Narkosemittel, Benzodiazepine, manche Antidepressiva wie Sertralin oder Atomoxetin) beschleunigt abgebaut, da durch die Induktion von CYP2E1 genügend Enzym vorhanden ist und akut konsumierter Alkohol keine Hemmung des Enzyms mehr ausübt. Im Gegenteil, es muss nun damit gerechnet werden, dass höhere Dosierungen für vergleichbare klinische

Effekte dieser Arzneimittel benötigt werden. Leider werden über das CYP2E1-Enzymsystem durch die Erhöhung des unspezifischen Fremdstoffmetabolismus auch vermehrt giftige Abbauprodukte gebildet, die dann wiederum über andere Stoffwechselwege weiterverarbeitet werden müssen, welche nicht induziert sind. Somit kommt es bei einer Induktion von CYP2E1 über längere Zeit zu Folgeerscheinungen, die durch toxische Metabolite im Körper erklärt werden können. Durch diese toxischen Metabolite steigt das Risiko für vermehrte kardiovaskuläre Probleme (z. B. Atherosklerose, Schlaganfälle, Herzinfarkte) oder auch neurodegenerative Erkrankungen (z. B. Demenz, neurologische Erkrankungen) an.

Zudem kommt es im Rahmen eines chronischen Alkoholkonsums zu Veränderungen in Körperfunktionen, die relevant für die Arzneimitteltherapie sind. Zu welchem Zeitpunkt beziehungsweise nach welcher Menge an Alkoholkonsum es zu diesen Veränderungen kommt, lässt sich nicht individuell vorhersagen. Dennoch sollte bei Patienten, die Alkohol in schädlichem Ausmaß konsumieren, von den in ▶ Abb. 9.2 dargestellten Veränderungen ausgegangen werden.

Zu beachten ist, dass gerade Abhängigkeitserkrankungen sehr häufig mit psychischen Erkrankungen wie Schizophrenien oder Depressionen vergesellschaftet sind (2).

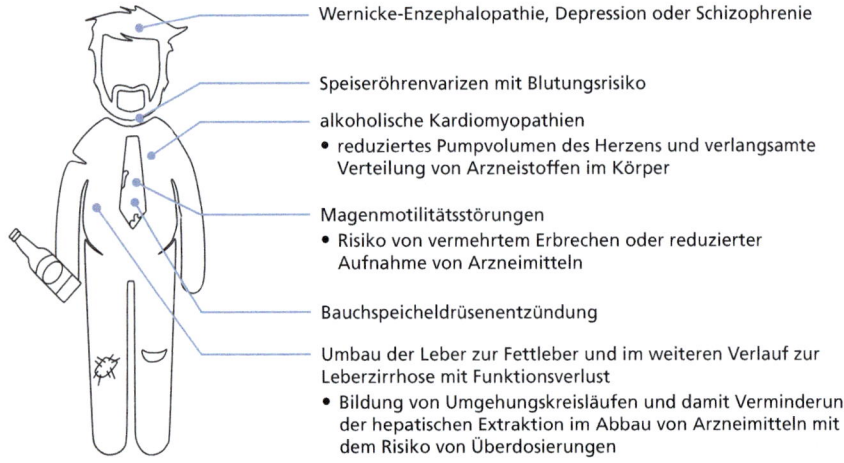

Abb. 9.2: Veränderungen im Rahmen eines chronischen Alkoholkonsums

9.1.3 Pharmakologische Therapie der Alkoholabhängigkeit

Die pharmakologische Behandlung einer Abhängigkeitserkrankung lässt sich in eine kurze primäre Phase der körperlichen Entgiftung und eine idealerweise daran anschließende Phase der Verhinderung, dass wieder getrunken wird (Rückfallprophylaxe), unterteilen (siehe erster Absatz des Kapitels). Die gesundheitlichen Probleme, die auftreten, wenn nach gesundheitsschädlichem Alkoholkonsum (Missbrauch/Abhängigkeit) plötzlich der Alkoholkonsum gestoppt wird, werden als Alkoholentzugssyndrom zusammengefasst und können lebensbedrohlich sein.

Deshalb wird die körperliche Entgiftung in der Regel in einer Krankenhausumgebung durchgeführt. Im stationären Setting können die körperlichen Grundfunktionen kontrolliert werden und es können am besten Komplikationen vermieden werden, die lebensgefährlich sein können (z. B. epileptische Anfälle (Konvulsionen) oder ein schweres Alkoholentzugssyndrom, das Delirium tremens). Außerdem können Entzugserscheinungen abgemildert und durch Medikamente abgedämpft werden. Hierzu können angstlösende Arzneimittel eingesetzt werden, die zugleich epileptische Anfälle verhindern, wie die Gruppe der Benzodiazepine oder Clomethiazol. Benzodiazepine und Clomethiazol verfügen selbst über ein starkes Suchtpotenzial, weshalb sie nur unter Überwachung nach einem festgelegten Behandlungsplan verwendet werden sollten, um eine missbräuchliche Verwendung zu vermeiden. Auch Arzneimittel gegen epileptische Anfälle, die sogenannten Antiepileptika wie Carbamazepin, können zum Einsatz kommen. Wenn es unter Entzug zu einem Alkoholentzugsdelir (Verwirrtheitssyndrom) kommt, werden Antipsychotika eingesetzt. Benzodiazepine und Clomethiazol wirken beide an den γ-Aminobuttersäure (GABA)-Rezeptoren und damit antikonvulsiv (gegen epileptische Anfälle) und sedierend (beruhigend/abschirmend). Beide Medikamente werden durch das Enzym CYP2E1 abgebaut. Das heißt, dass im akuten Alkoholgebrauch der Abbau von Clomethiazol oder von dem eingesetzten Benzodiazepin reduziert sein kann und es zu Überdosierungen kommt. Besonders unter Clomethiazol sind in diesem Kontext potenziell lebensbedrohliche Atemdepressionen möglich (2).

Ist die Phase der körperlichen Entgiftung (üblicherweise nach zwei bis drei Wochen) überwunden, schließt sich die eigentliche Abhängigkeitsbehandlung mit dem Ziel, dass der Patient oder die Patientin dauerhaft alkoholabstinent bleibt (Abstinenzerhalt), an. Die Therapie der eigentlichen Abhängigkeit oder Suchterkrankung ist immer eine multimodale Therapie, die aus psychotherapeutischer Unterstützung und ärztlicher Begleitung besteht. Eine Zuhilfenahme von Arzneimitteln ist möglich. Es sind zur Unterstützung Arzneimittel verfügbar, die als pharmakologische Rückfallprophylaxe eingesetzt werden. Verfügbare Arzneimittel sind Substanzen, die gegen den Drang, wieder Alkohol zu trinken (das sogenannte Craving), wirken, wie Naltrexon oder Nalmefen, die als Hemmstoffe am Opiatrezeptor wirken, oder Acamprosat. All diese Substanzen sollen das Verlangen nach Alkohol durch Modulation von Neurotransmittern (über Wirkung am GABA- und N-Methyl-D-Aspartat (NMDA)-Rezeptor) reduzieren (2).

9.2 Rauchen und Abhängigkeit von Nikotin

Rauchen verursacht neben der gesundheitsschädigenden Wirkung an sich auch eine Reihe von Wechselwirkungen mit anderen Arzneimitteln. Durch gesundheitsaufklärende Maßnahmen und allgemeine Rauchverbote in der Öffentlichkeit ist das Rauchen in den letzten Jahrzehnten deutlich zurückgegangen. Es ist jedoch wichtig zu wissen, dass bei Patienten mit psychischen Erkrankungen die Raucherrate etwa doppelt so hoch ist wie in der Allgemeinbevölkerung. Vermutlich liegt dieses starke Rauchverhalten bei Menschen mit psychischen Erkrankungen an den Wirkungen von Nikotin im Gehirn. Während der Grund für vermehrtes Rauchen bei psychiatrischen Patienten nicht vollständig verstanden ist, entspringen hieraus jedoch bedeutende Implikationen für die Wechselwirkungen mit Arzneimitteln (5).

> **Fallbeispiel: Wechselwirkung des Rauchens mit der Arzneimitteltherapie**
>
> Eine 47 Jahre alte Patientin mit bekannter depressiver Störung wird mit einer zurzeit vorherrschenden bisher unbehandelten schweren depressiven Symptomatik ohne psychotische Symptome vollstationär in eine psychiatrische Klinik aufgenommen. Die Patientin ist starke Raucherin und raucht ca. 30 Zigaretten täglich seit 30 Jahren. Anderweitig ist sie gesund. Die Patientin wird mit Duloxetin pharmakologisch behandelt. Zudem nimmt sie während ihres stationären Aufenthalts an einem Raucherentwöhnungsprogramm teil, mit dem sie erfolgreich ihren Nikotinkonsum auf fünf Zigaretten täglich senkt. Sie wird unter Pharmakotherapie mit Duloxetin ohne depressive Symptomatik in die ambulante Weiterbehandlung entlassen. Der Blutplasmaspiegel von Duloxetin befindet sich bei Entlassung innerhalb des sogenannten therapeutischen Referenzbereichs, also innerhalb der Normwerte für eine Therapie.
>
> Vier Wochen später wird die Patientin mit einem Rückfall einer schweren depressiven Symptomatik vorstellig. Bei einer neuerlichen Messung der Wirkstoffkonzentration im Blut fällt auf, dass die Konzentration von Duloxetin nun deutlich unterhalb des therapeutischen Referenzbereichs liegt.

9.2.1 Wechselwirkungen mit Rauchen

Aufgrund der Inhaltsstoffe von Tabak und den Beiprodukten in Zigaretten kann Rauchen den Abbau mancher Psychopharmaka und damit die Wirkung beeinflussen. Die Inhaltsstoffe von Zigarettenrauch führen zu einer Induktion des Enzyms CYP1 A2, welches dann vermehrt vorhanden und aktiv ist. Dies hat zur Folge, dass der Abbau von durch CYP1 A2 abgebauten Substanzen beschleunigt wird. Das betrifft beispielsweise auch Koffein, weshalb Raucher häufig große Mengen Kaffee trinken, ohne eine Koffeinwirkung zu verspüren. Aber auch Arzneimittel, die bei psychischen Erkrankungen Anwendung finden, wie die Antidepressiva Duloxetin und Imipramin oder die Antipsychotika Clozapin oder Olanzapin, werden über CYP1 A2 abgebaut. So können höhere Dosierungen solcher Arzneimittel bei Rauchern notwendig sein, um eine ausreichende Wirkung zu erzielen.

> **Fallbeispiel: Wechselwirkung des Rauchens mit der Arzneimitteltherapie (Fortsetzung)**
>
> Die Patientin bekräftigt glaubhaft, ihre Arzneimittel regelmäßig unverändert eingenommen zu haben, insbesondere Duloxetin wie verschrieben genommen zu haben. Es wurden keine neuen weiteren Arzneimittel angesetzt, die über

Wechselwirkungen den Abfall des Blutspiegels von Duloxetin erklären könnten. Allerdings gibt die Patientin zu, im häuslichen Umfeld wieder in ihre alte Gewohnheit des Rauchens zurückgefallen zu sein und ihren Zigarettenkonsum wieder auf 30 täglich gesteigert zu haben.

Die Erklärung für den Abfall des Blutspiegels in diesem Patientenfall ist die durch das Rauchen erhöhte Aktivität des Enzyms CYP1 A2, was den Abbau von Duloxetin gesteigert hat und so zum Wirkverlust bei unzureichenden Wirkspiegeln im Blut geführt hat. Bei Fortsetzen des Rauchens müsste die Patientin entsprechend höhere Tagesdosierungen einnehmen, um wieder höhere Medikamentenkonzentrationen zu erreichen.

9.2.2 Pharmakologische Therapie der Nikotinabhängigkeit

Pharmaka zur Behandlung der Nikotinabhängigkeit werden eher selten verwendet. Zur Raucherentwöhnung zugelassen sind Antidepressiva wie Bupropion oder Nortriptylin oder auch partielle Nikotinrezeptoragonisten wie Vareniclin oder Cytisin (6). Zudem gibt es Nikotinpräparate (z.B. Pflaster, Kaugummi, Spray), die Entzugssymptome beim abrupten Rauchstopp beispielsweise im Rahmen einer Behandlung auf der Intensivstation vermindern. Zu erwähnen ist, dass die Verabreichung von Nikotin über andere Wege als das Rauchen nicht zu einer Induktion von CYP1 A2 führt. Das heißt, dass man mit Umkehr der Aktivität von CYP1 A2 bei Umstellung vom Rauchen auf beispielsweise ein Nikotinpflaster rechnen sollte (siehe Fallbeispiel). Muss ein Patient zum Beispiel nach einem Herzinfarkt oder einem Unfall auf der Intensivstation behandelt werden, können die Entzugssymptome durch den Rauchstopp mittels eines Nikotinpflasters verhindert werden. Gleichzeitig würde darunter jedoch die Aktivität von CYP1 A2 wieder abnehmen, sodass mutmaßlich niedrigere Dosierungen von Arzneimitteln, die über CYP1 A2 abgebaut werden, benötigt würden (▶ Kap. 9.2.1).

9.3 Cannabis

Cannabis ist eine Pflanze und weist daher einige typische Merkmale eines Pflanzenheilmittels (Phytopharmakon) auf. Hierzu zählt, dass es sich um ein Wirkstoffgemisch handelt, dessen Zusammensetzung nicht vollständig geklärt ist. So sind über 60 einzelne Wirkstoffe in Cannabispflanzen identifiziert. Als (Haupt-)Wirkstoffe wurden Tetrahydrocannabinol (THC) und Cannabidiol (CBD) bekannt (7). Cannabis wird in der Regel geraucht, verdampft oder seltener gegessen. Es bewirkt bei Konsum eine Euphorie und Distanzierung vom Alltag wie auch eine Intensivierung von Sinneswahrnehmungen. Es können psychotische Symptome (z.B. Wahn, Paranoia, Depersonalisation) auftreten. Diese können in seltenen Fällen zu einer andauernden (persistierenden) Cannabis-induzierten Psychose führen. Bei häufigem Gebrauch treten oftmals eine ausgeprägte Antriebslosigkeit und Passivität auf. Unter Patienten mit psychischen Erkrankungen (z. B. affektive Störungen, Schizophrenie) finden sich häufig solche, die Cannabis konsumieren. Auch deshalb wird diskutiert, inwieweit der Gebrauch von Cannabis die Entstehung unterschiedlicher psychischer Erkrankungen begünstigt. Zudem scheint eine Abhängigkeit von Cannabis zunehmend relevant zu werden, weshalb aktuell eine Leitlinie zur Behandlung Cannabis-bezogener Störungen erarbeitet wird (7).

9.3.1 Cannabis als Arzneimittel

Cannabis wird oft im Rahmen eines Freizeitgebrauchs ohne Verschreibung angewendet. Allerdings kann es auch als Fertigarzneimittel, als Extrakt, als Rezepturarzneimittel oder in Form von Blüten als Arzneimittel verschrieben werden. Wie bei pflanzlichen Arzneimitteln üblich, kann der Anteil der unterschiedlichen Wirkstoffe in Cannabispflanzen je nach Witterung und Wachstumsbedingungen variieren. Auch können Verunreinigungen durch Verschnitt anderer Pflanzen bei der Ernte oder veränderte Anteile von Blüten und Blättern zu unterschiedlichen Wirkweisen beitragen. Eine Variation im Wirkstoffgehalt findet sich auch bei der Weiterverarbeitung des Cannabis zu Extrakten, Ölen oder Arzneimitteln. Bei Cannabisextrakten werden beispielsweise die Wirkstoffe mittels Öls aus dem Cannabis gelöst. Je nach Herstellungsprozess (z. B. Dauer der Lösung, Filtrierung) können unterschiedliche Wirkstoffspiegel in unterschiedlichen Extrakten vorliegen. Daher sind Extrakte zwischen unterschiedlichen Herstellern hinsichtlich ihrer Wirkung nur begrenzt vergleichbar. Gleiches gilt für Rezepturarzneimittel, die in der Apotheke individuell hergestellt werden.

Fertigarzneimittel sind hingegen Arzneimittel, die man fertig in der Apotheke kaufen kann. Cannabis-Fertigarzneimittel nutzen entweder eine Extraktmischung, die auf eine bestimmte Menge der beiden Hauptwirkstoffe THC und CBD standardisiert wird (z. B. Nabiximol), oder vollständig synthetisiertes THC (z. B. Nabilon, Dronabinol) (8). Da vielfach propagiert wurde, dass es der Blüten, also des kompletten Wirkstoffgemischs bedarf, um eine vollständige Wirkung zu erzielen, sind seit 2017 auch Cannabisblüten als Arzneimittel verschreibungsfähig.

Normalerweise werden Arzneimittel für die Behandlung einer bestimmten Erkrankung (eine Indikation oder ein Indikationsgebiet) zugelassen. Dies ist bei Cannabisblüten anders. Sie können bei einer schweren Erkrankung verschrieben werden, wenn keine anderen Therapieoptionen zur Verfügung stehen beziehungsweise schon ohne ausreichende Wirkung ausprobiert wurden und es prinzipiell anzunehmen ist, dass die Anwendung von Cannabisblüten helfen könnte (8). Die Blüten werden aktuell meist noch aus anderen Ländern importiert und müssen standardisierbare Wirkstoffspiegel aufweisen. Derzeit wird eine Produktion von Cannabisblüten für die medizinische Anwendung in Deutschland aufgebaut. Diskutiert wird die Anwendung von Cannabis als Arzneimittel in unterschiedlichen Bereichen von Übelkeit und Erbrechen beziehungsweise Appetitlosigkeit im Rahmen von schweren Erkrankungen wie Krebs oder HIV, über neuropathische Schmerzen (▶ Kap. 12 »Pharmakologie in der Schmerzmedizin«) oder entzündliche

Darmerkrankungen bis hin zu Koordinationsstörungen der Bewegung (Ataxie) z. B. im Rahmen einer Multiple Sklerose. Allerdings sollte erwähnt sein, dass es bisher an guter Evidenz fehlt, die überhaupt einen Nutzen von Cannabis in diesen Anwendungsgebieten zeigen kann (9). Zudem haben die Blüten die oben beschriebene Schwierigkeit einer Variabilität der Wirkstoffkonzentration mit leicht möglicher Überdosierung sowie der Möglichkeit einer Überschneidung mit dem Freizeitgebrauch, also einem missbräuchlichen Konsum. Daher wird von der Anwendung von Blüten als Arzneimittel für manche Indikationen wie beispielsweise für Schmerzen eher abgeraten (10). Auch können Abhängigkeiten von Cannabis auftreten, die sich unter anderem in Lethargie, Abgeschlagenheit und Freudlosigkeit äußern.

9.3.2 Wechselwirkungen mit Cannabis

Cannabis wirkt ausgeprägt beruhigend (sedierend). Daher sind einige Wechselwirkungen mit anderen Substanzen möglich, die eine ähnliche Wirkung haben (sogenannte additive pharmakodynamische Interaktionen). Hierzu gehören beruhigende Arzneimittel wie Sedativa (z. B. Benzodiazepine, Z-Substanzen), Opioide, aber auch Alkohol. Eine Kombination von sedierenden Substanzen mit Cannabis führt daher zu einer verstärkten Wirkung mit dem Risiko von auftretenden Schwindelanfällen und Bewusstseinsverlust.

Zusätzlich sind pharmakokinetische Wechselwirkungen, also in diesem Fall aufgrund von gemeinsamen Abbauwegen von Cannabis mit Arzneimitteln möglich. THC und CBD werden beide über CYP-Enzyme abgebaut. Für THC scheint insbesondere CYP3 A4 relevant zu sein. So kann es zu erhöhten Wirkstoffspiegeln von Cannabis mit der Gefahr einer Überdosierung kommen, wenn Hemmstoffe von CYP3 A4 (z. B. Ketoconazol, Ritonavir, Clarithromycin) eingenommen werden. Die gleichzeitige Anwendung von CYP3 A4-induzierenden Arzneimitteln (z. B. Johanniskraut, Rifampicin, Carbamazepin) kann über die vermehrte Bildung von CYP3 A4 zu einem erhöhten Abbau von Cannabis beitragen. Hieraus würde eine geringere Wirkung von Cannabis resultieren (11).

9.4 Verschreibungspflichtige Arzneimittel

Einige Arzneimittel können selbst zu einer Sucht führen, weshalb sie durch das Betäubungsmittelgesetz (BtMG) in der Verschreibung besonders kontrolliert werden. Dennoch sind Abhängigkeiten von verschreibungspflichtigen Arzneimitteln nicht auszuschließen. Dabei können die unterschiedlichen Szenarien der Beschaffung beobachtet werden, von Verschreibung durch einen behandelnden Arzt, über Verschreibungen durch mehrere Ärzte, die nicht unbedingt voneinander wissen (so genanntes »Ärztehopping«) bis hin zum illegalen Erwerb auf dem Schwarzmarkt. Neben Analgetika und Antiepileptika spielen hier die Benzodiazepine, wie Diazepam und Schlafmittel (wie die sogenannten Z-Substanzen, die ihre Wirkung ebenfalls am Benzodiazepinrezeptor entfalten, ▶ Kap. 10 »Pharmakologische Beeinflussung von Schlafstörungen«), eine große Rolle (12).

Gerade letztere werden oft für Selbstzahler verordnet und finden sich daher häufig nicht in Verschreibungsdaten wieder. Kommen mehrere behandelnde Ärzte hinzu, ist es gut möglich, dass kein vollständiger Medikationsplan existiert, aus dem hervorgeht, dass Benzodiazepine oder Z-Substanzen regelmäßig eingenommen werden.

Prinzipiell kann der Gebrauch vieler Arzneimittel wie Beruhigungsmittel (Benzodiazepine), aber auch Schmerzmittel (Opioide) oder Mittel gegen epileptische Anfälle (Antiepileptika) in eine Abhängigkeit führen. Dies ist jedoch beim bestimmungsmäßen Gebrauch, also wenn sie so wie verordnet für die Therapie einer Erkrankung eingesetzt werden, eher selten. Dennoch werden immer wieder Abhängigkeiten beobachtet, die häufig auch mit anderen psychischen Symptomen zusammenfallen (z. B. Depressionen, Angst) (13). Nichtsdestotrotz geht man davon aus, dass das Risiko, eine Abhängigkeit unter Therapie mit einem verschreibungspflichtigen Arzneimittel zu entwickeln, reduziert werden kann, wenn man in der Arzneimitteltherapie die sogenannte 4-K-Regel einhält (siehe Kasten: Definition 4-K-Regel) (12).

> **Definition**
>
> *4-K-Regel* für die Arzneimitteltherapie zur Vermeidung einer Abhängigkeit von einem verschreibungspflichtigen Arzneimittel:
>
> - **K**lare Indikation
> - **K**leinstmögliche Dosis
> - **K**ürzester möglicher Zeitraum
> - **K**ein abruptes Absetzen

Aus der 4-K-Regel leitet sich bereits ab, dass vor allem in der Medikamentenabhängigkeit ein schrittweiser Entzug erfolgen sollte. Hierzu kann es sinnhaft sein, die Darreichungsform, wenn verfügbar, zu wechseln (beispielsweise von Tabletten auf Tropfen), um in kleineren Schritten die Dosis über einen längeren Zeitraum reduzieren zu können. Dieser Entzug bei Medikamentenabhängigkeit sollte mit enger ärztlicher Begleitung gemacht werden und nicht durch eigenmächtiges Absetzen, da ansonsten die Gefahr schwerer Entzugserscheinungen besteht, die lebensbedrohlich sein können (z. B. Herzrhythmusstörungen).

Zu beachten ist, dass nicht jede Abhängigkeit in den Konsum illegaler Substanzen mündet, aber der erste Schritt in diese Richtung sein kann.

9.5 Opioidabhängigkeit

Auch wenn eine Opioidendemie wie in den USA hier in Deutschland nicht erkennbar ist, so kann in seltenen Fällen die Verschreibung von Opioiden zu einem missbräuchlichen Verhalten beziehungsweise einer Abhängigkeit führen (▶ Kap. 12 »Pharmakologie in der Schmerzmedizin«). Die pharmakologische Abhängigkeitstherapie spielt allerdings vor allem im Bereich des nicht verschriebenen Opioidkonsums (z. B. Heroinabhängigkeit) eine Rolle und wird daher im Folgenden besprochen.

Die Opioidabhängigkeit geht mit einer massiven Steigerung des Sterberisikos einher. Zudem sind Opioidabhängige meist nicht mehr in der Lage, am gesellschaftlichen Leben teilzunehmen, weil die Sucht und das Besorgen der nächsten Dosis das lebensbestimmende Thema sind. Daher ist die pharmakologische Stabilisierung des Zustandes mittels Ersatz der Droge durch ein Medikament, welches ebenfalls auf den Opioidrezeptor wirkt, dort Entzugserscheinungen verhindert, aber keinen so ausgeprägten Rausch auslöst, der erste Schritt der Abhängigkeitstherapie (14). Man bezeichnet diesen Austausch als Substitutionstherapie. Etwa 80.000 Menschen werden in Deutschland täglich aufgrund einer Opioidabhängigkeit substituiert (15). Im Rahmen der Substitution werden ebenfalls starke Opioide, meist solche, die keinen ausgeprägten Rausch auslösen, unter ärztlicher Kontrolle verabreicht. Hierbei kommen beispielsweise Methadon und Levomethadon oder Buprenorphin zum Einsatz. Ziele der Substitutionstherapie sind neben der Sicherstellung des Überlebens unter anderem auch die Stabilisierung des Gesundheitszustands, eine Reduktion der Straffälligkeit und die Verbesserung der Teilhabe am Leben der Gesellschaft. In der Praxis sind die unterschiedlichsten Szenarien der Substitutionstherapie möglich von Patienten, die auf minimalem Standard stabil sind, über Patienten, die unter Substitutionstherapie wieder einer tagesfüllenden Arbeit nachgehen können, bis hin zu solchen, deren Dosierung erfolgreich bis zur kompletten Abstinenz reduziert werden konnte.

Natürlich haben auch die Opioide, die in der Substitutionstherapie eingesetzt werden, die für starke Opioide typischen Nebenwirkungen (▶ Kap. 12 »Pharmakologie in der Schmerzmedizin«). Hervorgehoben sei, dass Methadon und Levomethadon in ausgeprägtem Maße Verlängerungen der Reizweiterleitung am Herzen verursachen können (QT-Zeit-Verlängerung). Daher kann bei Substitutionspatienten das Risiko für maligne, potenziell tödliche Herzrhythmusstörungen in besonderem Maße erhöht sein (▶ Kap. 5 »Pharmakologie im Alter«) (14).

Take-Home-Message

- Verschreibungsfreie und verschreibungspflichtige Wirkstoffe (z. B. Alkohol, Nikotin gegenüber Cannabis, Beruhigungsmittel, Opioide) können zu einer Abhängigkeit führen.

- Manche Wirkstoffe sind sowohl legal über eine Verschreibung als auch illegal auf dem Schwarzmarkt verfügbar (z. B. Cannabis, Opioide, Beruhigungsmittel).
- Der körperliche Entzug vieler Wirkstoffe sollte ärztlich überwacht stattfinden, weil er lebensbedrohlich sein kann (z. B. Alkohol, Beruhigungsmittel).
- Arzneimittel können im körperlichen Entzug zur Linderung der Entzugssymptomatik (z. B. Nikotin), aber auch zur Verhinderung von lebensbedrohlichen Komplikationen (z. B. Alkohol) gegeben werden.
- Um die Abstinenz zu erhalten, wird eine multimodale Therapie benötigt. Arzneimittel können hier lediglich unterstützend eingesetzt werden.

Literatur

1. DHS. Alkoholabhängigkeit [cited 2022 29. November]. Available from: https://www.dhs.de/infomaterial/band-1-alkoholabhaengigkeit.
2. Deutsche Gesellschaft für Psychiatrie und Psychotherapie, Psychosomatik und Nervenheilkunde (DGPPN), Deutsche Gesellschaft für Suchtforschung und Suchttherapie (DG-Sucht). S3 Leitlinie »Screening, Diagnose und Behandlung alkoholbezogener Störungen«. [cited 2022 29. November]. Available from: https://www.awmf.org/uploads/tx_szleitlinien/076-001l_S3-Screening-Diagnose-Behandlung-alkoholbezogene-Stoerungen_2021-02.pdf.
3. Obach RS, Cox LM, Tremaine LM. Sertraline is metabolized by multiple cytochrome P450 enzymes, monoamine oxidases, and glucuronyl transferases in human: an in vitro study. Drug Metab Dispos. 2005;33(2):262–70.
4. Ring BJ, Gillespie JS, Eckstein JA, Wrighton SA. Identification of the human cytochromes P450 responsible for atomoxetine metabolism. Drug Metab Dispos. 2002;30(3):319–23.
5. DHS. Tabakabhängigkeit [cited 2022 29. November]. Available from: https://www.dhs.de/infomaterial/tabababhaengigkeit.
6. S3-Leitlinie »Rauchen und Tabakabhängigkeit: Screening, Diagnostik und Behandlung« [cited 2022 29. November]. Available from: https://www.awmf.org/uploads/tx_szleitlinien/076-006l_S3_Rauchen-_Tabakabhaengigkeit-Screening-Diagnostik-Behandlung_2021-03.pdf.
7. DHS. Cannabis [cited 2022 30. November]. Available from: https://www.dhs.de/infomaterial/cannabis-basisinformationen.
8. Bundesärztekammer. Fragen und Antworten zum Einsatz von Cannabis in der Medizin [cited 2022 30. November]. Available from: https://www.bundesaerztekammer.de/presse/aktuelles/detail/fragen-und-antworten-zum-einsatz-von-cannabis-in-der-medizin.
9. Cochrane Library, Searchterm: Cannabis [cited 2022 30. November]. Available from: https://www.cochranelibrary.com/search.
10. Deutsche Gesellschaft für Schmerzmedizin (DGS). DGS-PraxisLeitlinie Cannabis in der Schmerzmedizin, Version: 1.0 für Fachkreise, Erscheinungsjahr: 2018 [cited 2022 30. November]. Available from: https://www.dgs-praxisleitlinien.de/.
11. Fachinformation Nabiximol [cited 2022 30. November]. Available from: https://www.cannabis-med.org/german/sativex.pdf.
12. DHS. Medikamentenabhängigkeit [cited 2022 29. November]. Available from: https://www.dhs.de/infomaterial/medikamentenabhaengigkeit.
13. Deutsche Gesellschaft für Psychiatrie und Psychotherapie, Psychosomatik und Nervenheilkunde (DGPPN), Deutsche Gesellschaft für Suchtforschung und Suchttherapie (DG-

Literatur

Sucht). S3-Leitlinie Medikamentenbezogene Störungen – 1. Auflage. Version 01. 2020. [cited 2022 29. November]. Available from: www.awmf.org.
14. Bundesärztekammer. Richtlinie der Bundesärztekammer zur Durchführung der substitutionsgestützten Behandlung Opioidabhängiger [cited 2022 29. November]. Available from: https://www.bundesaerztekammer.de/fileadmin/user_upload/_old-files/downloads/pdf-Ordner/RL/Substitution.pdf.
15. Bundesinstitut für Arzneimittel und Medizinprodukte (BfArM). Bericht des Substitutionsregisters [cited 2022 29. November]. Available from: https://www.bfarm.de/DE/Bundesopiumstelle/Substitutionsregister/_node.html.

10 Pharmakologische Beeinflussung von Schlafstörungen

Katja Susanne Just

Im Rahmen vieler psychischer Erkrankungen treten oftmals Schlafstörungen auf (z. B. Depression, Schizophrenie). Aber auch unabhängig von psychischen Erkrankungen werden Schlafstörungen oft beklagt und können zu einer deutlichen Reduktion der Lebensqualität führen.

Im Folgenden werden die pharmakologischen Ansätze zur Therapie von Schlafstörungen und ihre Grenzen dargestellt. Insbesondere bei Schlafstörungen hat die pharmakologische Therapie deutliche Grenzen und umso bedeutsamer sind andere Therapiekonzepte wie die Psychotherapie, Entspannungstrainings oder Schlafhygiene. Gleichwohl gibt es eine Reihe von Arzneimitteln, die von Patienten mit psychischen Erkrankungen eingenommen werden und ebenso Schlafstörungen begünstigen. Auch diese sollen kurz skizziert werden.

> **Fallbeispiel: Rationaler Einsatz von Schlafmitteln**
>
> Eine 42-jährige Patientin wird aufgrund einer depressiven Episode vorstellig. Sie beklagt eine niedergeschlagene Stimmung, eine Antriebsminderung und zunehmende Ein- sowie Durchschlafstörungen. Nach Ausschluss von Suizidalität beginnt die behandelnde Ärztin eine medikamentöse antidepressive Therapie mit Citalopram, um die Wartezeit zur Psychotherapie zu überbrücken. Zudem verschreibt sie bis zum Wirkeintritt des Antidepressivums für maximal 20 Tage Zopiclon als Schlafmittel.

10.1 Arzneimittel zur Behandlung von Schlafstörungen

Arzneimittel, die zum Schlafen eingenommen werden, werden als Sedativa (Beruhigungsmittel) oder Hypnotika (Schlafmittel) bezeichnet. Zu den Hypnotika zählen auch Narkosemittel. Es gibt eine breite Varianz an unterschiedlichen Wirkstoffen, die zur Behandlung von Schlafstörungen eingesetzt werden. Dabei findet der Einsatz dieser Wirkstoffe innerhalb unterschiedlicher gesetzlicher Grenzen statt. Es gibt eine Reihe von Regeln (Regularien), die das Inverkehrbringen, also die Möglichkeit diese Wirkstoffe zu kaufen, regeln. Einige Präparate müssen ärztlich verschrieben

10.1 Arzneimittel zur Behandlung von Schlafstörungen

werden, während andere zum Teil als Nahrungsergänzungsmittel in handelsüblichen Drogerien und Supermärkten verkauft werden. ▶ Tab. 10.1 gibt einen Eindruck über im Einsatz befindliche Wirkstoffe, die zur Behandlung von Schlafstörungen eingesetzt werden.

Tab. 10.1: Wirkstoffe und deren regulatorische Charakteristika, die zur Behandlung von Schlafstörungen eingesetzt werden

Wirkstoffe	Indikationsgebiet laut Fachinformation	Einsatz zur Behandlung von Schlafstörungen und regulatorische Besonderheiten
Benzodiazepine (z. B. Lormetazepam, Temazepam, Nitrazepam, Flunitrazepam)	• zugelassen zur Kurzzeitbehandlung der schwerwiegenden Schlaflosigkeit	• verschreibungspflichtig auf normalem Rezept, wenn niedrige Dosis bzw. kleine Packungsgröße eingehalten wird • Unterliegen dem Betäubungsmittelgesetz
Z-Substanzen (z. B. Zopiclon, Zolpidem)	• zugelassen zur Kurzzeitbehandlung von Schlafstörungen mit klinisch bedeutsamem Schweregrad	• verschreibungspflichtig auf normalem Rezept, wenn niedrige Dosis bzw. kleine Packungsgröße eingehalten wird • unterliegen dem Betäubungsmittelgesetz
Antidepressiva (z. B. Doxepin, Mirtazapin, Amitriptylin, Agomelatin)	• Doxepin bei Schlafstörungen im Zusammenhang mit depressiver Erkrankung • alle weiteren nur für die Behandlung der depressiven Erkrankung zugelassen	• verschreibungspflichtig auf normalem Rezept • unterliegen dem Arzneimittelgesetz
Antipsychotika (z. B. Melperon, Pipamperon, Promethazin)	• Melperon und Pipamperon bei Schlafstörungen bei geriatrischen und psychiatrischen Patienten • Promethazin bei Schlafstörungen, wenn andere Behandlungen erfolglos waren • alle weiteren Antipsychotika für die Behandlung von Psychosen zugelassen	• verschreibungspflichtig auf normalem Rezept • unterliegen dem Arzneimittelgesetz
Antihistaminika (z. B. Hydroxyzin, Doxylamin, Diphenhydramin)	• Hydroxyzin bei Schlafstörungen, wenn andere Grunderkrankungen als Ursache ausgeschlossen werden konnten • Doxylamin bei Schlafstörungen • Diphenhydramin bei Reiseübelkeit	• Hydroxyzin verschreibungspflichtig auf normalem Rezept • Doxylamin und Diphenhydramin können frei verkäuflich erworben werden • unterliegen dem Arzneimittelgesetz

Tab. 10.1: Wirkstoffe und deren regulatorische Charakteristika, die zur Behandlung von Schlafstörungen eingesetzt werden – Fortsetzung

Wirkstoffe	Indikationsgebiet laut Fachinformation	Einsatz zur Behandlung von Schlafstörungen und regulatorische Besonderheiten
Melatonin	• zugelassen zur Kurzzeitbehandlung der Schlaflosigkeit bei Patienten ab 55 Jahren • bei Kindern nur ab zwei Jahren zugelassen, die eine Autismuserkrankung haben und andere Maßnahmen unzureichend waren	• als Arzneimittel verschreibungspflichtig auf normalem Rezept • unterliegt dem Arzneimittelgesetz • gleichzeitig gibt es Melatonin als Nahrungsergänzungsmittel (frei verkäuflich) • unterliegt der Nahrungsergänzungsmittelverordnung
Phytopharmaka (z. B. Baldrian, Hopfen)	• bei leichten Schlafstörungen	• als Arzneimittel oder als Nahrungsergänzungsmittel frei verfügbar • unterliegen dem Arzneimittelgesetz oder der Nahrungsergänzungsmittelverordnung

10.1.1 Benzodiazepine

Benzodiazepine wirken beruhigend (sedierend, angstlösend (anxiolytisch) und krampflösend (antikonvulsiv). Sie wirken im zentralen Nervensystem (ZNS) durch Bindung an γ-Aminobuttersäure (GABA)-Rezeptoren. GABA-Rezeptoren sind die wichtigsten hemmenden Rezeptoren im ZNS (1). Benzodiazepine können nach ihrer Wirkdauer unterteilt werden. Das am kürzesten wirkende Benzodiazepin ist Midazolam (Dormicum®, Wirkdauer ca. 1–3 Stunden). Die Wirkdauer kann jedoch im Alter zum Teil deutlich erhöht sein (▶ Kap. 5 »Pharmakologie im Alter«). Um nicht nur das Einschlafen, sondern auch das Durchschlafen zu unterstützen, werden oftmals länger wirksame Benzodiazepine mit Wirkdauern zwischen 5 und 35 Stunden eingesetzt. Besonders die länger wirksamen Benzodiazepine sind als Schlafmittel (Hypnotika) zugelassen. Dabei haben kürzer wirksame Benzodiazepine die gleiche Wirkung. Zum Beispiel wird das Benzodiazepin Lorazepam (Tavor®, Wirkdauer ca. 12–16 Stunden) besonders bei akuten Erregungszuständen im Rahmen einer psychischen Erkrankung (z. B. Psychose) und dadurch bedingten Schlafstörungen eingesetzt. Viele weitere kurz und mittellang wirkende Benzodiazepine sind oftmals nicht für die Behandlung von Schlafstörungen zugelassen. Das heißt, dass sie zwar eingesetzt werden dürfen, ihr Gebrauch dann aber off-label, also außerhalb von dem, was in der Zulassung erforscht wurde, geschieht. Der Off-Label-Gebrauch führt zu einer höheren rechtlichen Verantwortung für die verschreibenden Ärzte. Das mag dazu führen, dass die als Schlafmittel zugelassenen langwirksamen Benzodiazepine besonders für Schlafstörungen verschrieben werden.

Aufgrund der langen Wirkdauer entstehen allerdings typische Nebenwirkungen von Benzodiazepinen, die zum Schlafen eingesetzt wurden. Oft ist die Wirkung noch nicht vollständig abgeklungen, wenn die Nacht vorbei ist, sodass Patienten sich meist nicht erholt, sondern weiter schläfrig fühlen (»Hang-over-Effekte«. Die Konzentration und das Reaktionsvermögen können weitreichend reduziert sein (2). Diese Wirkungen können umso ausgeprägter bei reduziertem Abbau beziehungsweise reduzierter Ausscheidung des Wirkstoffs aus dem Körper sein (▶ Kap. 5 »Pharmakologie im Alter«). Dies ist besonders kritisch, da bis zu 20 % der älteren Menschen über Schlafprobleme klagen (2).

Zusätzlich haben Benzodiazepine unabhängig von der Wirkdauer ein enormes Abhängigkeitspotenzial, weshalb sie nur für den kurzzeitigen Gebrauch, für maximal vier Wochen, eingenommen werden sollten. Betroffen von Abhängigkeiten sind oftmals Menschen, die unspezifische psychische oder körperliche Symptome wie Überforderung, Anspannung, Niedergeschlagenheit, aber auch Schwindel, Herzrasen, Magen-Darmprobleme oder eben Schlafstörungen beklagen. Besonders oft wird die Abhängigkeit bei Frauen ab 40 Jahren und älter diagnostiziert (2) und bei Menschen mit einer psychischen Erkrankung (man spricht von einer Koinzidenz, wenn Erkrankungen oft gleichzeitig auftreten) (1). Die Therapie einer Benzodiazepinabhängigkeit sollte gestützt durch unterschiedliche Verfahren durch eine schrittweise Reduktion der Dosis geschehen (▶ Kap. 9 »Pharmakologie im Rahmen von Abhängigkeitserkrankungen«).

Aufgrund ihres Abhängigkeitspotenzials müssen Benzodiazepine ärztlich verschrieben werden. Ihre Verordnung unterliegt dem Betäubungsmittelgesetz (BtMG). Werden aber kleine Dosierungen beziehungsweise kleine Packungsgrößen verordnet, so entfallen Dokumentationspflichten, die sonst üblich sind (siehe Kasten: Definition Betäubungsmittel). Daher können sie in der Regel unkompliziert verordnet werden. Da Benzodiazepine nur für die kurzzeitige Behandlung von Schlafstörungen zugelassen sind, werden sie in der Dauertherapie nicht von den Krankenkassen erstattet, können aber von den Patienten selbst bezahlt werden.

Definition

Als *Betäubungsmittel (BtM)* gelten alle Arzneimittel, die in den Anhängen des Betäubungsmittelgesetzes (BtMG) aufgelistet sind. Dabei werden BtM unterschieden, die nicht verkauft beziehungsweise abgegeben werden dürfen, also illegal sind (z. B. Lysergsäurediethylamid (LSD), Amphetamine), und welche, die mit ärztlicher Verordnung (Verschreibung) abgegeben werden dürfen (z. B. Opioide, Benzodiazepine, Z-Substanzen). Die Abgabe von BtM ist in Deutschland per Gesetz geregelt, weil alle ein Abhängigkeitspotenzial haben und irreversiblen Schaden bei Konsum anrichten könnten. Daher gelten sie als Drogen. Es gibt auch Substanzen, die abhängig machen, aber nicht im BtMG geführt, also legal sind (z. B. Nikotin, Alkohol). Das Verschreiben von BtM ist ein bürokratisch aufwendigerer Prozess als von regulären Arzneimitteln. Es werden besondere Rezepte benötigt, die sowohl vom verschreibenden Arzt wie auch der verkaufenden Apotheke über Jahre hinweg aufbewahrt werden müssen. Ausnahmen

> bilden schwach wirksame Opioide (z. B. Tramadol), besonders wenn der Wirkstoff verzögert freigesetzt (retardiert) oder mit Naloxon kombiniert ist (z. B. Tilidin, ▶ Kap. 12 »Pharmakologie in der Schmerzmedizin«). Weitere Ausnahmen sind Benzodiazepine und Z-Substanzen, die zwar nur in kleinen Packungsgrößen, dafür aber ohne BtM-Rezept und ohne den zusätzlichen bürokratischen Aufwand verschrieben werden können.

10.1.2 Z-Substanzen

Mit Z-Substanzen werden Nicht-Benzodiazepin-Agonisten bezeichnet. Sie wirken ebenfalls wie die Benzodiazepine hemmend über GABA-Rezeptoren. Als Agonisten bezeichnet man sie, weil sie die hemmende Wirkung der GABA-Rezeptoren genauso wie die Benzodiazepine verstärken. Sie sind chemisch anders aufgebaut als Benzodiazepine (1). Als Z-Substanzen werden sie bezeichnet, weil die Namen der zugehörigen Arzneimittel alle mit dem Buchstaben »Z« beginnen (z. B. Zopiclon, Zolpidem). Z-Substanzen wirken beruhigend (sedierend) und weniger angst- und krampflösend (anxiolytisch und antikonvulsiv) als Benzodiazepine.

Ihr Vorteil gegenüber den langwirksamen Benzodiazepinen ist, dass sie kürzer wirken, weil sie schneller abgebaut werden. Daher kommt es in der Regel nicht zu überhängender Müdigkeit am Folgetag. Prinzipiell ist dies mit kurzwirksamen Benzodiazepinen genauso möglich. Allerdings sind diese oft nicht für die Behandlung von Schlafstörungen zugelassen. Vielleicht deshalb gehören Z-Substanzen zu den in Deutschland am häufigsten verordneten Schlafmittel (2). Ähnlich wie bei den Benzodiazepinen kann der Abbau speziell im Alter verlangsamt sein (▶ Kap. 5 »Pharmakologie im Alter«). Daher ist es vor allem im Alter, aber auch bei Jüngeren möglich, dass die Z-Substanzen noch am nächsten Tag nachwirken (»Hang-over-Effekt«). Eine überhängende Wirkung kann die Fahrtüchtigkeit und andere Alltagsfunktionen beeinträchtigen. Initial wurde erhofft, dass Z-Substanzen kein relevantes Abhängigkeitspotenzial so wie die Benzodiazepine haben, weshalb ihr Gebrauch gegenüber den Benzodiazepinen vorgezogen wurde. Mittlerweile weiß man jedoch, dass dies nicht stimmt. Z-Substanzen verursachen in etwa die gleichen Nebenwirkungen wie Benzodiazepine inklusive Toleranzentwicklung und Abhängigkeit (▶ Kap. 9 »Pharmakologie im Rahmen von Abhängigkeitserkrankungen«). Sie sollen deshalb für maximal vier Wochen eingesetzt werden (siehe Fallbeispiel) und unterliegen ebenfalls dem BtMG (siehe Kasten: Definition Betäubungsmittel) (2).

10.1.3 Antidepressiva

Einige Antidepressiva machen neben ihrer antidepressiven Wirkung ausgeprägt schläfrig (z. B. Mirtazapin, Amitriptylin, ▶ Kap. 6 »Antidepressive Wirkstoffe, Therapie von Angststörungen«). Besonders, wenn eine depressive Erkrankung Grund für die Schlafstörungen ist, können Antidepressiva zur Behandlung der Schlafstörungen nützlich sein. Ausschließlich für die Behandlung von Schlafstörungen zugelassen, also ohne depressive Grunderkrankung, ist nur das Antidepressivum Doxepin (siehe Kasten: Definition Zulassung). Hierzu wird es in einer geringeren Dosierung als für die Behandlung der Depression eingenommen. Es gibt keine guten Daten hinsichtlich der Nebenwirkungen, die unter Doxepin in niedriger Dosis auftreten können. Wahrscheinlich sind sie etwas weniger als bei höher dosiertem Doxepin (▶ Kap. 6 »Antidepressive Wirkstoffe, Therapie von Angststörungen«). Dennoch ist das Auftreten von Nebenwirkungen und Wechselwirkungen auch in geringer Dosis möglich (2). Toleranzentwicklung oder Abhängigkeiten wie unter Benzodiazepinen und Z-Substanzen (▶ Kap. 10.1.1, ▶ Kap. 10.1.2) sind unter Antidepressiva, auch bei längerem Gebrauch, nicht bekannt.

Auch andere Antidepressiva, die ausgeprägt Schläfrigkeit verursachen, werden gelegentlich zur Behandlung von Schlafstörungen eingesetzt (z.B. Mirtazapin, Amitriptylin, Trazodon, Agomelatin). Hier werden in der Regel geringere Dosierungen als typisch für die Behandlung einer Depression verschrieben. Diese Wirkstoffe sind jedoch für die Behandlung von Schlafstörungen nicht zugelassen. Das heißt, dass es keine ausreichenden Studien zur Wirksamkeit und Sicherheit dieser Arzneimittel zum Zweck der Behandlung von Schlafstörungen gibt (sogenannter Off-Label-Use).

> **Definition**
>
> Arzneimittel bedürfen einer *Zulassung*, um verkauft beziehungsweise verschrieben werden zu können (▶ Kap. 1 »Einführung in die klinische Pharmakologie«). Hierfür werden Daten zur Qualität, Wirksamkeit und Unbedenklichkeit der Substanz benötigt. Diese werden zum Teil in klinischen Studien erhoben, zum Teil müssen bestimmte Richtlinien beispielsweise für die Herstellung erfüllt sein. Zudem wird ein Arzneimittel für die Behandlung einer bestimmten Erkrankung oder einer bestimmten Symptomatik (Indikation) zugelassen. Arzneimittel können europaweit von der European Medicines Agency (EMA) und in Deutschland durch das Bundesinstitut für Arzneimittel und Medizinprodukte (BfArM) oder das Paul-Ehrlich-Institut (PEI) zugelassen werden. Kommt eine Zulassungsbehörde auf Basis der Daten zu der Entscheidung, dass ein ausgewogenes Nutzen-Risiko-Verhältnis vorliegt, also dass die Substanz nicht mehr schadet, als dass sie nützt, wird eine Zulassung erteilt. Die Substanz darf dann verkauft werden. Wenn es sich um ein verschreibungspflichtiges Arzneimittel handelt, muss für den Verkauf beziehungsweise die Abgabe eine Verschreibung (Rezept) vorliegen. Ist ein Arzneimittel zugelassen, so haftet das vertreibende Pharmaunternehmen für Schäden, die unter dem bestimmungsgemäßen Gebrauch auftreten. Wird ein Arzneimittel außerhalb seiner Bestimmung, außerhalb der Indikation, also für andere Krankheiten eingesetzt, als es zugelassen ist (sogenannter Off-Label-Use), so haftet der verschreibende Arzt. Daher ist es für Ärzte besser, ein Arzneimittel innerhalb seiner Bestimmung zu verordnen, weswegen ein Off-Label-Use in der Regel eher die Ausnahme darstellt (Ausnahme ist die Kinderheilkunde, ▶ Kap. 4 »Pharmakotherapie bei Kindern«).

10.1.4 Antipsychotika

Insbesondere nieder- und mittelpotente typische/klassische Antipsychotika verursachen eine ausgeprägte Müdigkeit (Sedierung, ▶ Kap. 7 »Antipsychotische Pharmakotherapie«). Daher werden sie oft ebenso zur Behandlung von Schlafstörungen eingesetzt (z. B. Promethazin (Atosil®)). Allerdings ist dieser Gebrauch in der Regel ein Off-Label-Use. So ist das Antipsychotikum Promethazin (Atosil®) nur zur Behandlung von Schlafstörungen bei Erwachsenen zugelassen, wenn andere Therapien nicht erfolgreich waren (siehe Kasten: Definition Zulassung). Die einzigen Antipsychotika, die zur Behandlung von Schlafstörungen und auch nur bei Patienten in der Geriatrie (Altersmedizin) oder Psychiatrie, zugelassen sind, sind Pipamperon und Melperon. Ihnen gemeinsam ist, dass ihre beruhigende (sedierende) Wirkung stärker ist als ihre antipsychotische (2). Allerdings haben sie die für typische/klassische Antipsychotika charakteristischen Nebenwirkungen (z. B. Störungen der Bewegung (sogenannte extrapyramidal-motorische Störungen), ▶ Kap. 7 »Antipsychotische Pharmakotherapie«). Daher sollten sie, wenn auch zugelassen, möglichst nicht dauerhaft gegeben werden.

> **Fallbeispiel: Missbräuchlicher Gebrauch von Schlafmitteln**
>
> Eine 82-jährige Patientin wird von ihrer Hausärztin zum Gespräch gebeten, nachdem eine medizinische Fachangestellte sie darauf aufmerksam gemacht hatte, dass sie in immer kürzeren Abständen Rezepte für das Schlafmittel Zopiclon einfordert. Im Gespräch berichtet die Patientin, dass sie schon ihr ganzes Leben unter Episoden von Anspannung und Ängsten leide, was im Alter nochmal zugenommen habe. In letzter Zeit habe es ihr gut geholfen, in solchen Momenten einen Likör zu trinken. Ihre Tochter habe sie aber dringlich darauf hingewiesen, wie gefährlich regelmäßiger Alkoholkonsum sein kann. Glücklicherweise habe sie eine alte Packung Schlaftabletten gefunden und festgestellt, dass sich damit ganz ohne das Risiko des Alkohols auch eine gute Wirkung erzielen lässt. Deshalb wolle sie das Mittel gerne weiter nehmen.

10.1.5 Antihistaminika

Antihistaminika blockieren Histamin-Rezeptoren (Antagonisten, ▶ Kap. 3 »Pharmakodynamik und Psychopharmaka«) und werden zur Behandlung von Allergien oder auch einer Magenschleimhautentzündung eingesetzt. Da sie ausgeprägt müde machen, werden sie ebenfalls zur medikamentösen Therapie von Schlafstörungen genutzt. Die Art, wie Patienten an Antihistaminika gelangen können, ist vielfältig. So gibt es Antihistaminika sowohl als verschreibungsfähige Arzneimittel wie auch frei-verkäuflich ohne Verschreibung. Dabei haben jedoch nur sehr wenige Präparate eine Zulassung für die Behandlung von Schlafstörungen (2), sodass sie oftmals off-label verschrieben werden (siehe Kasten: Definition Zulassung).

Obwohl Antihistaminika auch verschreibungsfrei, also selbstständig durch die Patienten eingesetzt werden können, können sie relevante Nebenwirkungen und

Wechselwirkungen mit anderen Arzneimitteln verursachen. Antihistaminika wie Doxylamin oder Diphenhydramin wirken anticholinerg. Das heißt, dass das Risiko für anticholinerge Nebenwirkungen (▶ Kap. 5 »Pharmakologie im Alter«) gerade in Kombination mit Antidepressiva (z. B. Amitriptylin, Mirtazapin) und Antipsychotika (z. B. Clozapin, Olanzapin) steigt. Diese können auch Symptome psychischer Erkrankungen wie schwere Unruhe (Agitation), Desorientierung und kognitive Einschränkungen sowie Halluzinationen hervorrufen. Zudem können Antihistaminika die QT-Zeit verlängern, eine Zeit, die im EKG gemessen wird und deren Verlängerung ein Risiko für lebensbedrohliche Herzrhythmusstörungen bedingt (▶ Kap. 5 »Pharmakologie im Alter«). Da dieses Risiko auch oft durch die Einnahme von Antipsychotika (z. B. Haloperidol, Quetiapin) und Antidepressiva (z. B. Amitriptylin, Citalopram) erhöht ist, sollten Antihistaminika in Kombination eher mit Vorsicht angewandt werden.

Auch wenn Antihistaminika keine Abhängigkeiten hervorrufen, so wird dennoch eine Toleranzentwicklung unter fortgesetztem Gebrauch vermutet (3). Das heißt, dass es sein kann, dass diese Substanzen bei längerem Einsatz nicht mehr ausreichend wirksam sind.

> **Exkurs: Abgrenzung pflanzliche, homöopathische Arzneimittel, Nahrungsergänzungsmittel**
>
> Arzneimittel müssen zugelassen werden, um verkauft werden zu dürfen. Dafür müssen standardisierte Unterlagen hinsichtlich Qualität, Wirksamkeit und Unbedenklichkeit vorgelegt werden (siehe Kasten: Definition Zulassung). Ausnahmen bilden pflanzliche Arzneimittel (Phytopharmaka) und Arzneimittel besonderer Therapierichtungen (z. B. Homöopathika, Arzneimittel der anthroposophischen Therapie). Diese müssen zwar auch standardisierte Unterlagen zur Qualität, aber nicht unbedingt zu Wirksamkeit und Unbedenklichkeit vorlegen. So ersetzt beispielsweise für traditionelle Phytopharmaka das Nachweisen einer langjährigen Anwendung die Überprüfung von Wirksamkeit und Unbedenklichkeit in klinischen Studien. Allerdings dürfen traditionelle Phytopharmaka nur zugelassen werden, wenn man von einer sicheren Selbstmedikation in einem überschaubaren Anwendungsgebiet einer selbstlimitierenden Erkrankung (z. B. Erkältung) ausgehen kann. Phytopharmaka und Arzneimittel besonderer Therapierichtungen werden zusätzlich ohne Indikation, sondern für einen unspezifischen Symptomkomplex zugelassen (siehe Kasten: Definition Zulassung).
>
> Viele pflanzliche und auch manche regulären Arzneimittel gibt es ebenso als Nahrungsergänzungsmittel zu kaufen (z. B. Melatonin, Johanniskraut). Nahrungsergänzungsmittel müssen nicht zugelassen werden und zählen zu den Lebensmitteln. Das heißt, dass keine Daten zu Wirksamkeit und Unbedenklichkeit vorliegen müssen. Auch die Qualität muss nicht in standardisierter Form nachgewiesen werden und anders als bei Arzneimitteln müssen keine Standards im Herstellungsprozess eingehalten werden. Sie dürfen allerdings nicht den Einsatz bei einer bestimmten Erkrankung (Indikation) bewerben. Nehmen wir als Bei-

> spiel die Pflanze Ginko. Diese findet manchmal Anwendung in der Behandlung der Demenz. Auf der Packung des Arzneimittels darf die Indikation »bei geistigen Leistungsstörungen« stehen, während das Nahrungsergänzungsmittel mit »zur Unterstützung der geistigen Leistungsfähigkeit« werben darf. Die Dosierungen können dabei ähnlich sein.

10.1.6 Melatonin

Melatonin ist ein Hormon, das vor allem nachts im Körper gebildet und für den Tag-Nacht-Rhythmus verantwortlich gemacht wird. Daher klingt es plausibel, dass die Einnahme von Melatonin zur Nacht bei Schlafstörungen helfen kann. Eine hinreichende Wirksamkeit ist jedoch umstritten (2). Melatonin gibt es als Arzneimittel wie auch als Nahrungsergänzungsmittel (▶ Exkurs). Als Arzneimittel ist es nur für Erwachsene ab einem Alter von 55 Jahren zugelassen. Es gibt eine Ausnahme für Kinder und Jugendliche mit einer Autismuserkrankung, die Melatonin als Arzneimittel ebenso einnehmen dürfen. Als Nahrungsergänzungsmittel ist Melatonin jedoch in vergleichbarer Dosierung frei für jeden zu erwerben und kann dann ebenso bei Schlafstörungen eingesetzt werden.

Es ist davon auszugehen, dass Melatonin diverse Wechselwirkungen mit relevanten Arzneimitteln verursachen kann. So führt eine Einnahme von Melatonin wahrscheinlich zur vermehrten Bildung von Enzymen (Induktion), die Arzneimittel abbauen. Daher könnten zeitgleich eingenommene Arzneimittel wie beispielsweise das Antipsychotikum Quetiapin oder das Antidepressivum Citalopram ineffektiv werden. Melatonin selbst wird wiederum über Enzyme abgebaut, die von vielen Arzneimitteln gehemmt (inhibiert) werden können. Daher kann es zu deutlich höheren als den erwarteten Dosierungen im Körper kommen, wenn Melatonin in Kombination mit anderen Arzneimitteln eingenommen wird (z.B. die Antidepressiva Fluvoxamin oder Paroxetin, Östrogene oder auch bestimmte Antibiotika). Diese Überdosierung kann zu Nebenwirkungen führen. Als Nebenwirkungen wurden unter anderem eine erhöhte Reizbarkeit, Nervosität, Migräne-artige Kopfschmerzen, Lethargie und psychomotorische Hyperaktivität beobachtet (4). Bezüglich der Wechselwirkungen fehlen jedoch gute Daten am Menschen.

10.1.7 Pflanzliche Mittel (Phytopharmaka)

Es gibt eine Reihe von Pflanzen, denen eine schlaffördernde Wirkung nachgesagt wird (z.B. Baldrian, Hopfen). Diese können als Arzneimittel oder Nahrungsergänzungsmittel verkauft werden. Meist gibt es keine guten Daten bezüglich einer Wirksamkeit, die über einen Placeboeffekt hinausgeht (2). Allein der Placeboeffekt kann aber natürlich bereits hilfreich sein. Pharmakologisch kann in Pflanzen meist nicht ein Wirkstoff identifiziert werden, der für eine Wirkung verantwortlich gemacht werden kann. Meist spricht man von Wirkstoffgemischen, die zum Großteil nicht identifiziert sind (▶ Kap. 9.3 »Cannabis«). Obwohl meist gut vertragen, sind insbesondere die Wechselwirkungen mit anderen Arzneimitteln oft nicht gut abzusehen und können klinisch relevant sein.

10.2 Nutzen und Grenzen der pharmakologischen Behandlung von Schlafstörungen

Es gibt einige Situationen, in denen der Einsatz von Arzneimitteln zur Unterstützung des Schlafes sinnvoll ist. So kann zum Beispiel eine kurzzeitige Entlastung in depressiven Episoden geschafft werden (siehe erstes Fallbeispiel). Auch können die Arzneimittel unterstützen, den Tag-Nacht-Rhythmus bei Schichtarbeit wieder herzustellen, oder vor und bei medizinischen Eingriffen zur Beruhigung gegeben werden (z. B. Operationen).

Generell gilt, dass der Einnahme eines Arzneimittels immer ein Abwägen des Nutzens und der Risiken vorhergehen sollte. Nur wenn davon auszugehen ist, dass der zu erwartende Nutzen den zu erwartenden Schaden des Arzneimittels übersteigt, ist eine Einnahme gerechtfertigt. Da bei vielen Schlafmitteln das Risiko für Schäden mit der Dauer der Einnahme steigt, sollten sie meist nur kurzzeitig eingesetzt werden. So können exemplarisch Abhängigkeit und Toleranzentwicklung, Kognitionsstörungen unter Benzodiazepinen und Z-Substanzen oder anticholinerge Nebenwirkungen (z. B. Kognitionsstörungen, Harnverhalt) unter Antihistaminika genannt werden. Ein Nebenwirkungsrisiko kann durch Wechselwirkungen zum Teil deutlich steigen. Daher sollten Schlafmittel nicht untereinander kombiniert oder gemeinsam mit Alkohol oder anderen sedierenden Substanzen (z. B. Cannabis) eingenommen werden. Viele Menschen haben den Eindruck, dass frei verkäufliche Arzneimittel oder Nahrungsergänzungsmittel (z. B. Melatonin, Baldrian) kein Risiko für Nebenwirkungen haben. Dem ist jedoch nicht so. Insbesondere das Risiko für Wechselwirkungen mit anderen Arzneimitteln ist oft unüberschaubar. Zusätzlich gilt für alle Schlafmittel hinsichtlich der Wirksamkeit: Schlafstörungen sind meist keine eigenständige Erkrankung, sondern das Symptom einer anderen Erkrankung. Daher ist die effektivste Behandlung immer die ursächliche Behandlung der Grunderkrankung (z. B. Depression, Manie, Angsterkrankung, Psychose; siehe Fallbeispiele). Zudem hilft ein Arzneimittel immer nur kurzzeitig bei Einnahme. Dahingegen stehen andere Behandlungsmethoden zur Bewältigung der Schlafstörungen zur Verfügung, die nachhaltiger und ohne die Nebenwirkungen einer pharmakologischen Therapie wirken können (z. B. Entspannungstraining, Schlafhygiene, ausreichend Licht und Bewegung am Tag).

10.3 Arzneimittel, die eine Schlafstörung begünstigen können

Auf der anderen Seite gibt es einige Substanzen, die zu Schlafstörungen führen können. Hierzu gehört Koffein, das wachhält, oder auch weitere stimulierende Substanzen (z. B. Kokain, Amphetamine), die das Tag-Nacht-Gerüst stören können (▶ Kap. 11 »Psychoaktive Wirkstoffe«). Insgesamt führen viele Suchtstoffe zu einer Störung des Tag-Nacht-Rhythmus, auch wenn sie initial schläfrig machen (z. B. Cannabis, Alkohol). Aber auch viele gängige Arzneimittel können mit unterschiedlichen Mechanismen zu Schlafstörungen führen. Hierzu gehören beispielsweise Schilddrüsenhormone, Cortison, beta-Blocker (Blutdruckmedikament) oder Statine (Fettsenker). Manchmal lässt sich die Problematik durch die morgendliche Einnahme bereits beheben (5). Zusätzlich ist es typisch, dass Schlafmittel bei abruptem Absetzen zu Schlafstörungen führen und deshalb immer ausgeschlichen werden sollten.

> **Take-Home-Message**
>
> - Manche Wirkstoffe können Schlaf-anstoßend wirken, andere die Entstehung von Schlafstörungen begünstigen.
> - Schlafmittel können verschrieben oder als Arznei- oder als Nahrungsergänzungsmittel frei verkäuflich sein.
> - Unter Schlafmitteln kann es zu Wechselwirkungen mit anderen Arzneimitteln kommen.
> - Einige Schlafmittel zeigen ein beträchtliches Abhängigkeitspotenzial und eine Toleranzentwicklung auf.
> - Schlafmittel können kurzfristig Linderung verschaffen, langfristig sollten andere Therapieansätze zur Behandlung von Schlafstörungen gewählt werden.

Literatur

1. Deutsche Gesellschaft für Psychiatrie und Psychotherapie, Psychosomatik und Nervenheilkunde (DGPPN), Deutsche Gesellschaft für Suchtforschung und Suchttherapie (DG-Sucht). S3-Leitlinie Medikamentenbezogene Störungen – 1. Auflage. Version 01. 2020. [cited 2022 29. November]. Available from: www.awmf.org.
2. gesundheitsinformation: Schlafprobleme und Schlafstörungen (Insomnie) [cited 2022 01. Dezember]. Available from: https://www.gesundheitsinformation.de/schlaftoerung-behandlung-mit-schlaf-und-beruhigungsmitteln.html.
3. DHS. Medikamentenabhängigkeit [cited 2022 29. November]. Available from: https://www.dhs.de/infomaterial/medikamentenabhaengigkeit.

4. EMA. EPAR Melatonin [cited 2022 08. Dezember]. Available from: https://www.ema.europa.eu/en/documents/product-information/circadin-epar-product-information_de.pdf.
5. Nieber K. Wenn Medikamente wach halten. Pharmazeutische Zeitung. 2010;36. Available from: https://www.pharmazeutische-zeitung.de/ausgabe-362010/wenn-medikamente-wach-halten/

11 Psychoaktive Wirkstoffe

Katja Susanne Just

Es gibt eine Vielzahl von Substanzen, die aktive Wirkungen im zentralen Nervensystem mit Einflüssen auf die Psyche und das Bewusstsein auslösen. Diese bezeichnet man als psychoaktive Substanzen (Synonym: psychotrope Substanzen). Das heißt, dass auch Arzneimittel wie z. B. Antidepressiva oder Antipsychotika per se psychoaktiv wirken. Oft wird der Begriff psychoaktive Substanz jedoch nicht im Kontext einer verschriebenen Arzneimitteltherapie gebraucht, sondern bei nicht ärztlich überwachter Einnahme psychoaktiver Substanzen.

Ausgehend von der Wirkung der Substanzen lassen sich Stimulanzien, Halluzinogene und Sedativa unterscheiden. Also Wirkstoffe, die stimulierend (den Antrieb steigernd), halluzinogen (Halluzinationen verursachend) oder sedierend (beruhigend) wirken. In jeder Gruppe finden sich sowohl Substanzen, die im Rahmen einer ärztlichen Therapie verschrieben werden, wie auch Substanzen, die im Eigenkonsum zum Teil missbräuchlich angewendet werden.

Gemeinsam haben viele Stoffe, dass sie ein zum Teil beträchtliches Abhängigkeitspotenzial haben und bei dauerhafter Einnahme Suchterscheinungen wie auch psychische Abhängigkeiten auftreten können. Zu den sedativen psychoaktiven Substanzen zählen vor allem die Gruppen der Cannabinoide, Opioide oder Benzodiazepine, aber auch Alkohol und Nikotin, die in anderen Kapiteln bereits besprochen werden (▶ Kap. 9 »Pharmakologie im Rahmen von Abhängigkeitserkrankungen«). Daher liegt in diesem Kapitel der Fokus auf halluzinogenen Wirkstoffen und Stimulanzien.

11.1 Halluzinogene Substanzen

Zu den halluzinogenen Substanzen lassen sich unter anderem Lysergsäurediethylamid (LSD), halluzinogene Pilze (»Magic Mushrooms«) und Ketamin zählen. In Assoziation zur halluzinogenen Wirkung führen sie zu Veränderungen des Bewusstseinszustands und der Wahrnehmung. Die Wahrnehmung der Umgebung, Berührung, Zeit und von Emotionen kann deutlich verändert sein. Ein möglicher Einsatz dieser Substanzen als Arzneimittel wird hinsichtlich einer möglichen antidepressiven Wirkung derzeit in klinischen Studien überprüft. Die Wirkweisen sind dabei unterschiedlich.

11.1.1 Lysergsäurediethylamid (LSD)

In den 1950er und 60er Jahren wurden Selbst-Versuche zum therapeutischen Einsatz von Lysergsäurediethylamid (LSD) zur Therapie psychischer Erkrankungen durchgeführt. Ein rasant steigender Gebrauch im Freizeitkonsum führte dann zum Verbot der Substanz (1). Obwohl ursprünglich von einem Naturprodukt ausgehend, wird LSD in der Regel mittlerweile chemisch hergestellt (synthetisiert). Die Wirkweise ist nicht vollständig verstanden. Ein agonistischer Mechanismus an postsynaptischen Serotoninrezeptoren (vor allem dem 5-HT2-Rezeptor) scheint relevant zu sein (▶ Kap. 3 »Pharmakodynamik und Psychopharmaka«). In den letzten Jahren wird vor allem ein sogenanntes »Microdosing« angewendet. Microdosing ist im Detail nicht klar definiert. Gemeint ist, dass kleine Dosierungen Anwendung finden, von denen angenommen wird, dass sie besser verträglich sind. Meist wird LSD in Tropfenform auf einen Löschpapier-ähnlichen Bogen gegeben. Von diesem werden kleine Stücke auf die Zunge gelegt und der Wirkstoff kann über die Mundschleimhaut aufgenommen werden. Neben der Größe der Stücke kann ebenso die Konzentration des Wirkstoffs auf dem Papier die verabreichte Dosis beeinflussen. Da letzteres nicht nachvollziehbar ist, kann es zu variablen Wirkstoffgehalten kommen (1).

Die Wirkungen von LSD reichen von Euphorie, veränderten Wahrnehmungen von Raum, Zeit, Körper und Gefühlen bis hin zu Desorientierung, Gleichgewichtsstörungen, Schweißausbrüchen, Schwindel, Übelkeit und eingeschränkter Reaktionsfähigkeit. Die Wirkintensität hängt auch von der momentanen Stimmungslage und der äußeren Umgebung ab. Da LSD die Gefühlswahrnehmung verstärkt, können unter Umständen auch starke Angst und Panik auftreten (sogenannte »Horrortrips«). Diese können so schwerwiegend sein, dass ein medizinisches Eingreifen notwendig wird. Dann zielt eine Therapie in der Regel auf Abschirmen und Stressreduktion der Betroffenen ab (2).

Es ist keine körperliche Abhängigkeit von LSD bekannt. Ob es zu einer psychischen Abhängigkeit kommt, ist bisher noch unklar. Allerdings können psychotische Symptome (z. B. Halluzinationen, Wahn) noch über Tage hinweg anhalten und es kann durch den Gebrauch von LSD zu Drogen-induzierten Psychosen kommen. Auch berichten manche Konsumenten von »Flashbacks« in typische LSD-assoziierte Wahrnehmungsstörungen (2).

Wie bei allen halluzinogenen Wirkstoffen sind Wechselwirkungen mit Arzneimitteln möglich (▶ Tab. 11.1). So ist davon auszugehen, dass Halluzinationen und Wahnvorstellungen vermehrt auftreten, wenn bestimmte Arzneimittel, die im Gehirn an ähnlichen Rezeptoren oder Strukturen wirken, gleichzeitig eingenommen werden (additive pharmakodynamische Interaktion, z. B. Benzodiazepine, Opioide, Antiepileptika, bestimmte Antibiotika wie beispielsweise Makrolide oder Fluorchinolone, Antiparkinsonmittel, Memantin).

Tab. 11.1: Beispiele für mögliche Wechselwirkungen mit psychoaktiven Substanzen

Mechanismus	Wirkung
Effektverstärkung/ additive pharmakodynamische Interaktion	• vermehrte Halluzinationen/Wahnvorstellungen besonders unter Halluzinogenen durch z. B. Benzodiazepine, Opioide, Antiepileptika, Antiparkinsonmittel, bestimmte Antibiotika • vermehrte Aktivitätssteigerung besonders von Stimulanzien durch z. B. Koffein, Nikotin, ggf. Alkohol
Effektverminderung/ hemmende pharmakodynamische Interaktion	• Reduktion von Halluzinationen bzw. Angstgefühle können manchmal durch sedierende Substanzen erreicht werden (z. B. Benzodiazepine, typische Antipsychotika)
Serotoninsyndrom	• erhöhtes Risiko eines Serotoninsyndroms unter Halluzinogenen und Stimulanzien durch z. B. Antidepressiva, MAO-Hemmer, Tramadol, Linezolid, Lithium
Dopaminerge Wechselwirkungen	• erhöhte Dopaminkonzentration unter Halluzinogenen und Stimulanzien durch z. B. Parkinsonmittel, trizyklische Antidepressiva • Risiko der Wirkungsabschwächung durch Halluzinogene und Stimulanzien von Dopaminantagonisten (Antipsychotika)
Noradrenerge Wechselwirkungen	• Blutdruckerhöhung insbesondere unter Stimulanzien durch andere Mittel, die den Blutdruck steigern (z. B. Antidepressiva, Cortison, nicht steroidale Antirheumatika wie bspw. Ibuprofen, Diclofenac, Celecoxib) • Reduktion des blutdrucksenkenden Effekts von Blutdrucksenkern (Antihypertensiva, z. B. beta-Blocker, ACE-Hemmer, Calciumantagonisten)

11.1.2 Halluzinogene Pilze

Als halluzinogene Pilze (»Magic Mushrooms«) bezeichnet man Pilze, die psychoaktive Wirkstoffe beziehungsweise Wirkstoffgemische enthalten. Da es sich um ein Naturprodukt handelt, lässt sich nicht eine Substanz ausschließlich für die Wirkung verantwortlich machen, sondern es ist von einem Wirkstoffgemisch auszugehen. Häufig werden Psilocybin und Psilocin als Hauptwirkstoffe von halluzinogenen Pilzen genannt (1). Die Konzentrationen der einzelnen Wirkstoffe können jedoch beispielsweise je nach Wachstumsbedingungen variieren, weshalb die Wirkweise von Pilzen relativ schlecht steuerbar ist.

Die Darreichungsform variiert. Sie werden in frischer Form getrocknet oder anderweitig weiter verarbeitet wie auch als Trockensubstanz in Kapseln gepresst (1). Besonders die Darreichungsform als Kapsel kann eine fixe Dosierung suggerieren. Dem ist aber nicht so, da der Ausgangsstoff weiterhin der typischen Variabilität eines Naturprodukts unterliegt. Zudem ist der Weiterverarbeitungsprozess nur begrenzt standardisierbar, sodass Trockensubstanzen aus unterschiedlichen Herstellungsprozessen hinsichtlich ihrer Dosis nicht miteinander vergleichbar sind.

Reines Psilocybin lässt sich mittlerweile allerdings vollständig chemisch herstellen (synthetisieren). Synthetisiertes Psilocybin hat den Vorteil, dass es reproduzierbare Dosierungen ermöglicht. Allerdings fehlen dann jegliche andere Wirkstoffe, die mit für die Wirkweise halluzinogener Pilze verantwortlich sind. Für ein mögliches »Microdosing«, wie es vergleichbar für LSD oftmals propagiert wird, eignet sich ausschließlich synthetisiertes Psilocybin (3).

Die Wirkungen von halluzinogenen Pilzen oder auch von synthetisiertem Psilocybin sind mit denen von LSD vergleichbar (▶ Kap. 11.1.1). Gleiches gilt für die potenziellen Nebenwirkungen, wie »Flashbacks« und Drogen-induzierte Psychosen (2).

Ebenso wie bei LSD wird auch für Psilocybin eine agonistische Wirkung an postsynaptischen Serotoninrezeptoren (vor allem dem 5-HT2-Rezeptor) als für die Wirkweise bedeutsam angenommen. Dies wurde aus Studien extrapoliert, die eine nur geringfügige Wirkung von Psilocybin unter gleichzeitiger Anwendung eines Serotoninrezeptor-Antagonisten (▶ Kap. 3 »Pharmakodynamik und Psychopharmaka«) zeigten (3). Daher sollten neben den oben beschriebenen möglichen pharmakodynamischen Arzneimittelinteraktionen auch mögliche serotonerge Interaktionen bedacht werden, mit dem Risiko der Entstehung eines Serotoninsyndroms, welches eine schwere Nebenwirkung darstellt, die zu einer Aufnahme auf Intensivstation führen kann (▶ Kap. 5 »Pharmakologie im Alter«).

11.1.3 Ketamin

Ketamin ist ein Racemat, also ein Gemisch aus gleichen Teilen der Enantiomere R-Ketamin und S-Ketamin (auch Erketamin und Esketamin). Ketamin kommt als Narkosemittel sowohl beim Menschen wie auch in der Tiermedizin zum Einsatz. Die Wirkung von Ketamin wird in erster Linie auf die Blockierung von N-Methyl-D-Aspartat (NMDA)-Rezeptoren zurückgeführt (4). Ketamin hat eine ausgeprägte halluzinogene Wirkung. Dabei können Angst- und Erregungszustände auftreten. Aus diesem Grund wird Ketamin in der klinischen Anwendung meist mit einem Benzodiazepin zur Beruhigung (Sedierung) kombiniert. Aufgrund der lebhaften Halluzinationen wie auch »Out-of-Body«-Erlebnissen findet Ketamin missbräuchlich als Rauschmittel Anwendung. Um das Risiko von Angstzuständen («Horrortrips«) zu reduzieren, wird es hier ebenfalls oftmals mit anderen Rauschmitteln gemeinsam kombiniert. Ketamin steigert den Blutdruck und die Herzfrequenz (Tachykardie). Dadurch steigt der Sauerstoffverbrauch des Herzens. Dieser Effekt kann zusätzlich bei gleichzeitiger Einnahme von Schilddrüsenhormonen verstärkt sein. Daher wird Ketamin als Narkosemittel nicht bei kardiovaskulär erkrankten Patienten angewendet werden (z.B. Herzinfarkt, instabile Angina pectoris, Bluthochdruck) oder auch nicht bei Patienten mit Gefäßaussackungen (Gefäßaneurysma). Bei zu schneller Verabreichung in die Vene kann es zudem zu einem Atemstillstand kommen. Des Weiteren können Übelkeit und Erbrechen, erhöhter Speichelfluss (Hypersalivation), Sehstörungen, Schwindel und motorische Unruhe auftreten (4).

Auch unter Gebrauch von Ketamin sind Wechselwirkungen, die zur Wirkverstärkung führen, mit anderen Arzneimitteln wahrscheinlich (additive pharmakodynamische Interaktionen, ▶ Kap. 11.1.1). Unter Einnahme von Arzneimitteln, die müde machen (sedierend wirken), z. B. Anästhetika/Narkosemittel, Antipsychotika, Sedativa, Opioide, kann es zu anhaltenden Veränderungen des Bewusstseinszustands bei Ketamineinnahme kommen.

11.1.4 Möglicher Einsatz von halluzinogenen Wirkstoffen in der Behandlung psychiatrischer Erkrankungen

Ein Einsatz von halluzinogenen Substanzen wurde vor Jahren und wird aktuell wieder vermehrt für den Einsatz bei psychiatrischen Erkrankungen diskutiert und zum Teil auch erprobt. Zurzeit wird ein Einsatz halluzinogener Wirkstoffe insbesondere für die Einsatzgebiete der Depression beziehungsweise der behandlungsresistenten Depression diskutiert wie auch von Angsterkrankungen oder im Kontext von Lebens-limitierenden Erkrankungen (z. B. zur Behandlung depressiver Symptomatik im Rahmen einer Krebserkrankung) (3).

Es gibt aktuell eine Reihe von Studien, die eine Wirksamkeit von Psilocybin zur Behandlung der Depression untersuchen (3). Bisher sind die Fallzahlen der durchgeführten Studien jedoch zu klein, um Psylocybin als Arzneimittel zulassen zu können. Hierfür benötigt es Daten, die ein ausgewogenes Nutzen-Risiko-Verhältnis bescheinigen. Generell wird die Anwendung Psilocybins innerhalb der Studien immer in eine umfangreiche Psychotherapie eingebettet. In der Regel werden einzelne Gaben von Psilocybin im Abstand von ein paar Wochen unter Beobachtung verabreicht (3). Neben ausreichend großen Studien fehlen aktuell zusätzlich noch längere Beobachtungszeiträume, die eine nachhaltige antidepressive Wirksamkeit zeigen könnten. Auch die Nebenwirkungen unter Psilocybingebrauch sind noch nicht ausreichend erforscht.

Seit 2019 ist Esketamin in Form eines Nasensprays zur zusätzlichen Behandlung einer therapieresistenten schweren Depression, die bereits mit einem selektiven Serotonin-Wiederaufnahmehemmer (SSRI) oder einem Serotonin-Noradrenalin-Wiederaufnahmehemmer (SNRI) behandelt wird, zugelassen (▶ Kap. 6 »Antidepressive Wirkstoffe, Therapie von Angststörungen«) (5). Hierbei wird in etwa die Hälfte der für eine Anwendung zur Narkose üblichen Dosierung verabreicht. Esketamin soll dabei eine akute Verbesserung der depressiven Symptomatik erzeugen. Zu erwähnen ist allerdings, dass keine Studiendaten zur Vermeidung von Suiziden durch die Gabe von Esketamin vorliegen. Generell wird nach initialer täglicher Anwendung von Esketamin das Therapieschema im Verlauf gestreckt, sodass nach einigen Wochen in der Regel wöchentlich bis zweimal wöchentlich Esketamin verabreicht wird (5). Da in der zur Zulassung führenden Studie insgesamt lediglich Erfahrung an ca. 1.800 Patienten vorliegt (5), werden aktuell weitere Daten erhoben, um das Nutzen-Risiko-Verhältnis fortlaufend erneuern zu können.

Prinzipiell gelten randomisierte kontrollierte doppelt-verblindete Studien als Goldstandard für den Wirksamkeitsbeleg einer Therapie. Doppelt-verblindet heißt, dass weder Patienten noch Prüfer der Studie wissen, ob ein Patient das richtige

Arzneimittel (Verum) oder ein Scheinmedikament (Placebo) erhält. Fraglich bleibt bezüglich klinischer Studien, die halluzinogene Wirkstoffe untersuchen, inwieweit eine Doppelverblindung überhaupt möglich ist. Da der halluzinogene Effekt sowohl durch den Patienten als auch durch den Behandler wahrnehmbar und damit der Wirkstoff gegenüber dem Placebo erkennbar ist, ist eine effektive Doppelverblindung mutmaßlich nicht möglich. Zusätzlich ist fraglich, inwieweit aktuell in Studien zum Einsatz halluzinogener Wirkstoffe Patienten eingeschlossen werden, die eventuell eine spezielle Selektion von Patienten darstellen. Hier können spezifische Rekrutierungswege relevant sein. Wird beispielsweise eine Studie beworben und nach Freiwilligen gesucht, die eine depressive Grunderkrankung haben und bereit sind, innerhalb einer Therapie einen Versuch mit halluzinogenen Wirkstoffen durchzuführen, wird man sicherlich eine spezielle Auswahl von Patienten rekrutieren. Man spricht von einem sogenannten »Selection Bias«. Inwieweit Ergebnisse derartiger Studien auf größere Populationen generalisierbar sind, ist zu diskutieren.

Generell sollte bei einer möglichen Anwendung halluzinogener Wirkstoffe zur Behandlung psychiatrischer Erkrankungen auch das Nebenwirkungsprofil der eingesetzten Substanzen beachtet werden. Neben den spezifischen Substanz-immanenten Nebenwirkungen (also für eine Substanz typische Nebenwirkungen) sollte sicherlich auch das Missbrauchsrisiko Erwähnung finden. So ist es beispielsweise nicht nachvollziehbar, warum eine Substanz, die auch als Rauschmittel Anwendung findet, als Nasenspray vermarktet wird. Prinzipiell wird durch die intranasale Gabe der »first-pass«-Metabolismus der Leber umgangen und das Arzneimittel flutet schneller an. Dies führt dazu, dass auch die Wirkungen des Arzneimittels und insbesondere die Nebenwirkungen schnell einsetzen. Kritisch anzumerken ist hier, dass oftmals eine schnelle Anflutungsgeschwindigkeit einer Substanz mit einem erhöhten Abhängigkeits- beziehungsweise Missbrauchspotenzial assoziiert ist (▶ Kap. 9 »Pharmakologie im Rahmen von Abhängigkeitserkrankungen«). So sind insbesondere im missbräuchlichen Freizeitgebrauch intranasale, inhalative wie auch intravenöse Verabreichungen von Substanzen (z. B. Ketamin, Kokain, Opioide) oftmals zu finden. Als Prävention vor möglichem Missbrauch gilt ein Arzneimittel möglichst oral zu geben (▶ Kap. 9 »Pharmakologie im Rahmen von Abhängigkeitserkrankungen«). Daher sollte die Abgabe von halluzinogenen Wirkstoffen als Arzneimittel sicherlich immer hinterfragt und gut kontrolliert werden.

11.2 Stimulanzien

Als Stimulanzien lassen sich legale wie auch illegale Substanzen zählen. Als legale Wirkstoffe sind Nikotin (▶ Kap. 9 »Pharmakologie im Rahmen von Abhängigkeitserkrankungen«) und Koffein zu nennen. Legal, aber verschreibungspflichtig ist beispielsweise das in der Aufmerksamkeitsdefizit-/Hyperaktivitätsstörung (ADHS) eingesetzte Methylphenidat (Ritalin®). Als illegale Substanzen sind Kokain, Amphetamine (z. B. »Speed«), Metamphetamin (z. B. »Crystal Meth«) und Methylendioxymethylamphetamin (MDMA, z. B. »Ecstasy«) zu nennen. Einige dieser Substanzen wurden in der Vergangenheit vielfach zur Leistungssteigerung eingesetzt. Aufgrund des hohen Risikoprofils hat sich dies jedoch nicht durchgesetzt.

Allen illegalen Substanzen ist gemein, dass sie ein hohes Abhängigkeitspotenzial haben. Oftmals mündet ein fortgesetzter, chronischer Gebrauch in einer Mischintoxikation, in der diverse Stimulanzien häufig im Wechsel mit Sedativa (z. B. Benzodiazepine, Antiepileptika) eingenommen werden (»Upper and Downer«). Darunter kann es zu Abhängigkeits-typischen Vernachlässigungen des sozialen Umfelds und des eigenen Alltags kommen (siehe Fallbeispiel).

Stimulanzien wirken meist durch eine vermehrte Ausschüttung von Dopamin, Serotonin und Noradrenalin. Daher sollten keine weiteren serotonergen Arzneimittel wie beispielsweise Antidepressiva wegen der Gefahr eines Serotoninsyndroms (▶ Kap. 5 »Pharmakologie im Alter«) eingenommen werden.

Fallbeispiel: Mischintoxikation

Ein 21-jähriger Mann, zurzeit im ersten Ausbildungsjahr als Anlagenmechaniker, stellt sich in Begleitung seiner bekümmert wirkenden Mutter zum Erstgespräch vor. Der Mutter ist es wichtig, ihre Sorge bezüglich des Wohlergehens ihres Sohnes zu vermitteln. Vor allem besorgt sie, dass er ganze Wochenenden außer Haus verbringe und ein Studium sowie eine erste Ausbildung bereits abgebrochen habe.

Im Vier-Augen-Gespräch wirkt der Mann unkonzentriert und vermeidet den Augenkontakt. Er könne die Besorgnis seiner Mutter nicht nachvollziehen. Aus seiner Sicht benehme er sich normal, auch wenn er im Verlauf eingesteht, dass der exzessive Gebrauch von Stimulanzien während des Feierns ihm zunehmend zu schaffen mache. Auf Nachfrage präzisiert er dies auf Schlafstörungen, Konzentrationsstörungen, Antriebsmangel, Stimmungstief und Erektionsstörungen. Er habe den Eindruck, dass ihm die Kontrolle über seinen Gemütszustand immer mehr entgleite. Manchmal würden ihm beispielsweise die »Downer« gar nicht mehr ausreichen, um die nach der Feier überbleibende Überdrehtheit zu kompensieren und »runterzukommen«. Nach einem Wochenende sei er dann so erschöpft, dass er, um die Arbeitswoche zu schaffen, immer wieder Unterstützung durch »Wachmacher« brauche.

11.2.1 (Met-)Amphetamine

Amphetamine und Metamphetamine sind seit Ende des 19. Jahrhunderts bekannt. Besondere Bedeutung kam ihnen im Rahmen des zweiten Weltkriegs zu. Hier wurde vielfach das Metamphetamin (»Pervitin«, z. B. als sogenannte »Panzerschokolade«) zur Steigerung der Leistungsfähigkeit und Reduktion des Angstgefühls an Soldaten ausgegeben. Da (Met-)Amphetamine ein beträchtliches Abhängigkeitspotenzial haben, wurde ihr Verkauf weltweit eingeschränkt (2).

(Met-)Amphetamine werden vollständig synthetisch hergestellt. Der Reinheitsgehalt schwankt stark. Zudem finden oftmals Beimischungen und Verschnitt mit anderen Substanzen statt. Daher ist die eingenommene Dosierung für die Konsumenten oft kaum berechenbar. Zusätzlich können durch den Verschnitt mit weiteren Substanzen weitere Toxizitäten und Wechselwirkungen entstehen (2).

Amphetamine wie beispielsweise »Speed« werden meist geschnupft oder oral eingenommen. Sie verdrängen nach Einnahme kompetitiv die Neurotransmitter Noradrenalin, Dopamin und Serotonin (▶ Kap. 3 »Pharmakodynamik und Psychopharmaka«) an den präsynaptischen Wiederaufnahmetransportern. Dadurch erhöhen sie die Konzentration der Neurotransmitter im synaptischen Spalt. Zusätzlich können Amphetamine selbst in die Präsynapse aufgenommen werden. Hierdurch kann die Transportrichtung der Wiederaufnahmetransporter umgekehrt werden, sodass vermehrt Neurotransmitter freigesetzt werden, unabhängig davon, ob eine neuronale Erregung vorliegt. Amphetamine wirken damit stark aufputschend und euphorisierend. Zudem treten auch Paranoia, Verwirrung und Gewalttätigkeit auf (1). Die eigenen individuellen Leistungsgrenzen (z.B. Müdigkeit, Hunger, Kälte, Schüchternheit) werden über mehrere Stunden unterdrückt. Daher kann es unter der Einnahme von Amphetaminen zum körperlichen Zusammenbruch kommen. Dies wird verstärkt durch weitere Wirkungen der Amphetamine, die zu Herzrasen (Tachykardie), Schwitzen, Herzrhythmusstörungen, Muskelspannungen oder Überhitzung (Hyperthermie) führen. Die akute Intoxikation mit Amphetamin kann zum Herzstillstand führen und somit tödlich enden (2). Unter chronischem Gebrauch kommt es zu langfristigen Veränderungen im zentralen Nervensystem (neurochemische und neuroanatomische Veränderungen). Es werden erhöhte Dosierungen benötigt (Toleranzeffekt). Die Infektanfälligkeit ist gesteigert. Es kommt zu Appetitlosigkeit und starken Gewichtsverlust sowie zu erhöhtem Blutdruck (Hypertonie). Anwender können unter Schlafstörungen, Depressionen, Aggressivität und Paranoia leiden (2). Außerdem ist die Merkfähigkeit, die Entscheidungsfreude und die mündliche Ausdrucksfähigkeit beeinträchtigt. Somit können Menschen unter chronischem Gebrauch von Amphetaminen symptomatisch Patienten mit Schizophrenien ähneln. Die Symptomatik diagnostisch abzugrenzen ist herausfordernd. Ein Teil der Symptome bleibt auch noch nach Absetzen der Amphetamine erhalten und bildet sich zum Teil erst deutlich zeitversetzt zurück (1). Zusätzlich entstehen im chronischen Gebrauch weitere Risiken, die sich in einer häufig durchgeführten Mischintoxikation (siehe Fallbeispiel) oder einer anderen Applikationsform begründen.

Metamphetamin wie beispielsweise »Crystal Meth« ist in vielem vergleichbar zu Amphetamin. Meist wird es in Tablettenform oral eingenommen, kann aber auch geschnupft, geraucht oder intravenös injiziert werden. Die neurochemische Potenz von Metamphetamin, das heißt, das Potenzial der noradrenergen und dopaminergen Wirkung ist noch höher als das von Amphetaminen. Es wirkt also stärker und länger und das Abhängigkeitspotenzial ist nochmals größer (1). Da der Wirkstoffgehalt von Drogen meist unbekannt ist, können unterschiedliche Wirkstoffe in der Realität kaum unterschieden werden. Dennoch ist der Suchtdruck (»Craving«) und das Abhängigkeitspotenzial besonders hoch für Metamphetaminpräparate. Dies gilt vor allem für das Rauchen oder Injizieren von Metamphetaminen. Hierbei ist insbesondere bereits die akute Einnahme mit einem erhöhten Mortalitätsrisiko assoziiert. Im chronischen Gebrauch beziehungsweise in der Abhängigkeit kommt es zu vergleichbaren körperlichen und psychischen Veränderungen wie unter Amphetaminen. Hinzu kommen häufige Hautentzündungen (»Speed Pickel«), Zahnausfall und starke Magenbeschwerden bis hin zum Magendurchbruch (2). Es kann zu irreversiblen Schädigungen von Nieren, Leber und Blutgefäßen kommen. Durch Phasen enorm hohen Blutdrucks (hypertensive Krise) treten Hirninfarkte auf. Metamphetamine sind zudem neurotoxisch, sodass es zu irreversiblen Schädigungen der Nerven und des Gehirns kommt (2).

11.2.2 Ecstasy und Derivate

Methylendioxymethylamphetamin (MDMA, Ecstasy) und seine Derivate (z. B. Methylendioxyamphetamin (MDA), Methylendioxyethylamphetamin (MDEA), Methylendioxybutanamin (MBDB)) werden vollständig synthetisiert. Meistens werden andere Stoffe beigemischt und Präparate mit niedrigem Reinheitsgehalt werden oftmals verkauft. Meistens werden MDMA und seine Derivate als Pulver oder Tabletten eingenommen. Manchmal werden sie Entaktogene genannt, da Gefühle intensiver wahrgenommen werden. Dies liegt am wahrscheinlichsten an einer vermehrten Ausschüttung von Noradrenalin, Serotonin und Dopamin (2). Auch hier können wie unter anderen Stimulanzien (▶ Kap. 11.2.1) Erschöpfungssituationen durch Nichtbemerken der eigenen Leistungsgrenzen bei einer Wirkung über mehrere Stunden entstehen. Außerdem werden auch Übelkeit, Erbrechen, Mundtrockenheit, eine Verkrampfung der Kiefermuskulatur, Schweißausbrüche, Zittern, Koordinations- und Schlafstörungen berichtet. Nach Einnahme und Abklingen der euphorisierenden und stimulierenden Symptomatik kann es zu einem sogenannten Ecstasy-Kater mit depressiver Symptomatik, Ängsten und Schlaflosigkeit kommen (siehe Fallbeispiel). Bei chronischem beziehungsweise häufigem Konsum können Nieren- und Leberschädigungen auftreten. Zudem sind auch MDMA und seine Derivate ausgeprägt neurotoxisch. Daher können Gedächtnis-, Sprachstörungen und Konzentrationsschwäche auftreten. Insbesondere bei regelmäßigem Konsum von MDA werden Schizophrenie-ähnliche Symptome berichtet (2).

11.2.3 Kokain

Kokain kann zwar synthetisiert werden, wird aber meist aus den Blättern des Koka-Strauchs gewonnen. Wird das Salz des Kokains weiterverarbeitet (mit Natrium oder Ammoniak gemischt), spricht man von »Crack«. Kokain wird in der Regel geschnupft. Im 19. Jahrhundert wurde Kokain unter anderem als Antidepressivum und zur Behandlung der Morphinabhängigkeit eingesetzt (6). Kokain führt ebenfalls über eine vermehrte Ausschüttung von Noradrenalin, Serotonin und Dopamin zu gesteigerter Wachheit, Hyperaktivität und einem Allmachtsgefühl mit Verlust von Hemmungen. Zudem verengen sich die Blutgefäße und Herzschlag und Atmung werden schneller. Die Wirkung ist deutlich kürzer als die von anderen Stimulanzien. Vor allem bei wiederholtem Gebrauch kommt es nach anfänglicher Euphorie schnell zu negativen Gefühlen wie ängstliche Stimmung, Paranoia mit Halluzinationen sowie Müdigkeit und Erschöpfung. »Crack« wird in der Regel geraucht und hat damit eine noch schnellere Anflutungsgeschwindigkeit. Die Wirkung wird somit stärker wahrgenommen, wobei die Wirkdauer verkürzt ist.

Sowohl Kokain als auch »Crack« haben ein hohes Abhängigkeitspotenzial, das in erster Linie psychisch ist. Aufgrund von Toleranzentwicklungen und den charakteristischen negativen Gefühlen beim Abklingen der Wirkung kommt es vielfach zu häufigem Konsum mit steigender Dosierung. Als psychische Entzugserscheinungen können Psychosen, Wahnvorstellungen, Angstzustände und Persönlichkeitsveränderungen auftreten. Zudem berichten Konsumenten oftmals von einem sogenannten Dermatozoen-Wahn, einem Gefühl von unter der Haut krabbelnden Insekten. Dazu passend können ebenfalls körperliche Entzugserscheinungen auftreten, die besonders unter »Crack«-Konsum beobachtet werden. Hierzu gehören Bluthochdruck (Hypertonie), unkontrolliertes Zittern (Tremor), Juckreiz, Schüttelfrost und Erschöpfung. Dementsprechend kann es insbesondere beim Konsum von »Crack« zu Krampfanfällen, gesteigerter Aggressivität, Herzinfarkt und einer Lähmung des Atemzentrums kommen. Auch unter Kokain können durch spastische Gefäßverengungen Herzinfarkte ausgelöst werden. Zusätzlich sind unter Konsumenten sexuell übertragbare Krankheiten (z. B. HIV, Chlamydien-Infektionen, Syphillis), begünstigt durch die enthemmende Wirkung, oftmals vermehrt zu beobachten (6).

Auch unter Kokain- oder »Crack«-Gebrauch ist die Gefahr eines serotonergen Syndroms (▶ Kap. 5 »Pharmakologie im Alter«) massiv erhöht. Dies kann insbesondere bei gleichzeitigem Gebrauch diverser Antidepressiva (z. B. trizyklische Antidepressiva, MAO-Hemmer), aber auch unter bestimmten Schmerzmitteln (z. B. Tramadol, Tapentadol) auftreten (▶ Kap. 6 »Antidepressive Wirkstoffe, Therapie von Angststörungen«).

11.2.4 Zur Behandlung von Erkrankungen eingesetzte Stimulanzien

Es gibt eine Reihe von Arzneistoffen, die von Stimulanzien abgeleitet sind und zur Behandlung von bestimmten Erkrankungen zum Einsatz kommen. Zu nennen sind beispielsweise die in der Behandlung des ADHS angewendeten Methylphenidat (Ritalin®) und Dexamfetamin beziehungsweise Lisdexamfetamin, wie auch Modafinil, was zur Behandlung exzessiver Schläfrigkeit im Rahmen einer Narkolepsie-Erkrankung zum Einsatz kommt. Diese Medikamente unterliegen aufgrund des Missbrauchspotenzials dem Betäubungsmittelgesetz. Es gibt durchaus viele Fälle, in denen derartige Substanzen missbräuchlich und ohne vorliegende Erkrankungen zur Leistungssteigerung eingenommen wurden (7). Als Risikofaktoren für einen missbräuchlichen Konsum ließen sich bisher männliches Geschlecht, Missbrauch anderer psychotroper Substanzen, eine depressive Symptomatik, Aufmerksamkeitsstörungen und die Einnahme von Stimulanzien im nahen Umfeld (z. B. Freunde, Familie) identifizieren. Prinzipiell ist das Missbrauchsrisiko und auch das Abhängigkeitsrisiko oftmals bei schnellem Anfluten eines Wirkstoffs erhöht. Daher sollten in der Behandlung von Erkrankungen eher langwirksame »retardierte« Arzneiformen der Stimulanzien Anwendung finden (7). Auch sollten Stimulanzien, die zur Behandlung von Erkrankungen eingesetzt werden, eher nicht abrupt abgesetzt, sondern langsam ausgeschlichen werden (▶ Kap. 9 »Pharmakologie im Rahmen von Abhängigkeitserkrankungen«).

Auch unter der Einnahme von verschriebenen Stimulanzien kommt es zu körperlichen Veränderungen, die wiederum Wechselwirkungen mit anderen Arzneimitteln bedingen können. Ein Anstieg des Blutdrucks kann insbesondere dann stark ausgeprägt sein, wenn weitere Mittel, die einen Blutdruckanstieg verursachen, eingenommen werden. Zudem werden gängige Blutdruckmittel (Antihypertensiva) in ihrer Wirkung abgeschwächt. Auch serotonerge Syndrome (▶ Kap. 11.2.1, ▶ Kap. 11.2.2, ▶ Kap. 11.2.3) können ebenso wie Wechselwirkungen mit dopaminergen Arzneimitteln auftreten. Beispielsweise ist unter Methylphenidat die extrazelluläre Konzentration von Dopamin erhöht. Dies kann verstärkt sein, wenn gleichzeitig Dopaminagonisten eingenommen werden, wie sie zum Beispiel beim Morbus Parkinson zum Einsatz kommen oder unter trizyklischen Antidepressiva. Aus einem erhöhten Dopaminspiegel können Übelkeit, Erbrechen, aber auch Halluzinationen oder Schlafstörungen resultieren. Antipsychotika hingegen wirken in der Regel als Dopaminantagonisten. Daher kann es zur gegenseitigen Wirkungsabschwächung beim Gebrauch von Stimulanzien mit Antipsychotika kommen.

Unter Antidepressiva (z. B. Fluoxetin (Prozac®)) wurden antriebssteigernde Effekte beobachtet, weshalb diese in den 2000er Jahren ebenfalls vielfach missbräuchlich eingesetzt wurden. Der Hype ist mittlerweile jedoch abgeflacht (vielleicht, da Antidepressiva Nebenwirkungen wie Libidostörungen aufweisen und daher nicht im Freizeitkonsum eingesetzt werden). Generell zeigt sich kein Missbrauchspotenzial beim Einsatz von Antidepressiva und sie werden auch nicht als Stimulanzien bewertet oder unter das Betäubungsmittelgesetz gestellt.

> **Take-Home-Message**
>
> - Halluzinogene und stimulierende Wirkstoffe werden als Rauschmittel eingesetzt. Es kann zu Toleranzentwicklungen und Abhängigkeiten kommen.
> - Der Einsatz von halluzinogenen Wirkstoffen im Rahmen von depressiven Grunderkrankungen wird aktuell erforscht.
> - Halluzinogene Wirkstoffe können Drogen-induzierte Psychosen hervrufen.
> - Unter langfristigem Gebrauch von Stimulanzien kommt es zu Schizophrenie-artigen Symptomen.
> - Stimulierende Wirkstoffe werden oftmals im Rahmen einer Mischintoxikation im Wechsel mit sedierenden Wirkstoffen eingesetzt (»Upper and Downer«).

Literatur

1. European Monitoring Centre for Drugs and Drug Addiction. Drogenprofile [cited 2022 29. November]. Available from: https://www.emcdda.europa.eu/publications/drug-profiles_de.
2. DHS. Synthetische Drogen [cited 2022 29. November]. Available from: https://www.dhs.de/infomaterial/synthetische-drogen-basisinformationen.
3. Gründer G, Brand M, Kärtner L, Scharf D, Schmitz C, Spangemacher M, et al. Sind Psychedelika schnell wirksame Antidepressiva? Nervenarzt. 2022;93(3):254–62.
4. Information Ketamin [cited 2022 29. November]. Available from: https://www.pharmawiki.ch/wiki/index.php?wiki=Ketamin.
5. European Medicines Agency (EMA). European Product Assessment Report (EPAR) über Esketamin [cited 2022 29. November]. Available from: https://www.ema.europa.eu/en/documents/product-information/spravato-epar-product-information_en.pdf.
6. DHS. Kokain und Crack [cited 2022 29. November]. Available from: https://www.dhs.de/infomaterial/kokain-crack-freebase-die-sucht-und-ihre-stoffe.
7. Deutsche Gesellschaft für Psychiatrie und Psychotherapie, Psychosomatik und Nervenheilkunde (DGPPN), Deutsche Gesellschaft für Suchtforschung und Suchttherapie (DG-Sucht). S3-Leitlinie Medikamentenbezogene Störungen – 1. Auflage. Version 01. 2020. [cited 2022 29. November]. Available from: www.awmf.org.

12 Pharmakologie in der Schmerzmedizin

Katja Susanne Just

Schmerz ist ein häufiges Symptom, wenn nicht sogar der häufigste Konsultationsgrund in der Arztpraxis. Gleichwohl ist der körperlich empfundene, sogenannte somatische Schmerz regelhaft nicht von psychischen Komponenten zu trennen, sodass die Überlappung von somatischen und psychischen Vorstellungsanlässen hier besonders groß sein mag. Dem trägt auch die Definition des Schmerzes der International Association for the Study of Pain Rechnung, die Schmerz als »eine unangenehme Sinnes- und Gefühlswahrnehmung (…)« beschreibt (1). Dass Schmerz nicht nur eine Sinnes-, sondern auch eine Gefühlswahrnehmung ist, wird in unserer Alltagssprache beispielsweise dadurch deutlich, wenn wir Liebeskummer als Herzschmerz bezeichnen. Für die Pharmakotherapie des Schmerzes und seine Abgrenzung und Überschneidung mit der Psychologie kann es sinnvoll sein, Schmerz in akuten und chronischen Schmerz zu unterteilen.

12.1 Schmerzkonzepte

Schmerz kann akut als Reaktion auf eine Gewebeschädigung zum Beispiel im Rahmen von Verletzungen oder Infektionen entstehen. In diesem Kontext kommt dem Schmerz oft eine sinnvolle Warnfunktion zugute. Wenn man mit dem Finger in eine Flamme kommt, warnt der Körper mit Schmerzen vor Verbrennungen, sodass man den Finger schnellstmöglich wieder zurückzieht. Ist der Schmerz länger, beispielsweise über Tage oder Wochen anhaltend (chronisch), nimmt die Sinnhaftigkeit dieser Warnfunktion ab. Da chronische Schmerzen, die bei Krebserkrankungen auftreten, mit einer gezielten Schmerztherapie behandelt werden, ist es pharmakologisch nützlich, den chronischen Schmerz in Tumorschmerz und Nicht-Tumorschmerz zu unterteilen.

Alle Schmerzformen und Ursachen haben gemeinsam, dass es aus medizinischer Sicht unethisch ist, einen Schmerz nicht zu behandeln. Sowohl der akute Schmerz einer Blinddarmentzündung als auch der Schmerz eines Sterbenden oder der Liebeskummer eines Freundes sollten ernst genommen und behandelt werden. Allerdings sind die Behandlungsansätze sowie der Stellenwert der pharmakologischen Therapie unterschiedlich.

12.1.1 Total Pain-Konzept

Aus der Palliativmedizin stammt das Konzept des Total Pain, das Schmerz als Zusammenspiel des körperlichen, psychischen, sozialen und spirituellen Schmerzes begreift. Dieses Konzept entwickelte die Ärztin und Pflegerin Cicely Saunders aus der Arbeit mit Sterbenden (2). Gleichwohl lässt sich das Konzept auf den chronischen Schmerz wie auch auf den akuten Schmerz übertragen.

Ein Fußballspieler, der sich in einem Länderspiel bei einem Sturz das Kreuzband reißt, wird akut körperliche Schmerzen durch die Verletzung haben. Gleichsam wird er psychische Schmerzen wie Traurigkeit oder Angst über die Verletzung verspüren, wird einen sozialen Schmerz – er kann nicht mehr weiterspielen oder die Saison ist für ihn vorbei – und einen spirituellen Schmerz merken – warum gerade ich? Warum gerade jetzt?

Bedeutsam ist zu verstehen, dass sich pharmakologisch in erster Linie der körperliche Schmerz behandeln lässt. Dies kann positive Effekte auf die anderen Schmerzqualitäten haben. Vielleicht nimmt die Angst vor der Verletzung ab, wenn der körperliche Schmerz nicht mehr so prominent ist, oder aber, der Fußballspieler kann zumindest wieder an der Finalfeier teilhaben und der soziale Schmerz wird reduziert. Aber in vielen Konstellationen lässt sich ein Schmerz nicht komplett pharmakologisch behandeln, sondern bedarf einer multimodalen Therapie.

12.1.2 Schmerzformen

Ausgehend von der Schmerzqualität und der zugrundeliegenden Gewebeschädigung lässt sich der körperliche Schmerz in nozizeptiven und neuropathischen Schmerz unterscheiden. Der nozizeptive Schmerz geht von Nozizeptoren, also Schmerzrezeptoren aus, die sich in fast jedem Gewebe des Körpers finden lassen. Diese reagieren auf mechanische Reize (z. B. Druck, Stoß), thermische Reize (z. B. Hitze, Kälte) und auf chemische Substanzen (z. B. Prostaglandine, ▶ Kap. 12.2), die bei einer Gewebeschädigung frei werden. Der neuropathische Schmerz ist eine Sonderform des Schmerzes, der durch die Schädigung von Nervenfasern entsteht und daher oft einer anderen pharmakologischen Behandlung bedarf. Aufgrund der schlechten Regenerierung von Nervenzellen chronifiziert dieser Schmerz oft. So berichten beispielsweise Menschen nach einer Amputation von charakteristischen Amputationsschmerzen, die sie in dem entsprechenden Körperteil empfinden, obwohl das eigentliche Körperteil und auch die Nervenbahnen fehlen.

▶ Tab. 12.1 gibt Aufschluss über Schmerzformen, Lokalisation und Schmerzqualität.

Tab. 12.1: Schmerzformen, -lokalisation und -qualität

Schmerzform			Ursprungsort	Qualität	Beispiel
Nozizeptiver Schmerz			Gewebeschädigung	stechend, drückend	
	Somatischer Schmerz	Oberflächenschmerz	Haut, Schleimhaut	lokalisierbar	in den Finger geschnitten
		Tiefenschmerz	Bindegewebe, Knochen, Gelenke, Muskeln, Hirnhäute	lokalisierbar	Arthrose (Gelenksverschleiß)
	Viszeraler Schmerz		Eingeweide im Magen-Darm-Trakt und Becken	oftmals dumpf und ausstrahlend in andere Körpergebiete, nicht gut zu lokalisieren	Blasenentzündung
Neuropathischer Schmerz			Nervenfasern	brennend, einschießend, Taubheitsgefühl, Kribbeln	Anstoßen des Ellenbogens am Nervus ulnaris

12.2 Schmerzunterdrückende Pharmaka (Analgetika)

Arzneimittel können je nach pharmakologischem Angriffspunkt der Schmerzunterdrückung (Analgesie) unterschieden werden. Viele Analgetika verhindern die Sensibilisierung von Nozizeptoren durch Hemmung der Prostaglandinsynthese. Da sie meist in der Peripherie und nicht im zentralen Nervensystem (ZNS) wirken, werden sie als periphere Analgetika von den im ZNS wirksamen Schmerzmitteln, z. B. den Opioiden, abgegrenzt. Sie werden oftmals Nicht-Opioid-Analgetika genannt, auch wenn es einzelne Substanzen unter den Nicht-Opioiden gibt, die nicht komplett peripher wirken. Paracetamol oder Metamizol beispielsweise zählen zu den Nicht-Opioid-Analgetika und hemmen die Sensibilisierung von Nozizeptoren, scheinen aber durchaus auch eine Wirkung im ZNS zu haben. Opioide wirken aktivierend (agonistisch, ▶ Kap. 3 »Pharmakodynamik und Psychopharmaka«) an sogenannten Opioidrezeptoren, die im gesamten ZNS vorkommen (2). Zusätzlich zur Stimulation von Opioidrezeptoren kann die Schmerzverarbeitung im Hirn durch den Einsatz von Antidepressiva und Antiepileptika verändert werden. Diese Substanzklassen kommen besonders bei neuropathischen Schmerzen zum Einsatz

(▶ Kap. 12.3.2). Pharmakologisch kann die Weiterleitung eines Schmerzreizes auch durch Lokalanästhetika unterbunden werden. Während diese vielmals im Kontext von operativen Eingriffen (z. B. Zahnbehandlung, Naht einer Schnittwunde) Anwendung finden, werden sie in der durch den Patienten selbst durchgeführten Schmerztherapie eher seltener eingesetzt und sind deshalb im Folgenden ausgeklammert.

Unterschiedliche Schmerzformen sprechen unterschiedlich gut auf die einzelnen Analgetika an. Zudem hat jedes Arzneimittel auch ein Nebenwirkungsrisiko, sodass die Therapieentscheidung immer ein Abwägen zwischen individuellem Nutzen und Risiko eines Arzneimittels darstellt. Des Weiteren sind für die Auswahl eines Analgetikums auch die Stärke der schmerzstillenden Wirkung (die sogenannte analgetische Potenz), die Anflutungsgeschwindigkeit und die Wirkdauer relevant.

Nicht-Opioid-Analgetika zählen zu den schwachen Analgetika, Opioide tendenziell zu den stärkeren, wobei diese hinsichtlich ihrer analgetischen Potenz weiter unterteilt werden können (▶ Tab. 12.2 und ▶ Kap. 12.2.2). Anflutungsgeschwindigkeit und Wirkdauer können sowohl von dem Arzneimittel selbst als auch von der Darreichungsform abhängen. Ist beispielsweise der Transport eines verunfallten Patienten ins Krankenhaus aufgrund von Schmerzen schwierig, wird oftmals ein Analgetikum intravenös verabreicht, sodass gleich die gesamte Menge des Wirkstoffs im Körper vorhanden ist. Da der Wirkstoff unmittelbar ins Blut und darüber schnell an den Wirkort gelangt, ist hier die Anflutungsgeschwindigkeit und damit der Wirkeintritt sehr zügig. Möchte man eine langanhaltende schmerzstillende Wirkung erzielen, so werden hingegen oftmals Tabletten mit retardierter Wirkstoffabgabe eingesetzt (2). Diese geben den Wirkstoff über einen längeren Zeitraum langsam ab, sodass eine längere Wirkdauer resultiert.

▶ Tab. 12.2 gibt Beispiele für Analgetika und deren Einsatzsituationen.

12.2.1 Nicht-Opioid-Analgetika

Zu den Nicht-Opioid-Analgetika zählen Wirkstoffe wie Ibuprofen, Acetylsalicylsäure (Aspirin®), Etoricoxib oder Diclofenac. Diese Untergruppe der Nicht-Opioid-Analgetika werden auch nach ihrer chemischen Struktur »Nicht steroidale Antirheumatika (NSAR)« genannt. Sie sind Hemmer der Enzyme Cyclooxygenasen (COX). Durch Hemmung von COX entstehen weniger Prostaglandine, die Schmerzbotenstoffe sind, und dadurch werden die Nozizeptoren chemisch nicht mehr oder weniger stark aktiviert. Da Prostaglandine nicht nur Schmerz- sondern auch Entzündungsreize weiterleiten, wirken sie neben der analgetischen Wirkung auch entzündungshemmend (antiphlogistisch) und fiebersenkend (antipyretisch). Gleichsam können durch die Hemmung der Prostaglandinbildung auch Nebenwirkungen entstehen. Hierzu gehören vor allem ein erhöhtes Risiko für Blutungen im Magen-Darm-Trakt. Da die Prostaglandine hier dazu führen, dass eine Schutzschicht gegen die Magensäure aufgebaut wird, die bei Hemmung der Prostaglandinbildung wegfällt, kommt es so zu Säureschäden, sogenannten Magen-Darm-Ulcera, die zu Blutungen führen. Durch den Wegfall von Prostaglandinen können auch kardiale Nebenwirkungen entstehen sowie eine Erniedrigung der Nieren-

12 Pharmakologie in der Schmerzmedizin

Tab. 12.2: Beispiele für mögliche Einsatzgebiete von Analgetika

Wirkstoff	Darreichungsform	Pharmakokinetische und -dynamische Überlegungen	Beispiel für den klinischen Einsatz
Nicht-Opioid-Analgetika			
Ibuprofen, Acetylsalicylsäure, Paracetamol	orale Tablette	kurze Wirkdauer	Kopfschmerzen
Ibuprofen, Diclofenac	orale Retardtablette	verlängerte Wirkdauer	Gelenkschmerzen bei Arthrose
Metamizol	orale Tablette	hohe analgetische Potenz	Tumorschmerz, nicht anders behandelbarer Schmerz
Metamizol, Paracetamol	intravenöse Infusion	schneller Wirkeintritt	Kolikschmerzen (krampfartige Bauchschmerzen)
Opioide			
Tramadol, Tilidin	orale Tablette	bei starken Schmerzen	Schmerzen nach Knochenbruch
Morphin	orale Tablette	bei sehr starken Schmerzen, kurze Wirkdauer	Durchbruchschmerzen
Morphin, Piritramid, Pethidin	intravenös	bei sehr starken Schmerzen, schneller Wirkeintritt	Transport nach Unfall
Oxycodon, Hydromorphon	orale Tablette	bei sehr starken Schmerzen, lange Wirkdauer	Tumorschmerzen
Fentanyl, Sufentanil	intravenös	bei sehr starken Schmerzen, lange Wirkdauer, schneller Wirkeintritt	Narkose für große Operationen
Fentanyl, Buprenorphin	Pflaster	sehr starke Schmerzen, sehr lange Wirkung	Tumorschmerzen

funktion mit Reduktion der glomerulären Filtrationsrate (Rate der Flüssigkeit, die durch die Nieren filtriert wird) und eine Engstellung der Atemwege (Bronchokonstriktion). Diese Nebenwirkungen können Arzneimittel-abhängig und auch abhängig von der Dauer der Einnahme mehr oder weniger ausgeprägt sein.

Ein weiteres Nicht-Opioid-Analgetikum, das aber nicht als NSAR gilt, ist beispielsweise Metamizol (Novalgin®). Ebenso wie NSAR wirkt Metamizol analgetisch, antiphlogistisch und antipyretisch. Der Wirkmechanismus ist nicht vollständig geklärt. Es scheint neben anderen Mechanismen allerdings ebenfalls die COX zu hemmen. Zudem werden auch Effekte an Opioid- und Serotoninrezeptoren diskutiert, weshalb Metamizol eigentlich kein wirklich peripheres Analgetikum ist.

Eine seltene, aber potenziell schwere Nebenwirkung von Metamizol ist die Agranulozytose. Bei einer Agranulozytose sind zu wenige Granulozyten, eine Untergruppe der weißen Blutkörperchen, vorhanden, die für ein funktionierendes Immunsystem wichtig sind. Daher wird Metamizol eher als Ersatzmittel verwendet, wenn andere Nicht-Opioid-Analgetika nicht gegeben werden können oder bei starken Schmerzen (z. B. nach einer Operation, Tumorschmerzen) gegeben.

Paracetamol gehört ebenso zu den Nicht-Opioid-Analgetika, aber nicht zu den NSAR. Obwohl Paracetamol gut analgetisch und antipyretisch wirkt, hat es nämlich keine antiphlogistische Wirkung. Da sich in vielen Schmerzsituationen entzündliche Prozesse abspielen, kann es demnach gut Symptome behandeln, aber oftmals nur begrenzt ursächlich wirken. Der Wirkmechanismus ist ebenso wie für Metamizol nicht komplett geklärt. Paracetamol darf aufgrund seiner schon langen klinischen Nutzung auch bei Kindern und Schwangeren angewendet werden. Allerdings können sehr hohe Dosen zu Vergiftungen mit potenziell tödlicher Leberschädigung führen. Auf Dauer eingenommen wurde Paracetamol mit der Entstehung von Fällen von Leberkrebs assoziiert, weshalb es nicht unkontrolliert über längere Zeit verschrieben werden sollte. Auch bei Einnahme während der Schwangerschaft wurde ein gehäuftes Auftreten von Autismus bei den Kindern beobachtet, weshalb es auch während der Schwangerschaft nur eingenommen werden sollte, wenn es unbedingt notwendig ist.

12.2.2 Opioide

Es gibt eine Reihe von Opioiden, die sich hinsichtlich ihrer analgetischen Potenz zum Teil deutlich unterscheiden. Zu den schwachen Opioidanalgetika zählen im Allgemeinen Tramadol, Tilidin oder Dihydrocodein, zu den starken Opioiden Substanzen wie beispielsweise Morphin, Oxycodon, Fentanyl oder Buprenorphin. Die analgetische Potenz der einzelnen Opioide lässt sich anhand von Tabellen nachschlagen. Morphin wird dabei als Referenzsubstanz mit einer analgetischen Potenz von 1 gewertet und alle anderen Substanzen dazu ins Verhältnis gesetzt (z. B. Tramadol 0,1–0,2, Oxycodon 1,5, Buprenorphin 75–115, Fentanyl 100).

Opioide wirken agonistisch an diversen Opioidrezeptoren, die sich im gesamten ZNS, im Hirn und auf Rückenmarksebene, finden. Dabei unterscheiden sich die einzelnen Opioide darin, wie stark sie auf die einzelnen Rezeptoren wirken. Hierdurch lassen sich Unterschiede in der analgetischen Potenz, aber auch im Nebenwirkungsprofil erklären. Nichtsdestotrotz wirken alle Opioide mehr oder weniger ähnlich, nämlich: analgetisch, müdemachend (sedierend) und angstlösend (anxiolytisch). Die Wirkungen macht man sich beispielsweise im Rahmen einer Narkose oder der Schmerzlinderung eines Sterbenden (palliativ) zunutze und lassen sich als zentrale Wirkungen beschreiben. Zu den weiteren zentralen Wirkungen von Opioiden zählen eine gewisse euphorisierende Wirkung (gehobene Stimmung), die im Rahmen von Abhängigkeiten und Suchterkrankungen problematisch sein kann. Aber auch eine stimmungsverschlechternde (dysphorisierende) Wirkung kann auftreten. Zudem hemmen Opioide den Atemantrieb (atemdepressive Wirkung), wirken hustenstillend (antitussiv), verursachen Übelkeit (emetische Wirkung) und hemmen die Urinausscheidung (antidiuretische Wirkung). Zusätzlich haben Opioide auch periphere Wirkungen außerhalb des ZNS. Hierzu zählt die Miosis (kleine Pupillen), die charakteristischerweise bei hohen Dosen von Opioiden ausgeprägt zu beobachten ist. Außerdem kommt es zu Tonuserhöhungen der glatten Muskulatur, die eine verzögerte Magenentleerung, Harnverhalt und andauernde Verstopfung bewirken. Zusätzlich kommt es zu einer Tonusverringerung der Blutgefäße, die einen Blutdruckabfall beziehungsweise eine verzögerte Regulation des Blutdrucks bewirken kann (sogenannte Orthostase). Dies kann besonders im Alter zu Schwindel bei zügiger Positionsänderung (z. B. beim Aufstehen) führen. Während im Rahmen der zentralen Wirkungen von Opioiden Gewöhnungseffekte (Toleranz) zu beobachten sind, gibt es dergleichen nicht bei den peripheren Effekten. So erklärt sich, dass Patienten nach längerem Gebrauch gewöhnlich immer höhere Dosen eines Opioids benötigen, um denselben analgetischen Effekt zu erzielen, aber auch, dass das Risiko einer Atemdepression bei gleichbleibender Dosis über die Zeit abnimmt, während die Verstopfung aber weiterhin anhält und sich nicht verbessert.

In manchen Fällen werden Opioide, die als Tabletten eingenommen werden, mit dem Antagonisten Naloxon kombiniert eingenommen. Naloxon hebt die Wirkung von Opioiden wieder auf, da es ein kompetitiver Antagonist an Opioidrezeptoren (▶ Kap. 3 »Pharmakodynamik und Psychopharmaka«) ist, unterliegt jedoch einem hohen First-Pass-Effekt. Daher wird bei oraler Gabe Naloxon fast vollständig in der Leber abgebaut und ist kaum systemisch verfügbar. Naloxon wirkt somit als kompetitiver Hemmer vor allem peripher im Magen-Darm-Trakt. Hierdurch soll die störende Nebenwirkung Verstopfung abnehmen. Zusätzlich wird so das Missbrauchsrisiko vermindert. Wenn das Schmerzmittel beispielsweise durch Zermörsern von Tabletten und intravenöses Injizieren als Droge verwendet wird, würde Naloxon als Opiatrezeptor-Hemmstoff die euphorisierende Wirkung des Opioids verhindern.

Aufgrund ihrer euphorisierenden wie auch sedierenden und anxiolytischen Wirkung haben Opioide ein Abhängigkeitspotenzial und können missbräuchlich eingesetzt werden. Deshalb unterliegt die Verschreibung von Opioiden dem Betäubungsmittelgesetz (BtMG) (▶ Kap. 10 »Pharmakologische Beeinflussung von Schlafstörungen«). Ausnahmen gibt es beispielsweise für oral verabreichtes Tilidin, wenn es in retardierter Form in fester Kombination mit Naloxon eingesetzt wird, weil hierdurch das Missbrauchspotenzial sehr gering ist. Im Allgemeinen ist die Anflutungsgeschwindigkeit relevant für das Abhängigkeitsverhalten. Daher konsumieren Opioidabhängige diese Arzneimittel häufig intravenös. Das Abhängigkeitspotenzial der oralen Gabe ist bereits deutlich geringer.

12.3 Schmerzbehandlung

Schmerzen sollten behandelt werden. Was trivial klingt, ist nicht immer selbstverständlich. So werden sogar heute noch manchmal Patienten in ihren Schmerzen leiden gelassen, weil das medizinische Personal Sorge hat, die Patienten könnten von den Schmerzmitteln abhängig werden. Dies sollte nicht geschehen. Auch wenn es stimmt, dass Analgetika und insbesondere Opioide ein bedeutsames Abhängigkeitspotenzial vorzuweisen haben, so kann man durch die Planung und Gestaltung der Schmerztherapie das Abhängigkeitsrisiko bedeutend vermindern. Um das Missbrauchsrisiko gering und die Wirksamkeit hochzuhalten, ist es wichtig, einige Grundsätze in der Behandlung von Schmerzen von vorneherein in die Therapieplanung einzubeziehen (▶ Kap. 9 »Pharmakologie im Rahmen von Abhängigkeitserkrankungen«, ▶ Kap. 12.3.2).

12.3.1 Akute Schmerzen

Die Behandlung von akuten Schmerzen richtet sich nach der Schmerzintensität. Leichte bis moderate Schmerzen lassen sich mit Nicht-Opioid-Analgetika sehr gut behandeln. Sind die Schmerzen stärker, können auch Opioide in der Akutschmerztherapie eingesetzt werden (▶ Tab. 12.2). Ist ein Entzündungsgeschehen deutlich im Kontext des Schmerzes zu erkennen, profitieren Patienten durch Analgetika mit antiphlogistischer Wirkung (z. B. NSAR).

Für die Auswahl eines geeigneten Analgetikums bei akuten Schmerzen sind zudem das unterschiedliche Nebenwirkungsprofil und Besonderheiten bei Patienten zu beachten. Hierzu zählen beispielsweise Krankheiten, die Kontraindikationen darstellen oder Allergien. Zusätzlich kann die Art der Einnahme (Darreichungsform) und der benötigte Wirkeintritt entscheidend sein. Viele Bauchschmerzen wie beispielsweise Gallenkoliken gehen mit ausgeprägter Übelkeit und Erbrechen einher. Daher kann es schwierig sein, mit einer Tablette oder Tropfen (orale Darreichungsform) ausreichend Wirkung zu erzielen. In diesem Kontext bietet sich die Gabe von Schmerzmitteln beispielsweise als Kurzinfusion an (intravenös). Bei der Kurzinfusion wird der Wirkstoff über einen kurzen Zeitraum (z. B. 15 Minuten) intravenös infundiert. Hingegen wird bei der reinen intravenösen Gabe das Schmerzmittel komplett auf einmal gespritzt. Aufgrund der hohen Anflutungsgeschwindigkeit und dem sehr schnellen Wirkungseintritt ist diese Darreichung bis auf wenige Ausnahmen auf Notfälle und Narkosen beschränkt. Wann immer möglich sollte eine orale Gabe angestrebt werden.

12.3.2 Chronische Schmerzen

Je länger ein Schmerz anhält, umso mehr beeinflusst er die Lebensführung. In der Regel spricht man bei mindestens seit drei Monaten anhaltenden Schmerzen von chronischem Schmerz. Neben der physischen Komponente des Schmerzes kommen die anderen Dimensionen (psychisch, sozial, spirituell, ▶ Kap. 12.1.1) vermehrt zum

Tragen. Daher sollte die Therapie von chronischen Schmerzen immer multimodal und nicht ausschließlich medikamentös sein. Hierzu können beispielsweise Psycho-, Ergo- und Physiotherapie von großem Nutzen sein.

Die Auswahl eines Analgetikums zur Therapie von chronischen Schmerzen sollte prinzipiell nach denselben Prinzipien (analgetische Potenz/Schmerzintensität, eventuelle antiphlogistische Wirkung, Kontraindikationen, Nebenwirkungspotenzial, Wirkeintritt, Darreichungsform) wie die Therapie von akuten Schmerzen geschehen und damit auf die individuelle Situation zugeschnitten werden. Im Allgemeinen werden Grundsätze einer Empfehlung der World Health Organization (WHO) für die Tumorschmerztherapie übernommen: »by the mouth – by the clock – for the individual – with attention to detail« (▶ Abb. 12.1).

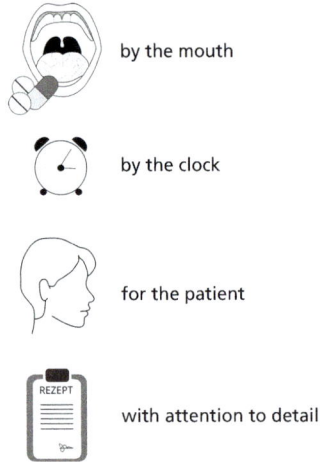

Abb. 12.1: Prinzipien der World Health Organization (WHO) für die Tumorschmerztherapie

Eine chronische Schmerztherapie sollte idealerweise oral (by the mouth), zu festen Zeiten (by the clock), auf die individuelle Situation des Patienten zugeschnitten (by the individual) und nachvollziehbar verschrieben sein (with attention to detail). Dies bedeutet, dass mit einer oralen Gabe und einer guten nachvollziehbaren Dokumentation der Schmerztherapie mit Namen der Arzneimittel und Indikation ein kompetenter Umgang des Patienten mit seiner Schmerztherapie geschaffen werden sollte (with attention to detail). Da in der Regel höhere Dosen zur Schmerzbehandlung benötigt werden, wenn die Schmerzen stark sind, sollte eine Schmerztherapie standardisiert zu festen Tageszeiten durchgeführt werden, sodass idealerweise, bevor die Schmerzen wieder stark sind, eine erneute Dosis des Analgetikums eingenommen wird (by the clock) (3). Hierfür eignen sich insbesondere retardierte Analgetika.

Da der Krankheitsverlauf (z. B. plötzliche Verschlechterung) oder das Tagesverhalten (z. B. erhöhte Anstrengung während der Körperpflege) immer wieder zu Schmerzspitzen, sogenannten Durchbruchschmerzen, führen kann, sollte jedem Patienten zusätzlich eine Bedarfsmedikation zur Verfügung gestellt werden. Anhand des Gebrauchs der Bedarfsmedikation kann zusätzlich kontrolliert werden, welche Dosierung der Grundtherapie benötigt wird.

Neuropathische Schmerzen

Neuropathische Schmerzen lassen sich kaum oder nur sehr schlecht mit Nicht-Opioid- oder Opioid-Analgetika behandeln. Es sollte immer versucht werden, diese Schmerzen bestmöglich ursächlich zu behandeln. Hierzu zählt beispielsweise eine optimale Einstellung einer Diabeteserkrankung bei diabetischer Neuropathie. Pharmakologisch werden zur gezielten Behandlung der neuropathischen Schmerzqualität die neueren, ursprünglich zur Behandlung von Epilepsien entwickelten Arzneistoffe Gabapentin und Pregabalin sowie trizyklische Antidepressiva (z.B. Amitriptylin, Clomipramin, Imipramin) oder in bestimmten Fällen das Antidepressivum Duloxetin eingesetzt (▶ Kap. 6 »Antidepressive Wirkstoffe, Therapie von Angststörungen«). Zudem stehen auch lokale (topische) pharmakologische Therapieansätze z.B. mit Lidocain-5%- oder Capsaicin-8%-Pflastern oder -Salben zur Verfügung. Neuropathische Schmerzen treten selten allein auf, sondern vielmals in Kombination mit nozizeptiven Schmerzen, sodass klinisch oftmals eine Kombinationstherapie mit anderen Analgetika erfolgt (4).

Tumorschmerzen

Die oben beschriebenen Grundprinzipien der Therapie chronischer Schmerzen gelten insbesondere für die Therapie von Tumorschmerzen (3). Oftmals reichen Nicht-Opioid-Analgetika allein nicht für die Analgesie bei Tumorschmerzen aus. Hier werden häufig je nach Bedarf schwache oder auch starke Opioide für die Dauertherapie notwendig. Auch sollte eine idealerweise orale Bedarfsmedikation um einen Wirkstoff mit schnellem Wirkeintritt ergänzt werden. Die orale Bedarfsmedikation gibt dem Patienten die Möglichkeit der selbstständigen Einnahme bei sogenannten Durchbruchschmerzen. Sollten ausgeprägte Übelkeit und Erbrechen oder Schluckstörungen, die im Rahmen der Tumorerkrankung und ihrer Behandlung durchaus auftreten, die orale Einnahme erschweren, gibt es auch alternative Darreichungsformen für die Selbstmedikation (z.B. Fentanyl als Nasenspray). Gleichsam kann auch die orale analgetische Dauertherapie bei Tumorerkrankungen problematisch sein, sodass manche, allerdings nur starke Opioide auch als transdermale Applikation zur Verfügung stehen (z.B. Buprenorphin- oder Fentanyl-Pflaster) (2).

Da auch die Nebenwirkungen der Opioide in der Dauertherapie auftreten, müssen regelhaft Strategien zur Behandlung dieser angewendet werden. Hierzu zählt neben der Behandlung von Übelkeit (z.B. mit Metoclopramid) oder Verstopfung (z.B. mit Laxantien) auch die Reaktion auf eine Opioidtoleranz durch Wechsel auf andere Wirkstoffe unter Berücksichtigung der Dosierung im Verlauf (sogenannte Opioidrotation) (2). Zusätzlich werden oft Koanalgetika angewendet. Koanalgetika sind nicht als Analgetika konzipiert, können aber positive Wirkung auf die Schmerzausprägung haben. Hierzu zählen neben Antidepressiva und Antiepileptika beispielsweise auch Kortikosteroide oder Bisphosphonate, die zum Beispiel bei Knochenschmerzen durch Abbau des Knochens bei Knochenmetastasen eingesetzt werden.

Nicht-Tumorschmerzen

Viele Nicht-Tumorerkrankungen können ebenfalls zu chronischen Schmerzen führen. Darunter fallen Rücken- und Gelenkschmerzen (beispielsweise bei Arthrose, Gelenkverschleiß), diabetische und nicht diabetische Polyneuropathien (Nervenschäden aufgrund von Diabetes oder anderen Erkrankungen) oder Morbus Parkinson. Lange wurde das WHO-Stufenschema, welches eigentlich spezifisch für die Tumorschmerztherapie gilt, einfach auch für die Behandlung von nicht tumorbedingten Schmerzen angewandt. Dies hat zur Folge, dass häufig über lange Zeit Opioide zur Schmerztherapie eingesetzt werden. So werden aktuell etwa 80 % aller Opioide in Deutschland bei Patienten *ohne* Tumorerkrankung verschrieben (5). Dies ist jedoch in den Leitlinien für die Schmerztherapie nicht mehr so vorgesehen, entspricht also nicht einer Leitlinien-gerechten Behandlung. Opioide sind bei chronischen Nicht-Tumorschmerzen nämlich nicht ausreichend wirksam. Ihr Nutzen scheint hier nur minimal über dem von Placebos zu liegen, bei deutlich höherem Nebenwirkungspotenzial. Gerade im Kontext chronischer Schmerzen scheinen die psychosozialen Faktoren des Schmerzes (▶ Kap. 12.1.1) eine große Rolle zu spielen. Dem entsprechend wird eine multimodale Therapie empfohlen. Insbesondere Opioide sollten erst eingesetzt werden, wenn nicht medikamentöse Therapieoptionen bereits versucht und optimiert wurden. Auch ist die pharmakologische Therapie mit Opioiden auf Patienten zu beschränken, bei denen eine körperliche Ursache des Schmerzes zumindest teilweise bekannt ist und daher von einem relevanten somatischen Anteil des Schmerzes auszugehen ist. Werden Opioide eingesetzt, so sollten diese nur unter engmaschiger Evaluation des Therapieeffekts und für maximal sechs Monate eingesetzt werden (6). Für die Therapie von Nicht-Tumorschmerzen sind andere Optionen wie die Psychotherapie umso bedeutsamer.

> **Take-Home-Message**
>
> - Schmerz setzt sich dem Total Pain-Konzept folgend aus einer somatischen, psychischen, sozialen und spirituellen Komponente zusammen.
> - Pharmakologisch lässt sich nur der somatische Schmerz behandeln.
> - Im Rahmen eines akuten Schmerzes können Nicht-Opioid-Analgetika oder auch Opioide eingesetzt werden. Die analgetische Potenz, Darreichungsform, der Wirkeintritt und das Nebenwirkungspotenzial sind für die Auswahl des geeigneten Analgetikums bedeutsam.
> - Chronische Schmerzen sollten multimodal behandelt werden.

- Pharmakologisch sollte die Behandlung des chronischen Schmerzes Empfehlungen der WHO folgen. By the mouth, by the clock, for the patient, with attention to detail.

Literatur

1. Raja SN, Carr DB, Cohen M, Finnerup NB, Flor H, Gibson S, et al. The revised International Association for the Study of Pain definition of pain: concepts, challenges, and compromises. Pain. 2020;161(9):1976–82.
2. Leitlinienprogramm Onkologie (Deutsche Krebsgesellschaft, Deutsche Krebshilfe, AWMF). Palliativmedizin für Patienten mit einer nicht-heilbaren Krebserkrankung, Langversion 2.2, 2020, AWMF-Registernummer: 128/001OL, https://www.leitlinienprogramm-onkologie.de/leitlinien/palliativmedizin/ (abgerufen am 27. November 2022).
3. WHO guidelines for the pharmacological and radiotherapeutic management of cancer pain in adults and adolescents. Geneva: World Health Organization; 2018. Licence: CC BY-NC-SA 3.0. https://www.who.int/publications/i/item/9789241550390 (abgerufen am 29. November 2022).
4. Schlereth T. et al., Diagnose und nicht interventionelle Therapie neuropathischer Schmerzen, S2k-Leitlinie, 2019, in: Deutsche Gesellschaft für Neurologie (Hrsg.), Leitlinien für Diagnostik und Therapie in der Neurologie. Online: www.dgn.org/leitlinien (abgerufen am 29. November 2022).
5. Gerd Glaeske (Hg.) et al. Opioidreport 2022. socium Forschungszentrum Ungleichheit und Sozialpolitik. Bremen 2022 https://www.hkk.de/fileadmin/dateien/allgemeines_uebergeordnet/reports/gesundheitsreports/2022_hkk_gesundheitsreport_opioide_web.pdf. (abgerufen am 29. November 2022).
6. Häuser W, Bock F, Hüppe M, Nothacker M, Norda H, Radbruch L, et al. [Recommendations of the second update of the LONTS guidelines : Long-term opioid therapy for chronic noncancer pain]. Schmerz (Berlin, Germany). 2020;34(3):204–44.>tabs/>

13 Pharmakologische Aspekte bei Krebspatienten

Julia Carolin Stingl und Justyna Wozniak

Dieses Kapitel über die onkologischen Therapien soll angehenden Psychotherapeuten oder Psychotherapeutinnen eine Hilfestellung geben, die Grundprinzipien der medikamentösen Krebstherapie zu verstehen, um sie mit ihren Patienten optimal gestalten zu können.

Krebserkrankungen tragen zu etwa einem Viertel der Gesamtsterblichkeit in Deutschland und anderen westlichen Staaten bei. Die häufigste Krebserkrankung sowohl bei Frauen wie auch bei Männern ist der Lungenkrebs. Danach steht an zweiter Stelle bei den Frauen der Brustkrebs und bei Männern der Prostatakrebs. Den dritten Platz nehmen bei beiden Geschlechtern Darmkrebserkrankungen ein.

Aufgrund neuer Therapieentwicklungen und einer Vielzahl von Therapieansätzen war es in den letzten fünfzig Jahren möglich, bei nahezu allen Krebsarten die Fünfjahresüberlebensrate signifikant zu steigern. Eine Krebserkrankung ist somit eher von einer oftmals tödlichen zu einer chronischen Erkrankung geworden, die jedoch häufig zu Einschränkungen der Lebensqualität bei den Betroffenen führt.

13.1 Mögliche Arten der Krebstherapie

Um Patienten mit Krebserkrankungen verstehen und therapeutisch begleiten zu können, ist es wichtig, sich klarzumachen, dass bei diesen Erkrankungen ein breites Spektrum an Therapieformen zur Anwendung kommen kann. Die Arzneimitteleinnahme ist dabei nur eine mögliche Therapieform. Die chirurgische Entfernung des Tumors, Strahlentherapie oder die Behandlung mit radioaktiven Substanzen, die sogenannte Radionuklidtherapie, sind Therapieverfahren, die bei Krebserkrankungen zum Einsatz kommen und die für den Patienten oft eine große Herausforderung darstellen.

Bei einigen Krebserkrankungen, insbesondere bei Blutkrebs, muss eine Transplantation von Knochenmark oder Blutstammzellen erfolgen. Auch physikalische Therapien, wie zum Beispiel eine Erhöhung der Gewebetemperatur, Hyperthermie-Therapie genannt, gehören zum Spektrum der Therapieformen bei Krebserkrankungen. Bei all diesen Therapien leiden die Patienten an starken Beeinträchtigungen und Nebenwirkungen, weshalb in der Regel immer noch eine sogenannte supportive Therapie hinzukommt, die dazu dient, die eigentliche Therapie erträglicher zu

13.1 Mögliche Arten der Krebstherapie

machen. Eine Übersicht über die verschiedenen Möglichkeiten der Krebstherapie ist in ▶ Abb. 13.1 zu finden.

Zu den Arzneimitteltherapien gehört die klassische Chemotherapie, aber auch die sogenannte zielgerichtete oder personalisierte Therapie. Bei letzterer werden oft neue und innovative Therapeutika zum Einsatz gebracht, wie z. B. die Nutzung von Antikörpern oder eine Therapie mit genetisch veränderten Immunzellen (Gentherapie). Neben der eigentlichen auf Abtötung von Tumorzellen ausgerichteten Therapie wird häufig eine sogenannte Immuntherapie, zielgerichtet auf eine Verstärkung des körpereigenen Immunsystems zur besseren Erkennung und Vernichtung von Tumorzellen im Körper, durchgeführt.

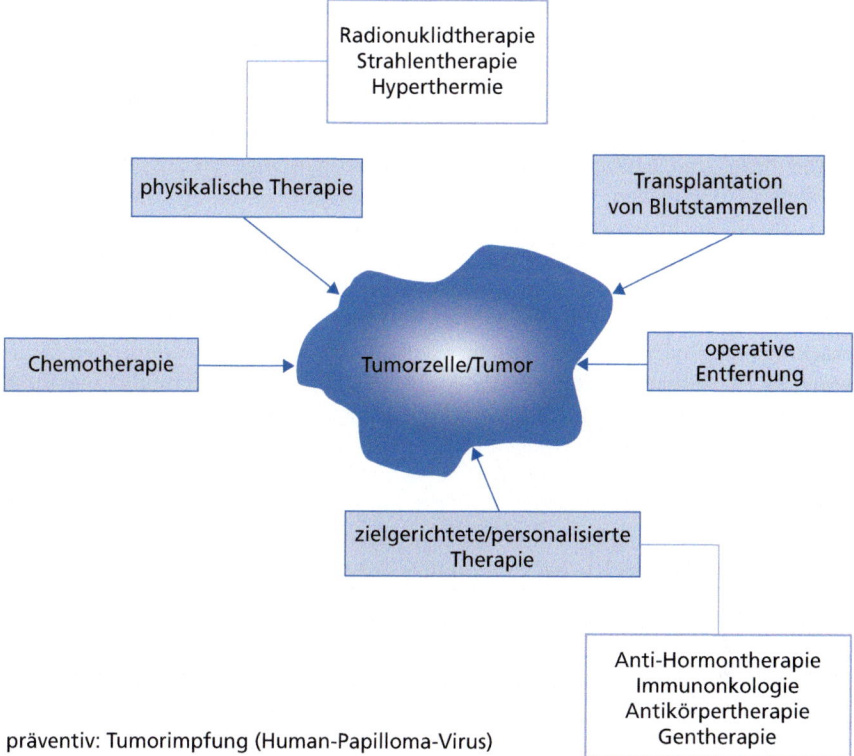

Abb. 13.1: Zusammenfassung der verschiedenen Methoden zur Krebstherapie. Zur Vollständigkeit wurde auch die Möglichkeit zu vorbeugenden Krebs-Impfung (z. B. beim Human-Papilloma-Virus mit aufgenommen).

Auch wenn man für die psychotherapeutische Begleitung von Patientinnen und Patienten mit Krebserkrankungen kein pharmakologisches Wissen benötigt, so ist es dennoch wichtig und hilfreich, die Grundsätze der Krebstherapie zu verstehen, um zu wissen, wie der Patient oder die Patientin optimal unterstützt werden kann, um die Herausforderungen oder Folgen einer Krebstherapie gut annehmen und durchstehen zu können. Im Folgenden werden die unterschiedlichen medikamentösen Therapiearten in der Behandlung von Krebserkrankungen vorgestellt.

13.2 Chemotherapie

Zunächst soll in die klassische Chemotherapie eingeführt werden, da es sich hierbei um eine der häufigsten Therapieformen bei Krebserkrankungen handelt. Bei Tumorarten, bei denen die chirurgische Entfernung oder die Heilung der Erkrankung mit anderen Methoden nicht möglich ist, wird in der Regel eine sogenannte Chemotherapie verabreicht. Dies ist eine Therapie aus mehreren Arzneimitteln, die von verschiedenen Angriffspunkten aus die Zellteilung und damit die unkontrollierte Vermehrung von Tumorzellen verhindern. Die hierbei zum Einsatz kommenden Arzneimittel sind häufig aus pflanzlichen Giftstoffen abgeleitet. Zellen, die sich besonders schnell teilen, werden durch diese Arzneimittel attackiert. Leider können die Giftstoffe nicht zwischen Tumorzellen und gesunden Zellen unterscheiden. Die Zellteilung wird in allen Zellen mit hoher Zellteilungsrate behindert. Dies erklärt die starken Nebenwirkungen, die unter Chemotherapie auftreten. Gesunde Zellen mit hoher Teilungsrate finden sich in unserem Körper insbesondere im Knochenmark, im Magen-Darm-Trakt, in den reproduktiven Organen sowie in den Haarwurzeln. Die Einnahme von Arzneimitteln im Rahmen der Chemotherapie führt dadurch zu den bekannten Nebenwirkungen auf die Blutbildung (Knochenmark), auf die Schleimhäute im Magen-Darm-Trakt, auf die Fortpflanzungsfähigkeit (Keimzellen) sowie zu Haarausfall.

Es ist wichtig, das Therapieziel einer Chemotherapie zu kennen. Hierfür werden in der Medizin lateinische Ausdrücke verwendet. Unter *kurativ* versteht man eine Therapie, die zum Ziel hat, die Erkrankung zu heilen. Hierbei werden häufig hohe Dosierungen und viele Therapiezyklen verwendet, um sämtliche Tumorzellen zu zerstören. Leider haben diese Therapien meist starke Nebenwirkungen, da die sogenannte therapeutische Breite der eingesetzten Arzneimittel gering ist. Unter therapeutischer Breite versteht man die Höhe der Dosierung, die eingenommen werden kann, sodass ein Arzneimittel noch keine unerträglichen Nebenwirkungen macht, aber bereits wirksam ist. Bei einem kurativen Therapieansatz müssen oft hohe Dosierungen eingesetzt werden, die bereits Nebenwirkungen verursachen.

Bei einem palliativen Therapieansatz wird eine Chemotherapie vorwiegend dazu eingesetzt, um das Leben des Patienten oder der Patientin zu verlängern und das Leiden an den Symptomen der Erkrankung zu verringern. Hier werden häufig niedrigere Dosierungen eingesetzt, um die Lebensqualität nicht noch zusätzlich durch schwere Nebenwirkungen zu beeinträchtigen.

Auch in der zeitlichen Reihenfolge, in der z. B. eine Krebsoperation und eine Chemotherapie erfolgen, gibt es Unterschiede. Unter adjuvant oder neoadjuvant versteht man eine Chemotherapie, die in Kombination mit einer chirurgischen Therapie zu einem optimalen Behandlungsergebnis führen soll. Dabei wird bei adjuvanter Therapie zunächst operiert und im Anschluss eine Chemotherapie durchgeführt, bei neoadjuvanter Therapie erfolgt die Behandlung in umgekehrter Reihenfolge. Man kann so entweder übrig gebliebene Tumorzellen nach der Operation abtöten oder einen großen Tumor zunächst medikamentös verkleinern, sodass er anschließend besser zu operieren ist.

Die Entscheidung, welche Therapieformen zu welchem Zweck wann durchgeführt wird, wird in der Krebstherapie durch ein interdisziplinäres Team getroffen. In der Regel wird bei einem Treffen von Chirurgen, Radiologen, Nuklearmedizinern sowie Onkologen jeder einzelne Tumorpatient gemeinsam besprochen und ein individuelles Vorgehen für die optimale Behandlung des Patienten oder der Patientin festgelegt.

Abgesehen von den oben beschriebenen Therapiezielen erfolgt eine Chemotherapie immer nach den gleichen Prinzipien. Da pro verabreichter Dosis immer nur ein gewisser Anteil der Tumorzellen abgetötet wird, werden die Dosierungen (auch Zyklen genannt) mehrfach wiederholt, um so eine möglichst vollständige Bekämpfung des Tumors zu erreichen. Die Anzahl der Wiederholungszyklen ist dabei für die Wirksamkeit der Therapie von hoher Bedeutung. Wenn zu wenige Zyklen durchlaufen werden können, beispielsweise weil ein Patient starke Nebenwirkungen bekommt, steigt die Gefahr, dass nicht alle Tumorzellen erreicht werden und sich damit eine Resistenzentwicklung einstellt. Dazu muss man wissen, dass Tumoren nicht aus gleichartigen Zellen bestehen, sondern meist auch Zelltypen enthalten, die sich wenig oder selten teilen. Um auch diese Tumorzellen abzutöten, müssen diese in Zellteilung kommen. Die Wahrscheinlichkeit für einen Treffer der sich langsam teilenden Zellen steigt mit der Anzahl der Chemotherapiezyklen. Abgetötete Tumorzellen setzen zudem Signale frei, die die körpereigene Immunantwort aktivieren. Somit ist auch eine Therapie, die lediglich zu einer Abtötung eines Teils der Tumorzellen führt, dennoch wirksam, da die Aktivierung der körpereigenen Immunantwort zu einer besseren Erkennung und Elimination der Tumorzellen führt.

Um die Nebenwirkungen für die zu behandelnden Personen auf einem erträglichen Niveau zu halten, wird in klinischen Studien genau untersucht, wie viele Zyklen unbedingt gegeben werden müssen, um die beste Wirksamkeit gegen die Tumorerkrankung zu erreichen. So konnte man beispielsweise bei Darmkrebs zeigen, dass drei Zyklen einer bestimmten Chemotherapie bei Patienten zu den gleichen Überlebensrate führten wie sechs Zyklen derselben Therapie. Bei den sechs Zyklen hatten die Patienten jedoch signifikant häufiger unter Schmerzen und Störungen der Sinneswahrnehmung zu leiden als bei drei Zyklen (1). Eine solche Studie deutet an, dass bei Patienten, für die diese Nebenwirkungen besonders belastend sind, eine geringere Anzahl an Zyklen zur gleichen Wirksamkeit führen kann. Dabei ist es wichtig, dass für jede einzelne Therapie die Anzahl der notwendigen Zyklen in klinischen Studien untersucht wird, um die optimale Wirksamkeit bei erträglichen Nebenwirkungen zu gewährleisten.

13.3 Zellgifte als Arzneimittel für die Chemotherapie

Es gibt verschiedene Arzneimittel, die bei einer Chemotherapie eingesetzt werden können. Deren Herkunft und Entdeckung sollen im Folgenden erläutert werden.

Manche Substanzen sind als Zellgifte schon lange bekannt. Dazu zählen zum Beispiel Abkömmlinge des Senfgases, die als chemische Kampfstoffe entwickelt wurden. Hierzu zählen die sogenannten Stickstoff-Lost(N-Lost)-Derivate (nach der Synthese von **Lo**mmel und **St**einkopf), die im Ersten und Zweiten Weltkrieg als Kampfgas eingesetzt wurden. Ab 1930 wurden sie dann als Arzneimittel zur Entfernung von Hautwarzen topisch eingesetzt. In der Chemotherapie finden sie als Substanzen (Bendamustin, Cyclophosphamid, Ifosfamid, Melphalan, Chlorambucil) noch heute Verwendung.

Daneben gibt es Zellgifte, die aus Pflanzen gewonnen werden. Eine der hier bekannteren Pflanzen ist die Eibe, aus deren Gift die Arzneimittel Paclitaxel und Docetaxel entwickelt wurden. Diese sogenannten Taxane werden bei vielen Krebsarten, zum Beispiel auch bei Brustkrebs, verwendet. Manche Chemotherapiewirkstoffe entdeckte man durch die Untersuchung von Bakterien. Dazu gehören zum Beispiel die Anthrazykline (Daunorubicin, Doxorubicin oder Epirubicin), die aus Bakterien (Streptomyces) isoliert werden (▶ Tab. 13.1).

Tab. 13.1: Übersicht über die verschiedenen in der Chemotherapie zum Einsatz kommenden Zellgifte

Zellgift	Mechanismus	Herkunft
Alkylantien	Zerstörung der DNA	Synthetische Substanzen (Kampfgas)
Antimetaboliten	Einbau falscher DNA-Bausteine	Synthetische Substanzen
Mitosehemmstoffe	Hemmung der Zellteilung	Pflanzeninhaltsstoffe
Topoisomerasehemmer	Hemmung der Zellteilung	Pflanzeninhaltsstoffe
Zytostatisch wirksame Antibiotika	Anhalten des Zellteilungszyklus	Produkte des Bakterienstoffwechsels

13.4 Zellgifte wirken auf alle Zellen

Allen diesen Substanzen, egal woraus sie gewonnen werden oder wie sie entdeckt wurden, ist gemeinsam, dass sie auf die Zellteilung einwirken. Damit führen all diese Wirkstoffe zu ähnlichen Nebenwirkungen. Da sie unspezifisch auf schnellteilende Zellen im Körper wirken, wirken sie zwar bevorzugt auf Tumorzellen, haben aber zugleich Nebenwirkungen auf die Zellen und Organe im Körper, die auch eine schnelle und häufige Zellteilung benötigen. Durch die gezielte Art der Verabreichung der Therapie (z. B. als Infusion direkt in den Blutkreislauf, in hoher Dosierung über kurze Zeit) wird darauf abgezielt, die Nebenwirkungen auf gesunde Körperzellen möglichst gering zu halten. Dennoch treten Nebenwirkungen an Organen und Körperzellen mit besonders hoher Zellteilung auf. So kommt es zu einer Unterdrückung der Blutbildung im Knochenmark, welches besonders viele schnell teilende Zellen besitzt, da alle Blutzellen im menschlichen Körper häufig erneuert werden müssen. Im Knochenmark sind auch Zellen, die wichtig für unser Immunsystem sind. Menschen, die eine Chemotherapie erhalten, sind deshalb besonders anfällig für Infektionen, da die Produktion an Blutzellen, welche das Immunsystem braucht, durch die Chemotherapie erschwert wird.

Auch unsere Haarfollikel besitzen Zellen, die sich häufig teilen. Aus diesem Grund gehen bei manchen Chemotherapien sämtliche Haare verloren, die jedoch wieder nachwachsen, sobald die Chemotherapie beendet ist. Auch die Schleimhäute unseres Magen-Darm-Traktes müssen sich immer wieder erneuern und unterliegen deshalb einer häufigen Zellteilung. Die Zerstörung von Zellen der Magen- und Darmschleimhaut führt dazu, dass Botenstoffe freigesetzt werden, die zu Übelkeit und Erbrechen führen. Um die durch diese Botenstoffe ausgelöste Übelkeit und das Erbrechen zu vermindern, müssen zusätzliche Medikamente gegen Chemotherapie-induziertes Erbrechen eingenommen werden. Darüber hinaus kommt es an Schleimhäuten aufgrund der Chemotherapie häufig zu Entzündungen, was eine schmerzhafte und unangenehme Nebenwirkung darstellt.

Durch die Beeinträchtigung des Immunsystems stellen die Nebenwirkungen, die das Knochenmark betreffen, eine besondere Gefahr dar. Da die Patienten häufig vor einer Infektion geschützt werden müssen, kann eine Isolation des Patienten bzw. der Patientin nötig sein. Deshalb ist es wichtig, zu Beginn der Therapie abzuschätzen, wann Nebenwirkungen voraussichtlich auftreten und wann diese ihren Höhepunkt in der Schwere erreichen. Patienten, die mit einer starken Beeinträchtigung der Blutbildung im Knochenmark durch die Chemotherapie rechnen müssen, werden für den Zeitraum des Tiefstwertes häufig im Krankenhaus behandelt und von anderen Menschen isoliert. Dieser Zeitraum kann bei verschiedenen Therapien unterschiedlich liegen. Manche Arzneistoffe führen zu einer verzögert eintretenden Hemmung der Blutbildung und Beeinträchtigung des Immunsystems, andere zu einem schnellen Abfall der Blutzellen. In der Regel wird dies vorher genau geplant und eine sogenannte supportive Therapie angesetzt, die dazu führt, dass die Blutbildung nach Ende der Chemotherapiezyklen möglichst schnell wieder in Gang kommt. Da diese Nebenwirkungen für die Patientinnen und Patienten höchst beeinträchtigend sein können, ist es wichtig, bei der psychotherapeutischen Begleitung von Krebspatienten über die Therapiegestaltung und die Nebenwirkungen informiert zu sein. So können die Patienten besser darin unterstützt werden, die Zeit der Chemotherapie und die damit verbundenen Beeinträchtigungen zu durchstehen.

Übelkeit oder Chemotherapie-induziertes Erbrechen ist stark von der zur Behandlung verwendeten Substanz abhängig. Durch präventive Gabe von Arzneimitteln, die gegen die Übelkeit und das Erbrechen wirken (Antiemetika), soll von vorneherein verhindert werden, dass Patienten nach einer Chemotherapie erbrechen müssen. Dies ist besonders wichtig, da Erinnerungen an Übelkeit und Erbrechen häufig zu Kernerinnerungen werden und der bloße Anblick der Chemotherapie und die damit verbundene Assoziation Auslöser für erneutes Erbrechen sein können. Um diese Konditionierung erst gar nicht aufkommen zu lassen, werden nach Leitlinien antiemetische Medikamente eingesetzt, schon bevor Übelkeit oder Erbrechen auftritt.

Leider führen Zellgifte, die die Zellteilung behindern, häufig zu Veränderungen in der genetischen Zellinformation (DNA). Dieses auch als Mutagenität bezeichnete Phänomen führt zu Langzeitfolgen, die die Entstehung von neuen Tumorerkrankungen begünstigen. Durch fehlerhafte Zellteilung können sekundäre Tumorerkrankungen entstehen, wie zum Beispiel Leukämien oder Tumore anderer Organe. Daher ist es wichtig, dass Patienten auch lange Zeit nach einer Chemotherapie beobachtet werden, um so das mögliche Auftreten von sekundären Krebserkrankungen möglichst früh diagnostizieren und verhindern zu können.

Neben den Wirkungen auf die Zellteilung haben Arzneimittel, die zur Chemotherapie eingesetzt werden, auch eine Vielzahl von anderen zum Teil schweren Nebenwirkungen. Dies kann einzelne Organe betreffen, wie zum Beispiel das Herz, das Nervensystem, die Niere oder auch das Immunsystem. Auch die Keimzellen sind von schwerwiegenden Nebenwirkungen betroffen. Da nach manchen Therapien von einer vorübergehenden oder auch dauerhaften Sterilität ausgegangen werden muss, werden vor Beginn der Therapie häufig Keimzellen entnommen und eingefroren. Diese können zu einem späteren Zeitpunkt bei Kinderwunsch eingesetzt werden. Deshalb ist es in der Behandlung von Patienten mit Krebserkrankungen wichtig, vorab über mögliche auftretende Nebenwirkungen und Langzeitfolgen zu sprechen.

13.5 Die 4 P's der personalisierten Krebstherapie

Eine Chemotherapie ist immer eine Kombination mehrerer unterschiedlich angreifender Wirkstoffe. Der Vorteil der Kombinationstherapie liegt darin, dass über unterschiedliche Angriffspunkte eine synergistische Wirkung erzielt werden kann. Zudem werden Therapieresistenzen vermieden, da Tumorzellen über unterschiedliche Angriffspunkte eliminiert werden. Dabei wird zudem die Tatsache ausgenutzt, dass das körpereigene Immunsystem in der Lage ist, Zellen, die als fremd erkannt werden, abzutöten. Tumorzellen sind in der Lage, sich als körpereigene Zellen zu tarnen und können diesen Mechanismus umgehen. Wenn durch eine Chemotherapie jedoch viele Tumorzellen zerstört werden, führt dies zur Freisetzung von Botenstoffen, die wiederum das Immunsystem befähigen, die Zellreste zu beseitigen. Dadurch werden Tumorzellen erkennbar und die Elimination durch das eigene Immunsystem wird verstärkt. Aus diesem Grund wird in der modernen Krebstherapie für jeden Patienten ein onkologisches Gesamttherapiekonzept erarbeitet, welches die synergistischen Wechselwirkungen zwischen unterschiedlichen Therapieansätzen berücksichtigt und optimal ausnutzt.

Ein Krebsbehandlungskonzept ist immer spezifisch auf die Besonderheiten des Patienten zugeschnitten. Dies wird auch deutlich an den sogenannten vier P's der personalisierten Therapie bei Krebserkrankungen: die Therapie wird *präzise*, d.h. hinsichtlich der Besonderheiten des Tumors ausgewählt. Die Therapie ist *personalisiert* auf die Besonderheiten des Patienten abgestimmt. Die Therapie wird *partizipativ*, d.h. teilhabend unter aktiver Mitwirkung des Patienten durchgeführt. Schließlich ist die Therapie am Krankheitsverlauf orientiert und nimmt die Weiterentwicklung der Erkrankung vorweg, d.h. sie wird *präventiv* durchgeführt (▶ Abb. 13.2) (2).

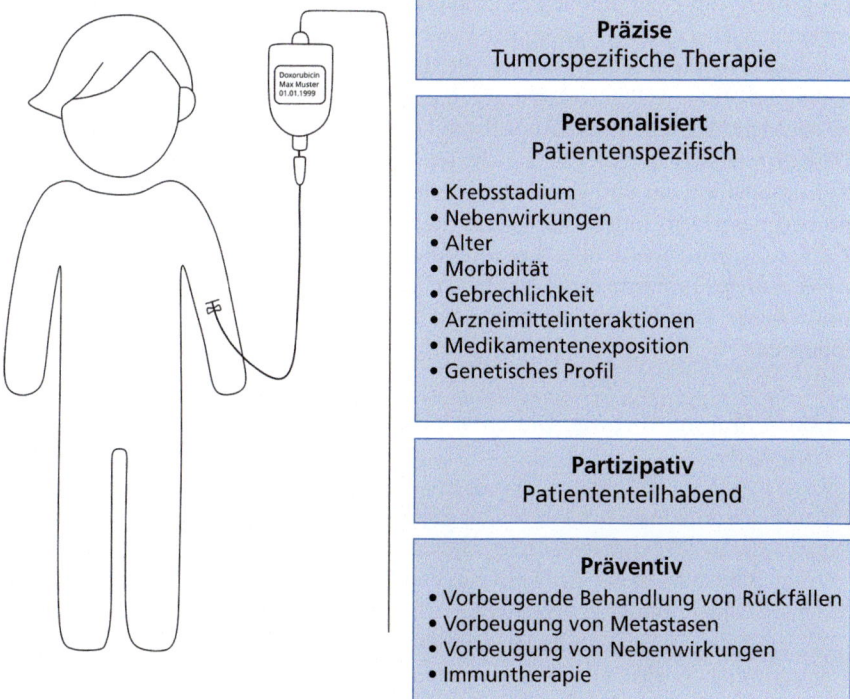

Abb. 13.2: Darstellung der 4P's in der personalisierten Krebstherapie

13.6 Zielgerichtete (Targeted) Arzneimittel

Für die zielgerichtete Behandlung einer Tumorerkrankung gibt es neben der Chemotherapie weitere Arzneimittel, die spezifisch auf Eigenschaften der Tumorzellen ausgerichtet sind. Häufig sind diese Arzneimittel sogenannte Antikörpertherapien, die auf Schlüsselproteine, also Eiweißstoffe ausgerichtet sind und die Identifizierung von Tumorzellen ermöglichen. Da Tumoren jedoch heterogene Zell-Populationen darstellen, sind auch zielgerichtete Wirkstoffe nicht in der Lage, einen Tumor vollständig zu zerstören. Außerdem entwickeln sich Tumore aufgrund ihrer häufigen Zellteilung schnell weiter und verändern dadurch ihre Merkmale über die Zeit. Dies alles führt dazu, dass sich gegen zielgerichtete Therapien Resistenzen ausbilden können.

Da diese Resistenzbildung bereits in klinischen Studien beobachtet wurde, werden auch bei präzisen Therapien von vornherein mehrere Zellmerkmale gleichzeitig anvisiert. Ein Beispiel ist aus den klinischen Studien zur Therapie des schwarzen Hautkrebses (Melanom) abzuleiten (3). Hier wurde beobachtet, dass Hautkrebs, der am ganzen Körper zu dunklen Flecken geführt hatte, nach Einnahme einer gezielt wirkenden Therapie vollständig von der Hautoberfläche verschwunden war. Nach 4–6 Wochen waren jedoch wieder alle dunklen Flecken zurückgekehrt. Dies lag daran, dass Tumorzellen resistent gegen die zielgerichtete Therapie wurden, indem sie das Merkmal, welches der Angriffspunkt für die Therapie war, nicht mehr trugen. Deshalb setzt man bei einer zielgerichteten Tumortherapie meist mehrere Wirkstoffe in Kombination ein und versucht zu verhindern, dass die Zellen Resistenzmechanismen ausbilden, indem sie andere Signalwege der Zellteilung aktivieren. Die Zellteilung wird meist über Enzyme, die Tyrosinkinasen heißen, gesteuert. Die zielgerichtete Tumortherapie beinhaltet eine Vielzahl unterschiedlicher Hemmstoffe dieser Tyrosinkinasen-vermittelten Zellteilungswege (sog. Tyrosinkinase-Inhibitoren).

> **Exkurs Pharma-Historie: Die Entwicklung des ersten tumorspezifischen Wirkstoffs**
>
> Da die Tyrosinkinase-Inhibitoren als größte Klasse der zielgerichteten Krebstherapie eine so wichtige Bedeutung erlangt haben, soll hier die Entwicklung des ersten Wirkstoffs dieser Art kurz dargestellt werden. Die Entwicklung geschah anhand einer Blutkrebserkrankung, der chronisch myeloischen Leukämie (CML). Bereits in den 1960er Jahren war aufgefallen, dass unter mikroskopischer Betrachtung der aus Blutzellen gewonnen Chromosomen bei CML-Patienten ein von der Form abweichendes Chromosom Nr. 22 zu erkennen war. Im Jahr 1973 konnte dieses Phänomen aufgeklärt werden: Anscheinend hatte sich ein Teil des Chromosoms Nr. 9 an das Chromosom Nr. 22 geheftet. Diese sogenannte Translokation konnte die merkwürdige Form des abnormen Chromosoms Nr. 22 erklären. In den 1980er Jahren wurde dann die genetische Folge dieser Variante aufgeklärt. Es kommt zur Aktivierung eines Onkogens. Das Onkogen führt zur Produktion eines abnormen Eiweißstoffs, welcher wiederum Ursache für die Krebsentstehung war. Bereits in den 1990er Jahren wurde damit begonnen, an Arzneimitteln gegen diesen onkogenen Eiweißstoff zu forschen. Ende des letzten Jahrhunderts wurden klinische Studien begonnen, die eine komplette Zerstörung aller durch den Krebs veränderten Blutzellen bei Patienten erreichen

> konnten. Somit konnte bereits im Mai 2001 das erste Arzneimittel, auf den Markt gebracht werden, welches zielgerichtet auf einen von einem Tumor gebildeten Eiweißstoff und gegen die damit verbundene krebsverursachende Auswirkung gerichtet war. Trotz dieses großen Erfolgs und der erstmaligen Zulassung einer zielgerichteten, auf die Besonderheiten von Tumorzellen wirkenden Therapie konnte die Erkrankung damit nicht geheilt werden. Dies liegt daran, dass sich Tumorzellen nach der Behandlung wiederum verändern und den ursprünglichen Angriffspunkt eben nicht mehr zeigen. Es kommt zu einer Resistenzentwicklung gegenüber der zielgerichteten Therapie. Weiter erschwerend ist auch, dass man es bei dieser Blutkrebserkrankung mit Tumorstammzellen zu tun hat, die nicht häufig in Teilung eintreten, jedoch nach langer Zeit der Ruhe plötzlich zu einem erneuten Ausbrechen der Leukämie führen können.

13.7 Immunonkologie

Die neuesten onkologischen Therapieformen betreffen die Immuntherapie. Sie sollen das körpereigene Immunsystem befähigen, Tumorzellen als Fremdzellen zu erkennen und abzutöten. Dazu muss der Trick überwunden werden, den Tumorzellen anwenden, um das körpereigene Immunsystem zu täuschen. Tumorzellen nutzen dabei Signalstoffe, die das Immunsystem täuschen, indem sie den sogenannten Immuncheckpoint verändern. Der Immuncheckpoint wird von Zellen unseres Immunsystems überprüft und dient dazu, fremde Zellen oder Merkmale zu erkennen und zu eliminieren. Die Veränderung des Immuncheckpoints durch Tumorzellen führt dazu, dass diese nicht als Fremdzellen erkannt werden. Antikörper gegen den Immuncheckpoint, die als Therapie eingesetzt werden, führen zur Aufhebung des immunsupprimierenden Effekts durch den Tumor, sodass die Tumorzellen wieder als solche für das Immunsystem erkennbar werden. Diese Medikamente werden auch Immuncheckpoint-Inhibitoren genannt.

Daneben gibt es noch eine weitere neue Therapieform, wie eine genetische Therapie, bei der Immunzellen so verändert werden, dass sie Tumorzellen spezifisch erkennen können. Dazu müssen dem Patienten Immunzellen über eine Blutspende entnommen werden. Diese Zellen werden dann genetisch verändert, sodass sie auf die Merkmale des körpereigenen Tumors trainiert werden. Anschließend werden die veränderten Immunzellen wieder in das Blutsystem infundiert. Die Immunzellen werden dabei gentechnisch mit einem Sensor (Chimeric Antigen Receptor, CAR) für ein Oberflächenmolekül des Tumors bestückt. Benannt nach dem Sensor und den Immunzellen heißt diese Therapie CAR-T-Zelltherapie.

Viele Arten dieser CAR-T-Zelltherapien sind derzeit in der klinischen Erprobung. CAR-T-Zellen können mit verschiedensten Oberflächenmolekülen von unterschiedlichen Tumorarten ausgestattet werden, sodass diese in Zukunft bei unterschiedlichen Krebserkrankungen zum Einsatz kommen werden.

13.8 Berücksichtigung der Patienten-Genotypen

Für die Wahl der Therapie sind jedoch nicht nur die Tumoreigenschaften von Bedeutung, sondern auch die Eigenschaften und Besonderheiten der Patienten müssen miteinbezogen werden. Ein Beispiel soll dazu dienen, die personalisierte Vorgehensweise bei der Therapieentscheidung zu verdeutlichen: Patientinnen mit einer

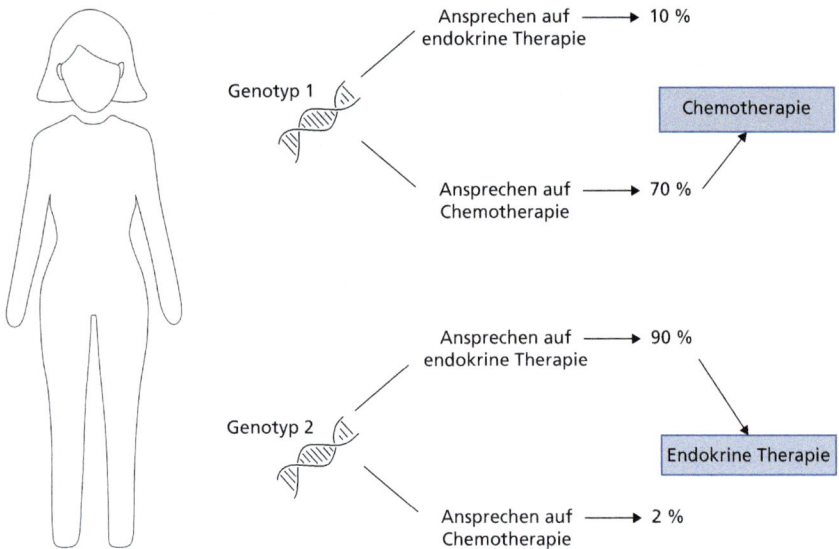

Abb. 13.3: Darstellung des Einflusses des Genotyps auf die Wahl der Behandlung bei einer Brustkrebspatientin

bestimmten Art von Brustkrebs werden vor der Therapie einem genetischen Test unterzogen, der das Ansprechen auf eine Chemotherapie oder auf eine endokrine Therapie vorhersagt. Die endokrine (= auf das Hormonsystem ausgerichtete Therapie) besteht dabei aus Arzneimitteln, welche den Östrogenspiegel senken und dadurch ein Wiederauftreten von Brustkrebs verhindern. Je nach Testergebnis wird entschieden, eine Chemotherapie durchzuführen oder eine alleinige endokrine Therapie zu bevorzugen. Die Aussagekraft dieser genetischen Testung basiert auf einer Vielzahl klinischer Studien und Untersuchungen, die gezeigt haben, dass Patientinnen mit einem bestimmten genetischen Profil schlecht oder gar nicht von einer bestimmten Therapie profitieren. Umgekehrt gibt es genetische Profile, die dazu führen, dass eine Hormontherapie eine besonders gute Wirkung zeigt und somit eine belastende nebenwirkungsreiche Therapie, wie sie die Chemotherapie darstellt, unnötig macht (▶ Abb. 13.3).

Für die Begleitung von Krebspatientinnen und -patienten ist daher ein gewisses Grundwissen über die therapeutischen Möglichkeiten und deren Bedeutung für die Bekämpfung der Erkrankung, aber auch für Lebensqualität der Patientinnen und Patienten von Nutzen. Dies hilft, Beeinträchtigungen oder unerwünschte Therapiewirkungen einzuordnen und evtl. zu vermeiden oder in ihrem Erfahren für die Patienten besser erträglich machen zu können. Eine gute Orientierung darüber, welche Therapie bei welchem Stadium der Erkrankung gerade zum Einsatz kommt, ist sowohl für Patientinnen und Patienten als auch für die begleitenden Menschen und Angehörigen wichtig, um dem Patienten optimale Fürsorge und Unterstützung geben zu können.

> **Take-Home-Message**
>
> - Chemotherapeutika hemmen die Zellteilung insbesondere schnell teilender Zellen (sowohl Normalzellen als auch Tumorzellen).
> - Chemotherapien werden immer als Kombination mehrerer Substanzen und in einer Folge von Zyklen über längere Zeit verabreicht.
> - Die Nebenwirkungen der Krebstherapie sollten vorausschauend minimiert werden und die Patienten darauf vorbereitet werden.
> - Vier P's als Prinzipien der modernen Krebstherapie: personalisiert, präventiv, partizipativ und präzise.

Literatur

1. Iveson TJ, Kerr RS, Saunders MP, Cassidy J, Hollander NH, Tabernero J, et al. 3 versus 6 months of adjuvant oxaliplatin-fluoropyrimidine combination therapy for colorectal cancer (SCOT): an international, randomised, phase 3, non-inferiority trial. Lancet Oncol. 2018;19(4):562–78.
2. Flores M, Glusman G, Brogaard K, Price ND, Hood L. P4 medicine: how systems medicine will transform the healthcare sector and society. Personalized medicine. 2013;10(6):565–76.
3. Eisen T, Ahmad T, Flaherty KT, Gore M, Kaye S, Marais R, et al. Sorafenib in advanced melanoma: a Phase II randomised discontinuation trial analysis. Br J Cancer. 2006;95(5):581–6.

Glossar

Absorption	Aufnahme eines Arzneistoffs in den Körper.
Abstinenz	Enthaltsamkeit, vollständiger Verzicht.
Acetylcholin	Neurotransmitter (vgl. Neurotransmitter). Acetylcholin ist ein wichtiger Neurotransmitter im Parasympathikus.
Agonist	Ein Agonist ist eine Substanz, die an einen Rezeptor binden und damit die Fortleitung eines Signals auslösen kann.
Agranulozytose	Eklatanter Mangel an Granulozyten. Granulozyten sind eine Untergruppe der weißen Blutkörperchen, die für ein funktionierendes Immunsystem wichtig sind.
Akkumulieren	Ein Ansammeln eines Wirkstoffs im Körper, meist durch vermehrte Ablagerung oder reduzierte Elimination.
Aminosäure	Grundbausteine der Proteine im Körper.
Amnesie	Vergessen bzw. Unfähigkeit, sich an Geschehenes zu erinnern.
Anämie	Blutarmut, die meist durch einen reduzierten Hämoglobin-Wert des Blutes im Labor festgestellt wird. Anämien können mit ausgeprägter Abgeschlagenheit und Antriebslosigkeit leicht mit einer Depression verwechselt werden (vgl. perniziöse Anämie).
Anämie, perniziös	Die perniziöse Anämie ist eine Sonderform der Anämie (vgl. Anämie), die durch einen Mangel an Vitamin B_{12} charakterisiert ist. Durch den Vitamin B_{12}-Mangel kommt es zusätzlich zu den Symptomen einer Anämie zu neurologischen Symptomen wie Missempfindungen und Taubheitsgefühl der Haut, Gangunsicherheit und Koordinationsstörungen. Auch Depressionen und Psychosen können im Kontext einer ausgeprägten perniziösen Anämie auftreten.
Analgesie	Schmerzunterdrückung (vgl. Analgetika).
Analgetika	Arzneimittel, die zur Behandlung von Schmerzen eingesetzt werden. Beispiele: Ibuprofen, Paracetamol, Tramadol, Tilidin, Oxycodon, Fentanyl, Buprenorphin.

Anflutungs-geschwindigkeit	Die Geschwindigkeit, in der ein Arzneimittel nach Einnahme oder Verabreichung wirksame Blutspiegel (vgl. Blutspiegel) erreicht.
Angina pectoris	Enge der Brust. Charakteristisches Symptom des Herzinfarkts, das aus einer Minderversorgung des Herzens mit Blut und damit mit Sauerstoff resultiert.
Antagonist	Ein Antagonist ist eine Substanz, die einen Rezeptor besetzt und damit die Fortleitung eines Signals verhindern kann.
Antibiotika	Arzneimittel, die zur Behandlung einer bakteriellen Infektion eingesetzt werden. Beispiele: Penicillin, Amoxicillin, Fosfomycin, Azithromycin, Ciprofloxacin.
Anticholinerg	Wirkung, die gegensätzlich zur Wirkung von Acetylcholin imponiert. Dies kann durch Hemmung des Parasympathikus bspw. durch Blockierung von Acetylcholinrezeptoren geschehen.
Antidementiva	Arzneimittel, die zur Behandlung einer Demenz eingesetzt werden. Beispiele: Donepezil, Rivastigmin, Memantin.
Antidepressiva	Arzneimittel, die zur Behandlung einer Depression eingesetzt werden. Beispiele: Amitriptylin, Doxepin, (Es)Citalopram, Fluoxetin, Paroxetin.
Antiepileptika	Arzneimittel, die zur Behandlung einer Epilepsie, aber auch bei vielen psychiatrischen Erkrankungen (z. B. Depression, Psychose) oder Schmerzen eingesetzt werden. Synonym: Antikonvulsiva. Beispiele: Carbamazepin, Valproinsäure, Phenytoin, Pregabalin, Gabapentin.
Antihistaminika	Arzneimittel, die zur Besserung allergischer Beschwerden oder auch bei einer Magenschleimhautentzündung eingesetzt werden. Zusätzlich verursachen manche der Antihistaminika eine ausgeprägte Müdigkeit, weshalb sie gelegentlich auch als Schlafmittel eingesetzt werden (vgl. Sedativa). Beispiele: Diphenhydramin, Doxylamin, Dimetinden.
Antihypertensiva	Arzneimittel, die zur Behandlung eines hohen Blutdrucks eingesetzt werden. Beispiele: Metoprolol, Ramipril, Candesartan, Hydrochlorothiazid, Spironolacton, Torasemid, Lercanidipin, Clonidin.
Antikonvulsiv	Gegen epileptische Anfälle (vgl. Antiepileptika).
Antiparkinsonmittel	Arzneimittel, die zur Behandlung der Parkinson-Krankheit eingesetzt werden. Beispiele: L-Dopa, Benserazid, Carbidopa, Bromocriptin, Cabergolin, Pramipexol, Rotigotin, Entacapon, Selegilin, Rasagilin.
Antiphlogistisch	Entzündungshemmend.

Antipsychotika	Arzneimittel, die zur Behandlung einer Psychose eingesetzt werden. Synonym: Neuoleptika. Beispiele: Promethazin, Pipamperon, Haloperidol, Sulpirid, Clozapin, Risperidon, Olanzapin, Melperon, Quetiapin.
Antipsychotika, atypische	Untergruppe der Antipsychotika (vgl. Antipsychotika). Neuere Antipsychotika im Vergleich zur ersten Generation, die weniger sedierend wirken. Vor allem aufgrund der deutlich weniger ausgeprägten extrapyramidal-motorischen Störungen werden sie vorzugsweise zur Behandlung einer Psychose eingesetzt (vgl. typische Antipsychotika). Beispiele: Clozapin (Leponex®), Olanzapin (Zyprexa®), Quetiapin (Seroquel®).
Antipsychotika, typische	Untergruppe der Antipsychotika (vgl. Antipsychotika). Synonym: klassische Antipsychotika. Antipsychotika der ersten Generation werden als typische oder auch klassische Antipsychotika bezeichnet. Sie wirken oftmals stärker sedierend, weshalb sie manchmal auch in anderen Indikationsgebieten eingesetzt werden (vgl. Indikation, Off-Label-Use). Aufgrund ausgeprägter extrapyramidal-motorischer Störungen, die sie als Nebenwirkungen verursachen, sind sie mittlerweile seltener im Einsatz (vgl. atypische Antipsychotika). Beispiele: Haloperidol (Haldol®), Melperon (Eunerpan®), Pipamperon (Dipiperon®), Promethazon (Atosil®).
Antipyretisch	Fiebersenkend.
Antitussiv	Hustenstillend.
Anxiolytisch	Angstlösend.
Area Under the Curve	Fläche unter der Plasmakonzentrationzeitverlaufskurve. Wird als ein Marker für die Bioverfügbarkeit und Exposition eines Arzneistoffs auf den Körper verwendet. Das heißt, die Area Under the Curve kann zur Beschreibung eines Blutspiegels (vgl. Blutspiegel) verwendet werden.
(Arzneimittel-)Missbrauch	Eine eigenständige, also ohne Verordnung durchgeführte Anwendung eines Arzneimittels oder eines Wirkstoffs außerhalb des Gebrauchs, für den das Arzneimittel bestimmt ist (indiziert, vgl. Indikation).
Arzneimittelinteraktion	Synonym: Wechselwirkung. Arzneimittelinteraktionen können zwischen Arzneimitteln oder Arzneimitteln und Lebensmitteln auftreten und die Wirkweise eines oder mehrerer Arzneimittel verändern (vgl. Arzneimittelinteraktion, pharmakodynamisch; vgl. Arzneimittelinteraktion, pharmakokinetisch).

Arzneimittel-interaktion, pharmako-dynamisch	Bei einer pharmakodynamischen Arzneimittelinteraktion kommt es zu gegenseitiger Wirkverstärkung (additive Interaktion) oder Wirkreduktion (hemmende Interaktion) von Arzneimitteln (vgl. Arzneimittelinteraktion).
Arzneimittel-interaktion, pharmako-kinetisch	Bei einer pharmakokinetischen Arzneimittelinteraktion kommt es zu einer Beeinflussung des Abbaus, der Verteilung, der Verstoffwechselung oder der Elimination eines Arzneimittels (vgl. Pharmakokinetik). Dies kann Auswirkungen auf die Wirkweise von Arzneimitteln haben (vgl. Arzneimittelinteraktion).
Ataxie	Koordinationsstörungen der Bewegung.
Atemdepression	Reduktion des Atemantriebs bzw. der Atemarbeit. Es kommt zu verminderter Atmung mit der Extremform des Atemstillstands, die unbehandelt tödlich endet.
Atemdepressiv	Den Atemantrieb hemmend (vgl. Atemdepression).
Bedarfsmedikation	Arzneimittel, die ausschließlich für den Bedarf verordnet sind und nicht kontinuierlich (z. B. täglich) eingenommen werden.
Behandlungs-resistenz	Fehlendes Ansprechen auf eine Therapie.
Benzodiazepine	Beruhigungsmittel. Synonym: Sedativum. Beispiele: Midazolam (Dormicum®), Lorazepam (Tavor®), Diazepam (Valium®), Clorazepat (Tranxillium®).
Beta-Adrenozeptor-Antagonist	Eine Untergruppe der Antihypertensiva (vgl. Antihypertensiva). Synonym: beta-Blocker. Sie werden eingesetzt, um die Herzfrequenz und damit den Sauerstoffbedarf des Herzens und den Blutdruck zu senken. Beispiele: Metoprolol, Bisoprolol, Propanolol.
Biliär	Die Galle betreffend.
Bindungskapazität	Beschreibt die Fähigkeit eines Proteins, bestimmte Arzneistoffe an sich zu binden (vgl. Plasmaproteinbindung).
Biomarker	Ein Biomarker ist ein am Patienten messbarer Parameter, mit dessen Hilfe eine Prognose oder Diagnose gestellt werden kann.
Bioverfügbarkeit	Die Bioverfügbarkeit ist ein Maß für die Menge an Wirkstoff, die im Blutkreislauf über eine bestimmte Zeit zur Verfügung steht und eine Wirkung auf den Körper ausüben kann.
Bisphosphonate	Arzneimittel, die den Knochenabbau hemmen. Beispiele: Alendronat, Risendronat, Zoledronat.

Black-Box-Warnung	Eine behördliche Warnung zu bekannt gewordenen Nebenwirkungen von Arzneimitteln, die in den USA von der FDA ausgesandt wird (vgl. FDA).
Blutplasma	Flüssiger Teil des Blutes ohne die Zellen (rote und weiße Blutkörperchen, Blutplättchen (Thrombozyten)). Synonym: Plasma.
Blutspiegel	Im Blut bzw. im Blutplasma (vgl. Blutplasma) messbare Konzentration einer Substanz. Synonym: Plasmaspiegel, Plasmakonzentration.
Bradykardie	Langsamer Herzschlag.
Cholinesterase-Hemmstoffe	Arzneimittel, die in der Behandlung der Alzheimer-Demenz eingesetzt werden. Beispiele: Donepezil, Rivastigmin, Galantamin.
Chronifizierung	Übergang in eine dauerhafte Erkrankung. Oftmals werden andere Mechanismen und Körperfunktionen (vgl. Pathomechanismus) für den Übergang und den Erhalt einer chronischen Erkrankung relevant als in einer akuten Erkrankung. Daher muss eine chronische Erkrankung oftmals anders behandelt werden als eine akute.
Chronisch	Langanhaltender, manchmal auch dauerhafter Zustand (vgl. Chronifizierung).
Clearance	Die Clearance gibt das hypothetische Volumen an Blut an, das von einem Arzneistoff innerhalb eines Zeitraums geklärt wird. Dies kann über Metabolisierungs-, Distributions- und Exkretions-Prozesse geschehen. Die renale Clearance ist ein Maß für die Nierenleistung.
Craving	Intensives Verlangen. Der Begriff wird im Rahmen einer Suchterkrankung als Symptom der Sucht verwendet.
Darmepithel	Äußere Zellschicht, die den Darm auskleidet und eine Barrierefunktion erfüllt. Das Darmepithel besitzt einen wichtigen Anteil an der Absorption von Arzneistoffen aus dem Darm.
Darmlumen	Innerer Hohlraum des Darms.
Darreichungsform	Beschreibt die Zubereitung, in der ein Arzneimittel verabreicht wird. Beispiele: Tablette, Injektionszubereitung, Augentropfen.
Defizienz	Mangel oder auch Mangelfunktion.

Delir	Ein akuter Verwirrtheitszustand, der potenziell lebensbedrohlich sein kann. Oftmals imponieren ähnliche Symptome wie bei einer Demenz (z. B. Kognitionsstörung, Störung der Aufmerksamkeit, Schlafstörungen, Verwirrtheit, Orientierungsstörungen). Allerdings ist das Delir auf andere Ursachen zurückzuführen (z. B. Intoxikationen, Arzneimittelnebenwirkungen, Arzneimittelentzug, Stoffwechselstörungen) und damit ursächlich behandelbar.
Delirium tremens	Delir (vgl. Delir), das einen charakteristischen Tremor (vgl. Tremor) beinhaltet.
Differenzialdiagnosen	Alle Diagnosen, die für die Erklärung beschriebener Symptome oder Befunde möglich sind.
Diffusion	Passive Überwindung von Biomembranen.
Distribution	Verteilung von Arzneistoffen im Körper.
Diuretika	Arzneimittel, die die Ausscheidung von Wasser aus dem Körper fördern. Beispiele: Furosemid, Torasemid, Hydrochlorothiazid.
Dopamin	Neurotransmitter (vgl. Neurotransmitter). Dopamin ist ein bedeutsamer Neurotransmitter für die Abhängigkeit.
Dopaminerg	Arzneimittel, die die Dopaminkonzentration erhöhen, wirken dopaminerg. Dies kann durch die vermehrte Freisetzung oder durch den reduzierten Abbau von Dopamin geschehen.
Dysphorisch	Stimmungsverschlechternd.
Efflux	Transport aus Zellen heraus.
Elimination	Entfernung von Wirkstoffen aus dem Körper.
Entaktogene	Psychoaktive Substanzen, die zu einer vermehrten Wahrnehmung der eigenen Gefühle führen.
Enterohepatischer Kreislauf	Arzneistoffe können einem enterohepatischen Kreislauf unterliegen. Sie werden vom Darm in die Leber transportiert und von dort über die Galle wieder in den Darm abgegeben. Werden Arzneistoffe dann wieder aus dem Darm aufgenommen, befinden sie sich im enterohepatischen Kreislauf. Durch den enterohepatischen Kreislauf kann sich die Plasmahalbwertszeit eines Arzneistoffs stark verlängern.
Erhaltungsdosis	Die Erhaltungsdosis ist die Dosis eines Arzneistoffs, die regelmäßig in einer Dauertherapie verabreicht werden muss, um die gewünschte Plasmakonzentration (vgl. Blutspiegel) und die resultierende Wirkung zu erreichen.
Euphorisch	Stimmungsaufhellend.

Exkretion	Die Exkretion beschreibt die Ausscheidung von Arzneistoffen aus dem Körper. Die Exkretion geschieht vor allem über die Niere und die Leber, kann aber bspw. auch über die Haut und Lungen geschehen.
Expression	Expression oder Genexpression beschreibt in der Biochemie vor allem die Bildung von Proteinen aus der Erbinformation.
Extrakt	Auszug. Im Rahmen von Phytopharmaka (vgl. Phytopharmaka) werden oft Extrakte hergestellt, die sich leichter weiterverarbeiten oder als Arzneimittel einnehmen lassen als die ursprüngliche Pflanze.
Fachinformation	Für jedes zugelassene Arzneimittel existiert eine Fachinformation. Diese ist ein Dokument, das immer dem gleichen Aufbau folgt und in dem sich Informationen zum Einsatzgebiet (vgl. Indikation, Kontraindikation), zu Wirkungen, Nebenwirkungen und möglichen Wechselwirkungen eines Arzneimittels finden.
FDA	U.S. Food and Drug Administration. Die amerikanische Arzneimittelbehörde, entspricht in Europa der EMA (European Medicines Agency).
Fertigarzneimittel	Ein Arzneimittel, das in dieser Form bereits fertig für die Anwendung ist (vgl. Rezepturarzneimittel).
First-Pass-Effekt	Der First-Pass-Effekt beschreibt den Verlust an aktivem Arzneistoff nach seiner ersten Passage durch die Leber.
Fluorchinolone	Untergruppe der Antibiotika (vgl. Antibiotika). Synonym: Gyrasehemmer. Beispiele: Ciprofloxacin, Levofloxacin, Moxifloxacin.
Formulierung	Formulierung beschreibt die pharmazeutische Zusammensetzung eines Arzneimittels. So können unter anderem Hilfsstoffe beigemischt werden, um eine gute Bioverfügbarkeit (vgl. Bioverfügbarkeit) zu ermöglichen oder eine verlangsamte Freisetzung zu bewirken.
Funktionelle Gruppe	Struktur im Molekül, z.B. Alkohole oder Carbonsäuren. Funktionelle Gruppen haben einen großen Einfluss auf die Eigenschaften eines Moleküls und beeinflussen zum Beispiel dessen Ladung oder Löslichkeit.
Gallenflüssigkeit	Die Gallenflüssigkeit besteht aus Gallensäuren. Gallensäuren sind sowohl fett- als auch wasserlöslich und dienen im Körper dazu, schwer wasserlösliche Nahrungsbestandteile besser aufnehmen zu können.
Gamma-Amino-Buttersäure (GABA)	Siehe γ-Aminobuttersäure (GABA).
Gefäßaneurysma	Aussackung der Blutgefäße.

Genetischer Polymorphismus	In einer Population können verschiedene Varianten eines Gens auftreten. Besitzt eine Genvariante eine Häufigkeit von mindestens einem Prozent in einer Population, spricht man laut Definition von einem genetischen Polymorphismus.
Glomeruläre Filtration	Filtration von Blut in den Nierenkörperchen. Plasmaproteine verbleiben aufgrund ihrer Größe im Blut, während kleinere gelöste Moleküle aus dem Blut herausfiltriert werden können.
Glomerulosklerose	Verhärtung der Nierenkörperchen. Diese hat eine Reduktion der Nierenfunktion, dem Filtern von Blut, zur Folge (vgl. glomeruläre Filtration). Daher werden Arzneistoffe reduziert aus dem Körper eliminiert.
Glukokortikoide	Hormone, die unter anderem den Stoffwechsel, Wasser- und Salzhaushalt im Körper beeinflussen und entzündungshemmend wirken. Beispiele: Cortison, Prednisolon, Fluticason.
Glutamat	Neurotransmitter (vgl. Neurotransmitter). Wichtiger exzitatorischer Neurotransmitter. Das heißt, dass Glutamat als Botenstoff maßgeblich in der Erregung von Nervenzellen beteiligt ist.
Halluzinogene	Arzneimittel oder Wirkstoffe, die Halluzinationen auslösen können. Beispiele für Arzneimittel: Memantin, Valproinsäure, Pramipexol, Rotigotin. Beispiele für Rauschmittel: LSD, Pilze, Ketamin.
Hepatische Clearance	Reinigung des Blutes in einem bestimmten Zeitraum durch die Leber (vgl. Clearance).
Herzrhythmusstörung	Ein zu schnelles, zu langsames oder unregelmäßiges Schlagen des Herzens. Es gibt unbedenkliche, aber auch lebensbedrohliche Rhythmusstörungen (vgl. Kammerflimmern).
Herzzeitvolumen	Die Menge Blut, die pro Minute durch das Herz in den Blutkreislauf gepumpt wird. Das Herzzeitvolumen ist somit relevant für die Versorgung des Körpers mit Nährstoffen (z. B. Sauerstoff, Zucker), aber auch für die Verteilung von Arzneistoffen im Körper.
Hydrophil	Wasserliebend. Beschreibung für ein Molekül, welches eine gute Wasserlöslichkeit aufweist.
Hydrophob	Wasserabweisend. Beschreibung für ein Molekül, welches eine gute Fettlöslichkeit aufweist.
Hypersalivation	Erhöhter Speichelfluss.
Hypertensive Krise	Akuter, massiver Anstieg des Blutdrucks. Potenziell lebensbedrohlicher Zustand.
Hyperthermie	Überhitzung. Potenziell lebensbedrohlicher Zustand.
Hypertonie	Bluthochdruck (vgl. Antihypertensiva).

Hypnotika	Schlafmittel. In der Regel werden mit dem Begriff Hypnotika solche Schlafmittel benannt, die einen tiefen Schlaf wie für die Narkose nötig hervorrufen (vgl. Narkosemittel). Beispiele: Propofol, Thiopental, Etomidate, Halothan, Isofluran, Sevofluran, Desfluran, Lachgas. Manchmal werden auch Sedativa als Hypnotika bezeichnet (vgl. Sedativa).
Indikation	Arzneimittel werden für den Einsatz innerhalb einer bestimmten Indikation, also für eine fest definierte Erkrankung zugelassen. Das heißt, dass nur für diese Indikation der Zulassung ausreichend Studien vorliegen (vgl. Off-Label-Use).
Induktion	Die Induktion beschreibt die Erhöhung der Expression eines Gens, wodurch ein Protein vermehrt gebildet werden kann. Aufgrund der erhöhten Menge an Protein kann dessen Aktivität ansteigen.
Induziert	Durch etwas ausgelöst, z. B. eine Drogen-induzierte Psychose ist eine durch Drogen ausgelöste Psychose.
Inhibition	Die Inhibition beschreibt die Verringerung der Aktivität eines Proteins.
Insulin	Hormon, das der Aufnahme von Zucker in die Zellen des Körpers dient. Es wird im Rahmen einer Zuckererkrankung (Diabetes mellitus) als Arzneimittel gespritzt.
Intestinal	Den Darm betreffend.
Intoxikation	Vergiftung.
Intravenös (i. v.)	Gabe eines Wirkstoffes direkt in die Vene. Kann sowohl das Spritzen eines Wirkstoffes als auch eine Infusion beschreiben.
Kammerflimmern	Kammerflimmern ist eine akut lebensbedrohliche Herzrhythmusstörung (vgl. Herzrhythmusstörung), die zur Reduktion des Herzzeitvolumens führt (vgl. Herzzeitvolumen). Da das Herz im Kammerflimmern nicht mehr ausreichend Blut und Nährstoffe durch den Körper pumpt, ist dies ein lebensbedrohlicher Notfall und erfordert Wiederbelebungsmaßnahmen (Reanimation).
Kapillaren	Die Kapillaren sind die kleinsten Blutgefäße.
Kardiomyopathie	Erkrankung des Herzmuskels.
Kardiovaskulär	Herz und den Blutkreislauf, also die Blutgefäße betreffend. Beispiele für kardiovaskuläre Erkrankungen: Herzinfarkt, Schlaganfall, arterielle Verschlusskrankheiten.
Klinische Prüfung	Eine Unterform der klinischen Studie (vgl. klinische Studie), in der ein nicht zugelassenes Arzneimittel oder Medizinprodukt systematisch auf Wirksamkeit oder Sicherheit getestet wird.

Klinische Studie	Eine systematische Erhebung, die zum Ziel hat, die Wirksamkeit oder Sicherheit eines Arzneimittels, eines Medizinprodukts, einer Behandlungsform oder einer medizinischen Intervention zu überprüfen (vgl. Klinische Prüfung).
Körperfett	Gesamtheit des Fettes in einem Körper.
Körperwasser	Gesamtheit des Wassers in einem Körper. Hierbei wird sowohl Flüssigkeit innerhalb als auch außerhalb von Zellen berücksichtigt.
Kontraindikation	Eine Erkrankung oder ein Zustand, der gegen den Einsatz eines bestimmten Arzneimittels spricht und in der Fachinformation benannt ist (vgl. Fachinformation).
Korsakow-Syndrom	Kann sich aus einer Wernicke-Enzephalopathie (vgl. Wernicke-Enzephalopathie) entwickeln. Charakteristisch sind Amnesien (vgl. Amnesie) und weitere psychiatrische Symptome wie z. B. Antriebsarmut, Ermüdbarkeit, starke Gefühlsschwankungen.
Kortikosteroide	Hormone, die im Körper durch die Nebennierenrinde produziert werden und als Arzneimittel gegeben werden können. Sie werden bspw. als Entzündungshemmer eingesetzt. Beispiele: Cortison, Prednisolon, Dexamathason.
Leberzirrhose	Irreversibler, knotiger, bindegewebiger Umbau der Leber. Die Funktion ist deutlich eingeschränkt und das Risiko für die Entwicklung einer Leberkrebserkrankung ist erhöht.
Leitlinie	Empfehlungen für die Behandlung bestimmter Erkrankungen, die systematisch entwickelt wurden.
Liberation	Freisetzung eines Wirkstoffs aus seiner Formulierung (vgl. Formulierung).
Lipide	Fettähnliche Moleküle, die einen hydrophoben (fettlöslichen) (vgl. hydrophob) und einen hydrophilen (wasserlöslichen) (vgl. hydrophil) Teil besitzen. Lipide bilden Doppellipidmembranen.
Lipophil	Fettliebend. Beschreibung für ein Molekül, welches eine gute Fettlöslichkeit aufweist.
Lithium	Wird im Rahmen einer Manie bzw. einer bipolaren Störung zur Stimungsstabilisierung bzw. als Phasenprophylaktikum eingesetzt. Patienten nehmen Lithium oft über Jahre hinweg ein. Eine Überdosis kann lebensgefährlich sein, weshalb die Einnahme regelmäßig überwacht werden muss.
Magenmotilität	Beweglichkeit des Magens. Eine typische Motilität des Magens wird für die Verarbeitung des Mageninhalts benötigt. Bei Magenmotilitätsstörungen kann der Mageninhalt nicht mehr richtig verarbeitet werden.

Makrolide	Untergruppe der Antibiotika (vgl. Antibiotika). Beispiele: Erythromycin, Clarithromycin, Azithromycin.
Maximale Plasmakonzentration	Die maximale Plasmakonzentration ist die höchste Konzentration, die nach einer Arzneistoff-Gabe in einem Konzentrationszeitverlauf erreicht werden kann.
Memantin	Arzneimittel, das in der Behandlung der Alzheimer-Demenz eingesetzt wird. Memantin ist ein NMDA-Rezeptor-Antagonist und kann daher als Nebenwirkung Halluzinationen verursachen.
Metabolismus	Der Metabolismus, auch Stoffwechsel genannt, beschreibt die Veränderungen von Arzneistoffen, aber auch jeglicher anderer Moleküle durch chemische Modifikation oder Veränderungen im Körper.
Metabolite	Moleküle, die durch Metabolismus aus Muttersubstanzen im Körper entstehen.
Microdosing	Gabe eines Wirkstoffs unterhalb einer Dosierung, die man für therapeutisch hält. Genaue Werte sind meist nicht definiert.
Mischintoxikation	Vergiftung mit mehreren Substanzen gleichzeitig (vgl. Intoxikation).
Multimorbidität	Mehrfacherkrankung. Es gibt keine festen Definitionen für die Multimorbidität. Oftmals spricht man von multimorbide, wenn Erkrankungen in mindestens zwei Organsystemen (z. B. Nieren und Herz) gleichzeitig vorliegen.
Narkosemittel	Arzneimittel, die für eine Narkose eingesetzt werden. Hierzu zählen Opioide, Muskelrelaxanzien und Hypnotika (vgl. Hypnotika).
Neurodegenerativ	Verfall des Nervensystems betreffend. Beispiele für neurodegenerative Erkrankungen: Demenz, Alzheimer-Krankheit, Parkinson-Krankheit, Multiple Sklerose.
Neurotoxisch	Giftig für Nervenzellen.
Neurotransmitter	Botenstoffe der Nervenzellen.
Nicht-Opioid-Analgetika	Schmerzmittel, die nicht Opiode sind (vgl. Opioide). Beispiele: Ibuprofen, Diclofenac, Paracetamol, Metamizol.
Nicht steroidale Antirheumatika (NSAR)	Untergruppe der Nicht-Opioid-Analgetika (vgl. Nicht-Opioid-Analgetika), die eine Hemmung der Prostaglandinsynthese (vgl. Prostaglandine) gemeinsam haben. Beispiele: Ibuprofen, Acetylsalicylsäure (Aspirin®), Diclofenac, Celecoxib.

Noradrenalin	Botenstoff. Noradrenalin ist ein bedeutsamer Botenstoff des Sympathikus (vgl. Sympathikus). Noradrenalin ist als Neurotransmitter (vgl. Neurotransmitter) im zentralen Nervensystem wie auch im Rest des Körpers, gebildet durch das Nebennierenmark, relevant.
Off-Label-Use	Gebrauch eines Arzneimittels außerhalb des in der Fachinformation beschriebenen Zulassungsgebiets (Indikationsgebiets, vgl. Indikation, Fachinformation). Dieser darf im Rahmen eines individuellen Heilversuchs erfolgen. Es liegen jedoch keine Studien zur Wirksamkeit und Sicherheit eines Arzneimittels im Off-Label-Use vor, weshalb Patienten über diesen durch die Ärzte aufgeklärt werden müssen.
Opioide	Starke Schmerzmittel, die an Opioidrezeptoren im zentralen Nervensystem wirken. Beispiele: Tramadol, Tilidin, Oxycodon, Fentanyl, Buprenorphin.
Oral	Gabe eines Wirkstoffs über den Mund (z. B. als Tablette, Sirup). Synonym: peroral (p.o.).
Palliativ	Lindernde Medizin (vgl. Palliativmedizin).
Palliativmedizin	Zweig der Medizin, der sich mit dem Sterben und der Linderung von einhergehenden Symptomen am Lebensende (z. B. Angst, Schmerz) beschäftigt.
Parasympathikus	Teil des vegetativen Nervensystems, der die Körperfunktionen in Ruhe steuert.
Pathologisch	Als »nicht normal« bzw. als krankhaft angenommener Zustand.
Pathomechanismus	Mechanismus der Entstehung einer Pathologie (vgl. pathologisch).
Persistierend	Andauernd, anhaltend.
Pfortader	Die Pfortader transportiert Blut vom Magen und Darm zur Leber.
Pharmakodynamik	Teilgebiet der Pharmakologie. Beschreibt, welche Effekte und Wirkungen der Arzneistoff auf den Körper ausübt.
Pharmakokinetik	Teilgebiet der Pharmakologie. Beschreibt, welche Effekte der Körper auf den Arzneistoff ausübt. Wird oftmals mit dem Akronym ADME zusammengefasst (vgl. Absorption; vgl. Distribution; vgl. Metabolismus; vgl. Elimination).
Physiologisch	Als »normal« eingestufte Prozesse im Körper.
Phytopharmaka	Pflanzliche Arzneimittel. Beispiele: Baldrian, Johanniskraut, Cannabis.
Placebo	Scheinmedikament, meist im Rahmen einer klinischen Studie (vgl. klinische Studie).

Plasma- oder Eliminationshalbwertszeit	Die Plasmahalbwertszeit oder Eliminationshalbwertszeit beschreibt die Zeitdauer, die benötigt wird, bis ein Arzneistoff ausgehend von seiner höchsten Konzentration im Blut durch Elimination und Verteilung um die Hälfte reduziert wurde.
Plasmaproteinbindung	Bindung von Arzneistoffen an Proteine im Blutplasma. Hierbei ist vor allem das Protein Albumin für den Transport relevant. Die Bindung geschieht reversibel, das heißt, dass der Arzneistoff wieder aus der Bindung befreit werden kann. Der gebundene Anteil eines Arzneistoffs ist inaktiv und nur der ungebundene, freie Anteil für die Wirkung eines Arzneimittels verantwortlich.
Polypharmazie	Einnahme von mehreren Arzneimitteln gleichzeitig. Synonym: Multimedikation. Es gibt keine feste Definition, ab welcher Anzahl von Arzneimitteln man von Polypharmazie spricht.
Prävalenz	Krankheitshäufigkeit.
Prodrug	Ein Prodrug ist ein inaktiver Wirkstoff, der erst im Körper in seine aktive Wirkform überführt wird.
Prostaglandine	Gewebshormone, die insbesondere für Entzündungsgeschehen und Schmerzen relevant sind.
Protonenpumpeninhibitoren (PPI)	Hemmer der Magensäure. Beispiele: Pantoprazol, (Es)Omeprazol, Lansoprazol.
Psychoaktiv	Arzneimittel, die aktive Wirkungen im zentralen Nervensystem mit Einflüssen auf die Psyche und das Bewusstsein auslösen. Synonym: psychotrop.
Pulmonal	Die Lungen betreffend.
QT-Zeit	QT-Zeit ist eine Zeit, die in einem EKG gemessen werden kann. Diese wird häufig gemessen, um die Erregungsrückbildung des Myokards erfassen zu können. Ist diese Zeit verlängert, so entsteht das Risiko einer Herzerregung innerhalb der Zeit, die das Myokard eigentlich noch für seine Erregungsrückbildung benötigt. Eine QT-Zeit-Verlängerung an sich ist zunächst asymptomatisch und wird lediglich in einem EKG festgestellt. Es können hieraus jedoch potenziell lebensbedrohliche Herzrhythmusstörungen entstehen.
Renal	Die Nieren betreffend.
Renale Clearance	Reinigung des Blutes in einem bestimmten Zeitraum durch die Nieren (vgl. Clearance).
Retardiert	Im Kontext von Arzneimitteln ist die verzögerte Wirkstofffreigabe gemeint. Daraus resultiert eine langsamere Anflutungsgeschwindigkeit (vgl. Anflutungsgeschwindigkeit) und eine längere Wirkdauer.

Rezeptor	Ein Protein oder ein Proteinkomplex, an den Substanzen binden und damit Signale bzw. Prozesse in einer Zelle auslösen können.
Rezepturarzneimittel	Ein Arzneimittel, das erst in der Apotheke für einen einzelnen Patienten gezielt hergestellt wird (vgl. Fertigarzneimittel).
Rote-Hand-Brief	Eine behördliche Warnung zu Nebenwirkungen von Arzneimitteln, die in Deutschland von den Arzneimittelbehörden BfArM und PEI an Ärzte versandt wird (vgl. Black-Box-Warnung).
Sedativa	Arzneimittel, die zur medikamentösen Beruhigung genutzt werden. Hierunter können Benzodiazepine und Z-Substanzen gefasst werden. Aber auch viele andere Arzneimittel (z. B. Antihistaminika, Antipsychotika) haben sedierende Eigenschaften und werden deshalb manchmal ebenfalls als Sedativa bezeichnet (vgl. sedierend).
Sedierend	Eine sedierende Wirkung meint eine beruhigende, häufig auch Schlaf-anstoßende, Angst-lösende, abschirmende Wirkung (vgl. Sedativa).
Selection Bias	Systematischer Fehler innerhalb einer Studie durch Verzerrung der erhobenen Stichprobe. In einer Studie (vgl. klinische Studie, klinische Prüfung) sollten Probanden oder Patienten eingeschlossen werden, die vergleichbar mit denen sind, bei denen man später die zu testende Behandlung anwenden will. Ist dem nicht so und die Studienkohorte stellt eine besondere Selektion dar, so spricht man von einem Selection Bias.
Selektive Serotonin-Wiederaufnahmehemmer (SSRI)	Untergruppe der Antidepressiva (vgl. Antidepressiva), die eine relativ selektive Hemmung der Serotoninwiederaufnahme gemeinsam hat. Beispiele: (Es)Citalopram, Sertralin, Paroxetin, Fluoxetin.
Semipermeabel	Semipermeabel oder halbdurchlässig beschreibt die Funktion von biologischen Membranen. Während geladene Teilchen oder sehr wasserlösliche Moleküle (vgl. hydrophil) die Membran nicht passieren können, sind kleinere fettlösliche Moleküle (vgl. lipophil) in der Lage, die Membran zu passieren.
Serotonerg	Arzneimittel, die die Serotoninkonzentration erhöhen, wirken serotonerg. Dies kann durch vermehrte Freisetzung oder durch reduzierten Abbau von Serotonin geschehen.
Serotonin	Neurotransmitter (vgl. Neurotransmitter).
Serotonin-Noradrenalin-Wiederaufnahmehemmer (SNRI)	Untergruppe der Antidepressiva (vgl. Antidepressiva), die eine relativ selektive Hemmung der Serotonin- und der Noradrenalinwiederaufnahme gemeinsam haben. Beispiele: Venlafaxin, Duloxetin, Milnacipran.

Speiseröhren-varizen	Krampfadern der Speiseröhre, die bspw. bei Erhöhung des Drucks in der Leber durch Leberzirrhose (vgl. Leberzirrhose) auftreten können. Speiseröhrenvarizen können schnell sehr stark bluten, sodass lebensbedrohliche Komplikationen entstehen.
Standarddosis	Dosis eines Arzneistoffs, die standardmäßig einem Großteil der Patienten verabreicht wird.
Steady-State	Gleichgewichtszustand.
Steroide	Molekülklasse. Beinhalten beispielsweise weibliche und männliche Geschlechtshormone (Östrogene und Androgene) und Kortikosteroide (vgl. Kortikosteroide).
Stimulantien	Arzneimittel oder Wirkstoffe, die stimulierend, also wachmachend oder anregend wirken. Beispiele für Arzneimittel: Methylphenidat, Dexamfetamin. Beispiele für Rauschmittel: Kokain, Crack, Speed, Crystal Meth, Ecstasy.
Substitutions-behandlung	Ersatz eines Stoffes, der vom Körper benötigt wird. Wird sowohl bspw. für den Ersatz eines benötigten Hormons (z.B. Schilddrüsenunterfunktion) als auch im Rahmen von Suchterkrankungen für den Ersatz eines benötigten Suchtstoffs (z.B. Opioidabhängigkeit) verwendet.
Sympathikus	Teil des vegetativen Nervensystems, der die Körperfunktionen unter Belastung bzw. im Stress steuert.
Synthetisiert	Chemisch hergestellt.
Tachykardie	Schnelles Schlagen des Herzens.
Therapeutische Breite	Mit therapeutischer Breite bezeichnet man den Abstand zwischen einer toxischen Dosis (vgl. toxisch), also einer Dosis, die zu Nebenwirkungen führt, und einer wirksamen Dosis, also einer Dosis, die für eine Wirkung benötigt wird.
Therapeutischer Bereich	Der therapeutische Bereich ist der Plasmakonzentrationsbereich eines Arzneistoffs, in dem eine ausreichende Wirkung ohne Nebenwirkungen zu erwarten ist.
(Therapie-) Adhärenz	Mit Adhärenz wird das Einhalten von Empfehlungen hinsichtlich von Lebensgewohnheiten bzw. von Verschreibungen zur Einnahme von Arzneimitteln beschrieben.
Tight Junctions	Tight Junctions sind enge Verbindungen zwischen Zellen und bestehen aus Membranproteinen.
Tonus	Spannung.
Toxizität	Giftigkeit.
Transdermal	Gabe eines Wirkstoffes durch die Haut (z.B. als Pflaster).
Tremor	Schnelles, unwillkürliches Zittern.

Trizyklische Antidepressiva (TZA)	Untergruppe der Antidepressiva (vgl. Antidepressiva), die chemisch drei Ringstrukturen haben. Mechanistisch werden sie auch als nichtselektive Monoamin-Wiederaufnahmehemmer bezeichnet in Abgrenzung zu bspw. SSRI (vgl. SSRI). Beispiele: Amitriptylin, Clomipramin, Doxepin, Desipramin, Opipramol.
Unerwünschte Arzneimittelwirkung (UAW)	Schädliche und unbeabsichtigte Reaktion auf ein Arzneimittel. Synonym: Nebenwirkung.
Verteilungsvolumen	Das Verteilungsvolumen ist ein Maß für die Fähigkeit eines Arzneistoffs, sich im Körper zu verteilen. Bei einem geringen Verteilungsvolumen liegt der Arzneistoff vermehrt im Blutplasma vor, während ein hohes Verteilungsvolumen darauf hinweist, dass ein Arzneistoff gut weitere Organe und Gewebe des Körpers erreichen kann.
Verum	Echtes Medikament im Rahmen einer klinischen Studie (vgl. Verum, klinische Studie).
Wernicke-Enzephalopathie	Mangel an Vitamin B_1, der Auswirkungen auf das Gehirn hat und damit zu charakteristischen Symptomen führt: mentale Veränderungen (z. B. Psychose, Konfabulationen, Desorientierung), Gang- und Standunsicherheit, Augenbewegungsstörungen. Im Verlauf entwickelt sich oft ein Korsakow-Syndrom (vgl. Korsakow-Syndrom).
Xenobiotika	Fremdstoffe im Körper, die nicht durch den Körper selbst gebildet werden können.
Z-Substanzen	Beruhigungsmittel. Synonym: Sedativum. Beispiele: Zopiclon, Zolpidem.
γ-Aminobuttersäure (GABA)	Neurotransmitter (vgl. Neurotransmitter). Wichtiger inhibitorischer Neurotransmitter. Das heißt, dass es als Botenstoff maßgeblich in der Hemmung von Nervenzellen beteiligt ist.

Stichwortverzeichnis

4

4-K-Regel 152

A

Abbauweg 23
Abhängigkeit 142, 160, 165
Abhängigkeitsbehandlung, multimodale 142
Abhängigkeitspotenzial 147, 159, 160, 168, 174, 175, 177, 186
Absetzsymptome 63
Absorption 17, 26, 31, 74
– retardiert 61, 160, 177, 183, 186
Abstinenz 147, 153
Acetaldehyd 144
Acetylcholin 83
Acetylsalicylsäure 183
ADH 143
ADHS 64
Advanced Therapy Medicinal Products 16
Affektiver Switch 104
Agitiertheit 88
Agomelatin 161
Agonisten 47, 160
agonistisch 185
Agranulozytose 185
Akkommodation 97
Akkomodationsstörungen 125
Akkumulation 76, 79
Albumin 76
ALDH 143
Alkohol 23, 142, 151, 159, 166
Alkoholentzugssyndrom 146
Allosterische Bindungsstelle 49
Aminosäuren 34
Amiodaron 81
Amisulprid 69
Amitriptylin 80, 160, 161, 163, 189
Amphetamine 81, 159, 166, 173, 174
Analgetika 151, 182
analgetisch 185
Analgetische Potenz 183, 185

Anämie 75
Anästhetika 172
Anflutungsgeschwindigkeit 173, 177, 183
Angina pectoris 39
Angststörung 62, 87, 112
Anhedonie 89
Antagonisten 47
– kompetitive 48, 186
– nicht kompetitive 48
Antazida 75
Anthroposophische Therapie 163
Antiarrhythmika 81
Antibiotika 81, 144, 164, 169
Antidementiva 80
Antidepressiva 75, 80, 84, 87, 92, 139, 143–145, 148, 149, 160, 163, 164, 168, 174, 177, 182, 189
– tetrazyklische 93
– trizyklische 37, 63, 74, 93, 177, 178, 189
Antiemetika 139
Antiepileptika 78, 109, 147, 151, 152, 169, 174, 182, 190
Antihistaminika 81, 84, 162, 165
Antihypertensiva 139
Antikoagulantien 109
Antikörper 193, 200, 201
Antipsychotika 68, 75, 80, 84, 119, 124, 143, 147, 148, 162–164, 168, 172, 178
– prototypische 123
Apimostinel 96
Applikationsform 27, 183, 187
– inhalativ 27, 173
– intramuskulär 124
– intravenös 27, 28, 81, 96, 124, 173, 183, 186
– kindgerecht 61
– magensaftresistent 61
– oral 27, 28, 43, 59, 61, 81, 173, 186–188
– subkutan 27
– topisch 189
– transdermal 27, 189
Area Under the Curve (AUC) 29
Aripiprazol 69–71

Arzneimittelforschung 15
Arzneimittelgesetz 16
Arzneimittelhersteller 18
Arzneimittelinteraktionen 74
Arzneimittelinteraktionen 143
- induzierende 78
Arzneimittelinteraktionen
- inhibitorische 78
Arzneimittelvergiftung 134
Arzneimittelwirkung
- agonistisch 182
- analgetisch 183
- anticholinerg 83, 163
- antikonvulsiv 147, 158, 160
- antiphlogistisch 183
- antipsychotisch 162
- antipyretisch 183
- anxiolytisch 158, 160, 185
- atemdepressiv 143
- dopaminerg 175, 178
- dysphorisierend 185
- euphorisierend 185
- neurotoxisch 176
- noradrenerg 93, 102, 175
- palliativ 185
- parasympatholytisch 83
- peripher 49, 182
- retardiert 61, 160, 177, 183, 186
- sedierend 143, 147, 151, 158, 160, 162, 171, 185
- serotonerg 81, 93
Arzneimittelwirkung
- serotonerg 97
Arzneimittelwirkung
- serotonerg 174
- zentral 49, 182
Arzneistoffe
- hydrophile 32
Arzneistoffe
- hydrophile 59
Arzneistoffe
- hydrophile 75
- hydrophobe 32
Arzneistoffe
- lipophile 59, 75, 82
- synthetische 171, 174, 176
- verschreibungsfähige 150, 162
- verschreibungsfreie 162
Atemantrieb 140
Atomoxetin 67, 68, 144, 145
Aufdosierung 106
Autismus-Spektrum-Störungen 70

B

Baldrian 164, 165
Barbiturate 120, 139
Bedarfsmedikation 188, 189
Beimischungen 174
Beipackzettel 19, 20
Benzodiazepin-Abhängigkeit 159
Benzodiazepine 69, 71, 75, 139, 143–145, 147, 151, 152, 158–160, 165, 169, 174
Bestimmungsmäßer Gebrauch 152
Beta-Adrenozeptor-Antagonist 39
Beta-Blocker 166
Betäubungsmittel 159
Betäubungsmittelgesetz (BtMG) 140, 151, 159, 160, 177
Betäubungsmittelrezept 140
Beziehungsideen 119
Bindungskapazität 77
Bindungsstärke 125
Binge-Eating-Störung 87
Biomarker 29
Bioverfügbarkeit 29
Bipolare Störung 70, 79, 126
Bisphosphonate 190
Black-Box-Warnung 138
Blut-Hirn-Schranke 34, 59
Blutbildung 194
Blutgerinnung 15
Blutkonzentration 17
Blutplasma 29
Blutplättchenhemmer 78
Blutspiegelkontrolle 79
Blutstammzellen 192
Bradykardie 39
Brexanolon 96
Bulimie 63, 87
Bundesinstitut für Arzneimittel und Medizinprodukte (BfArM) 19
Buprenorphin 153, 185, 189
Bupropion 149

C

Cannabis 149, 165, 166
Cannabis-induzierte Psychose 149
Capsaicin 189
CAR-T-Zellen 16
CAR-T-Zelltherapie 201
Carbamazepin 147, 151
CBD 149
Chemotherapie 193, 194
Chlorprothixen 69
Cholinesterase-Hemmstoffe 83
Cimetidin 81

Citalopram 78, 80, 163, 164
Clarithromycin 81, 151
Clearance 28
Clomethiazol 147
Clomipramin 63, 189
Clopidogrel 78
Clozapin 69, 80, 148, 163
Cortison 80, 166
COX 183
Crack 176
Craving 147, 175
Crystal Meth 173, 175
CYP1 A2 148
CYP2C19 78
CYP2D6 78
CYP2E1 144
CYP3 A4 78, 151
Cytisin 149
Cytochrom P450 (CYP)-System 78

D

Darmepithel 26
Darmlumen 33
Darreichungsform *siehe* Applikationsform
Dauertherapie 189
Defizienz 143
Delir 104
Delirium tremens 147
Demenz 83
Deprescribing 83
Depression 62, 79, 87, 109
– postpartale 96
Deprivation 92
Derivate 176
Dexamfetamin 66, 177
Diazepam 71, 152
Diclofenac 183
Diffusion 32
Dihydrocodein 185
Diphenhydramin 81, 163
Distribution 26, 33, 75
Disulfiram 144
Diuretika 80, 84
DMT 97
Domperidon 81
Donepezil 80, 83
Dopamin 174–176
Dopaminagonisten 178
Dopaminantagonisten 178
Doppelblindstudie 16
Doppelverblindung 173
Dosiersystem 61
Dosierung 194
Dosis
– effektive 45, 78
– letale 46
– toxische 46
Dosis-Wirkungs-Kurven 45
Dosisanpassung 59
Doxepin 161
Doxylamin 163
Drogen-induzierte Psychose 169, 171
Dronabinol 150
Duloxetin 148, 189

E

Ecstasy 174, 176
Ecstasy-Kater 176
Efflux 32
Einnahmefehler 74
Einnahmeintervall 76
Eiweißsynthese 76
Elektrolytverschiebungen 98
Elimination 76, 79
Eliminationszeit 29
Enterohepatischer Kreislauf 33
Entgiftung 146
Entzug 142
Enuresis 63
Enzymkatalyse 35
Epileptische Anfälle 147
Erbrechen 197
Erhaltungsdosis 30
Erhaltungstherapie 106, 111, 128
Erregungszustände 69
Erythromycin 81
Escitalopram 80
Esketamin 96, 139, 172
Etoricoxib 183
EudraVigilance 18, 62, 137
Europäische Arzneimittelbehörde (EMA) 18
Evidenz 151
Exkretion 40
Exozytose 52
Expression 37
Extrakt 150
Extrapyramidal-motorische Störungen 162

F

Fentanyl 185, 189
Fertigarzneimittel 150
Fertilitätsstörung 131
First-Pass-Effekt 29, 186
Fluorchinolone 137, 169
Fluoxetin 78, 80, 138, 178
Fluvoxamin 63, 164

223

Fortpflanzungsfähigkeit 194
Freisetzung 75
Funktionelle Gruppen 35
Furosemid 80

G

GABA 96, 158
Gabapentin 189
Galantamin 83
Gallenflüssigkeit 33
Gebrechlichkeit 85
Gedankenflucht 119
Gedankenkreisen 119
Generalisierte Ängste 63
Generikum 65
Genetische Polymorphismen 36
Genotyp 202
Gentherapie 193
Gewebeprodukte 16
Gewebeschädigung 180
Glomeruläre Filtration 40
Glomerulosklerose 79
Glukokortikoide 80, 137
Guanfacin 68, 71

H

Haarausfall 194
Haarwurzeln 194
Halluzinationen 119
Halluzinogene 168, 172
Haloperidol 69, 71, 80, 163
Hang-over-Effekte 159
Harninkontinenz 63
Herzrhythmusstörungen 80
Herzzeitvolumen 77
High Extraction Drugs 77
Histamin 162
Homöopathika 163
Hopfen 164
Horrortrips 169, 171
Hydrochlorothiazid 80
Hypnotika 156
Hypomanie 87

I

Ibuprofen 76, 183
Imipramin 148, 189
Immuncheckpoint 201
Immuncheckpoint-Inhibitoren 201
Immunsuppressiva 109
Immunsystem 195, 197, 201

Impfstoff 19
Indikation 150, 161, 163
Indikationsgebiet 150
Induktion 38, 164
Inhibition 38, 76, 164
Insulin 80
Insulinresistenz 131
Interferone 137
Intermittierende Behandlung 128
Intoxikation 79
– akute 175
Intoxikationsgrad 143
Intrinsische Aktivität 47

J

Johanniskraut 151, 163

K

Kammerflimmern 80
Kapillaren 34
kardiovaskulär 171
Kardiovaskuläre Probleme 146
Ketamin 168, 171, 173
Ketoconazol 151
Kinderwunsch 198
Klimakterische Beschwerden 87
Klinische Studien 161, 172
Knochenmark 194
Koanalgetika 189
Koffein 148, 166, 173
Koinzidenz 159
Kokain 81, 166, 173, 176
Kombinationstherapie 189, 198
Komorbidität 128
Konnektivität 92
Kontrazeptiva 20, 109, 137
Konzentration 75
Konzentrations-Effekt-Kurve 46
Körperfett 75
Körperwasser 75
Kortikosteroide 190
Krebserkrankung 15, 192
Krebstherapie 193
Kurzinfusion 187

L

Laxantien 189
Leberperfusion 77
Leberschädigung 185
Levomepromazin 69
Levomethadon 81, 153

Liberation 26, 31
Libidostörung 88, 131
Lidocain 189
Lipide 35
Lisdexamfetamin 66, 177
Lithium 70, 79
Lokalanästhetika 183
Lorazepam 71, 158
LSD 97, 159, 168, 169

M

Magen-Darm-Motilität 74
Magen-Darm-Trakt 194
Magic Mushrooms 168, 170
Makrolide 169
MAO-Hemmer 177
Maximumdepression 48
MDMA 174, 176
Mefloquin 136
Melanom 200
Melatonin 70, 163–165
Meldedatenbank 137
Meldepflicht 134
Meldung 19
Melperon 69, 162
Memantin 169
Metabolische Effekte 102
Metabolisierungsgeschwindigkeit 78
Metabolisierungsrate 78
Metabolismus 26, 34, 59, 77
Metabolite 26
– toxische 146
Metamizol 182, 184
Metamphetamin 173–175
Methadon 81, 153
Methylphenidat 173, 177, 178
Metoclopramid 189
Metronidazol 144
Micro-Tapering 115
Microdosing 169, 171
Midazolam 158
Mini-Tapering 115
Mirtazapin 139, 143, 160, 161, 163
Mischintoxikation 174, 175
Missbräuchlicher Substanzkonsum 134, 142, 151
Missbrauchspotenzial 173, 177
Missbrauchsrisiko 173, 186
Modafinil 177
Monoaminhypothese 90
Morphin 185
Morphium 77
Multimedikation 77, 105
Multimodale Therapie 147, 181, 188, 190

Multimorbidität 77
Multiple Sklerose 137
Mutagenität 198

N

N-Methyl-D-Aspartat 171
Nabilon 150
Nabiximol 150
Nahrungsergänzungsmittel 157, 163, 164
Naloxon 160, 186
Narkosemittel 144, 145, 156, 171, 172
Naturstoffe 14
Nebenwirkungen 16, 63, 66, 164, 172, 183
– anticholinerge 165
Nebenwirkungsprofil 173, 185, 187
Netzwerkhypothese 90
Neurodegenerative Erkrankungen 146
Neurolepsie 120
Neuroleptika 69, 120
Neurotransmitter 51, 80
Nicht-Benzodiazepin-Agonisten 160
Nicht-Opioid-Analgetika 182, 183
Nicht steroidale Antirheumatika 183
Nieren 59
Nierenfunktion 17
Nikotin 147, 159, 173
NMDA 171
Noceboeffekt 17
Noradrenalin 174–176
Nortriptylin 149
Nosologie 87
Nozizeptoren 183
Nukleinsäuren 16
Nutzen-Risiko-Verhältnis 161

O

Off-Label-Use 61, 144, 158, 161, 162
Off-Label-Verordnung 62, 127
Off-Target-Effekt 97
Olanzapin 69, 148, 163
Omeprazol 78
Onkologische Therapie 192
Opiate 139
Opioide 84, 151–153, 159, 160, 169, 172, 173, 182, 185
Opioidrotation 189
Oral-Spritze 61
Östrogene 164
Oxycodon 185

P

Paliperidon 69
Palliative Therapie 194
Panikattacke 114
Paracetamol 139, 182, 185
Paroxetin 164
Partizipative Therapie 199
Pathomechanismus 85
Paul-Ehrlich-Institut (PEI) 19
Pentetrazol 120
Personalisierte Therapie 40, 193, 199
Pervitin 174
Pflanzliche Mittel 164
Pflegebedürftigkeit 85
Pfortader 41
Pharmakodynamik 26, 43, 61, 74, 80
Pharmakodynamische Interaktionen 55, 103
- additive 80, 84, 143, 151, 169, 172
- antagonistische 80
- synergistische 80
Pharmakokinetik 26, 59, 74
Pharmakophore Gruppen 44
Pharmakovigilanz 18, 62
Pharmazeutische Qualität 16
Phase-I-Metabolismus 77
Phasenprophylaktika 79
Phenprocoumon 76
Phenytoin 78
Phobie 112
Physiologische Veränderungen 74
Phytopharmaka 149, 163, 164
Pilze, halluzinogene 168, 170
Pipamperon 69, 162
Placeboeffekt 16, 164
Plasmahalbwertszeit 29
Plasmakonzentration, maximale 29
Plasmaproteinbindung 76
Plasmaspiegel 82
Plastizität 92
Polypharmazie 23, 77, 105
Positiv-allosterischer Modulator 96
Potenziell inadäquate Medikation 85
Potenzstörung 131
Prävalenz 75
Prednisolon 80
Pregabalin 189
Prodrom 69
Prodrugs 35, 78
Prokinetika 81
Promethazin 69, 162
Prostaglandine 181, 183
Prostatahypertrophie 104
Protonenpumpeninhibitoren 75
Psilocin 97, 170

Psilocybin 170, 172
Psychoaktive Substanzen 168
Psychopharmaka 135
Psychose 69, 104, 119, 177
Psychotherapie 112
Psychotische Symptome 169
Psylocybin 97

Q

QT-Zeit-Verlängerung 80, 153, 163
Quetiapin 69, 80, 163, 164

R

Radionuklidtherapie 192
Rapastinel 96
Rauchen 147, 148
Raucherentwöhnung 149
Rauschmittel 171
Rebound 83, 114, 115
Remission 92, 106, 108, 114
Reproduktive Organe 194
Resistenzentwicklung 195
Rezept 161
Rezeptor 43
- Liganden-gebundener 43
Rezeptorendichte 80
Rezepturarzneimittel 150
Rezidivprophylaxe *siehe* Rückfallprophylaxe
Rifampicin 151
Risikobewertungsprozess 19
Risikoprofil 174
Risikosignal 19
Risperidon 69, 71
Ritonavir 151
Rivastigmin 83
Rote-Hand-Brief 21, 138
Rückfallprophylaxe 103, 106, 111, 126, 128, 129, 146, 147

S

Schilddrüsenhormone 166
Schizoaffektive Störung 126
Schizophrenie 69, 120, 175, 176
Schlafhygiene 165
Schlafmittel 139, 152, 156
Schlafstörung 70, 156
Schlundmuskulatur 131
Schlüssel-Schloss-Prinzip 44
Schmerz 180
- akut 187

- chronisch 180, 181, 187
- chronischer Nicht-Tumorschmerz 190
- neuropathisch 181, 189
- nozizeptiv 181
- Tumorschmerz 189

Schmerzbehandlung 187
Schmerzintensität 187
Schmerzmittel 177
Sedativa 151, 156, 168, 172, 174
Selbstlimitierende Erkrankung 163
Selbstmedikation 163, 189
Selbstvergiftung mit Arzneimitteln 134
Selection Bias 173
Selektive Serotoninwiederaufnahmehemmer (SSRI) 39, 63
Semipermeable Membran 32, 51
Serotonerges Syndrom 177, 178
Serotonin 174–176
Serotoninrezeptor 169, 171
Serotoninsyndrom 81, 174
Sertralin 144, 145
Sexuell übertragbare Krankheiten 177
Soziale Ängste 63
Speed 173, 175
Stammzellen 16
Standarddosis 36
Start low, go slow 60, 74
Statine 166
Steady-State 31
Sterilität 198
Steroide 35
Stimulanzien 168, 173
Stoffwechselenzyme 23
Substitutionstherapie 81, 153
Suizidalität 134, 137, 138
Sulfonamide 144
Supportive Therapie 197
Sympathikus 83
Symptomtrias 81
Synaptische Plastizität 53
Synaptischer Spalt 51, 53, 56, 83, 90, 92

T

Tagesmüdigkeit 110
Tapentadol 177
Tardive Dyskinesie 131
THC 149
Therapeutische Breite 22, 24, 40, 46, 79, 194
Therapeutischer Bereich 22, 29
Therapeutisches Drug Monitoring (TDM) 60
Therapieadhärenz 74
Therapieresistenz 124, 136, 198

Therapieschema 172
Therapieversagen 60, 78, 80
Thromboserisiko 21
Tiaprid 71
Tics 70
Tight Junctions 34
Tilidin 160, 185
Toleranzentwicklung 98, 160, 163, 165, 175, 177, 186
Torasemid 80
Torsade-de-Pointes-Tachykardie 80
Total Pain-Konzept 181
Tourette-Syndrom 70
Toxizitäten 175
Tramadol 160, 177, 185
Transport 76
Trazodon 161
Tremor 104
Tumorzellen 193, 196
Tyrosinkinase 200
Tyrosinkinase-Inhibitoren 200

U

Übelkeit 197
Unbedenklichkeit 16
Unerwünschte Arzneimittelwirkungen (UAW) 45
Unerwünschte Arzneimittelwirkungen (UAW) 60
Unerwünschte Arzneimittelwirkungen (UAW) 77, 97
Unerwünschte Arzneimittelwirkungen (UAW) 104
Unerwünschte Arzneimittelwirkungen (UAW) 114, 130
Unerwünschte Arzneimittelwirkungen (UAW) 134
Upper and Downer 174
Urologika 84

V

Vareniclin 149
Vegetatives Nervensystem 83
Verschnitt 174
Verschreibung 14, 24, 159
verschreibungsfrei 162
Verschreibungskaskade 77, 79, 84
Verschreibungspflichtige Arzneimittel 14
Verschreibungspflichtige Arzneimittel 161
Verteilungsvolumen 28
Verum 173
Vesikel 52
Vulnerabilität 22

W

Wechselwirkungen 23, 24, 145, 148, 163–165, 169, 172, 175, 178
– mit Alkohol 143
– mit Cannabis 151
– mit Rauchen 148
Wechselwirkungen, pharmakodynamische *siehe* Pharmakodynamische Interaktionen
WHO-Stufenschema 190
Wirkdauer 28, 31, 33, 76, 158, 177, 183
Wirkeintritt 28, 31, 156, 183, 187
Wirklatenz 98, 105, 111
Wirkmaximum 45
Wirksamkeit 16
Wirksamkeitsbeleg 172
Wirkstoffgehalt 150
Wirkstoffgemisch 149, 164, 170
World Health Organization (WHO) 188

X

Xenobiotika 145

Z

Z-Substanzen 143, 151, 152, 159, 160, 165
Zellgifte 196, 198
Zellteilung 194, 196
Ziprasidon 70
Zolpidem 160
Zopiclon 160
Zulassung 20, 61, 161, 172
Zwangsstörung 62, 87